あなたが知らない健康の真実

図解 その油が寿命を縮める

医学博士
崎谷博征
SAKITANI, Hiroyuki

ホリスティックライブラリー出版

はじめに

生クリーム、青魚、タバコの煙をつなぐ１本の線

「本物の生クリーム を持ってきていただけますか？」

私は、日本の有名ホテルに宿泊するたびにそうお願いすることが日課になっていました。何も言わなければ、提供されるのは人工的で奇妙な風味の「生クリームもどき」だったからです。お願いをすると、料理長やヨーロッパ出身の外国人シェフが肩を落とし、「日本には“本物の生クリーム”はないんです」と悲しそうに答えるのです。

そんな体験を重ねるうちに、私にはある共通点が浮かびあがりました。それは、**生クリーム、青魚、タバコの煙には、健康常識の中で「よい」とされてきた植物油脂（オメガ６脂肪酸）やフィッシュオイル（オメガ３脂肪酸）といった“腐敗・酸化しやすい危険な油”が潜んでいる**ということです。これらの“腐敗・酸化しやすい油”が私たちの体を確実に蝕（むしば）んでいるということに気づきました。これらの存在が本書のテーマとなる重要なキーワードです。

“健康神話”の裏に潜む真実

多くの人は、スーパーやケーキ店で販売されているショートケーキを食べ、青魚やフィッシュオイルを「健康のため」と称して摂取し、さらには植物油脂（オメガ6）を使って調理した食品（スーパーの加工食品も）を日常的

に口にしているかもしれません。これらは一般的に「健康によい」とされていますが、実際にはどうでしょうか？

オメガ6はその酸化しやすい特性から、細胞レベルで炎症を引き起こし、心血管疾患や代謝障害、さらにはガンや自己免疫疾患のリスクを高めることがわかっています。一方、オメガ3も、特にフィッシュオイルとして摂取される場合、その酸化や過剰摂取が脳神経毒や体内での強い酸化ストレスを引き起こすことがわかってきました。実際に、「体によい」と思われがちな青魚やフィッシュオイルが、逆に慢性的な炎症や老化を促進していることを示す研究も存在します。

これらの事実に気づかないまま摂取を続けると、代謝低下、免疫力の損失、炎症や老化の加速、さらにはガンや自己免疫疾患、心臓血管疾患、糖尿病、神経変性疾患、うつ病や統合失調症などの精神疾患、皮膚疾患、喘息などの呼吸器疾患や失明などなど、深刻な疾患を引き起こすリスクが高まります。

現代の生クリーム、青魚、タバコの煙に潜む危険な油（オメガ6、そしてオメガ3脂肪酸）――これらが、医学や栄養学が必須と呼び続けたものの裏に潜む危険な正体です。

“本当に健康によい”といえるのか？

これまでの健康常識が正しいと信じてきた人もいるでしょう。しかし、植物油脂（オメガ6）やフィッシュオイル（オメガ3）を摂取することで、本当に体が健康になったと実感していますか？

むしろ、不調や病気の原因が、これらの“健康神話”に潜んでいるとしたらどうでしょうか？

本書を手にしたあなたへ

私たちが「体によい」と信じてきた食物が、実際にはどのように生命力を奪っているのか。それを解き明かす旅に出る準備はできていますか？

現代の食品に溢れるオメガ6やオメガ3の脂肪酸。この身近な食品たちが、どのように細胞を蝕み、健康を崩壊させていくのか——その真実を、ぜひ本書を通じて確かめてください。

崎谷博征

Contents

Chapter2 オメガ3は必須脂肪酸ではない

Chapter3 オメガ3が最強の毒物である理由

Contents

Chapter4 コレステロールからオメガ3神話を読み解く

Chapter5 老化・病気の原因はオメガ3にある！

Chapter9 プーファが蔓延した理由

Contents

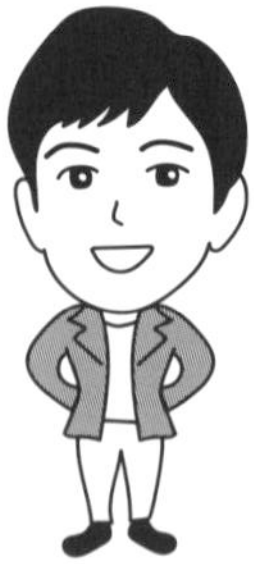

Chapter0

リアルサイエンスで紐解く油の不思議

Part0

プロローグ

Chapter0

01 なぜ液体の油が固まるのか？

液体の油が固まる理由

1st Step

唐揚げなどで使用する油（植物油脂というプーファ：PUFA＝多価不飽和脂肪酸）を放置しておくと次第に液体から固形になる

では

なぜ液体の油は固まっていくのか？

➡ 液体の油である多価不飽和脂肪酸（プーファ）という油の性質が原因

➡ 揚げものや炒めもので使用されるプーファと呼ばれる油（脂肪）は容易に酸化する

簡単にいうと腐るということ

どうしたら酸化するのか？

プーファが空気と反応すると、酸化過程が進む

このときに

アクロレイン、クロトンアルデヒドなどと呼ばれる過酸化脂質（アルデヒドと略称）が大量に発生する

これが油が固まるしくみ

過酸化脂質は、周囲の物質（タンパク質など）をお互いに強く結合する架け橋（**架橋：cross-link**）の役割をする。

➡ この架橋の作用で、液体状の油が固形状に硬くなっていく

参考文献 [001][002]

実は

現代人の体内には、**この酸化しやすいプーファが大量に蓄積**している

参考文献 [003]

あたりまえのように

プーファを含む食事を摂取するほど、

体内にその酸化しやすい油が蓄積していく

では

私たちの体内で同じ反応が起きていたらどうなるのか？

➡ 私たちの体内に蓄積したプーファも容易に酸化されて、日々大量の過酸化脂質を発生させることになる

糖尿病やガンなどの病態だけでなく、皮膚のシワや体の硬さなど、あらゆる老化現象も、この過酸化脂質が組織を固まらせることで発生しています

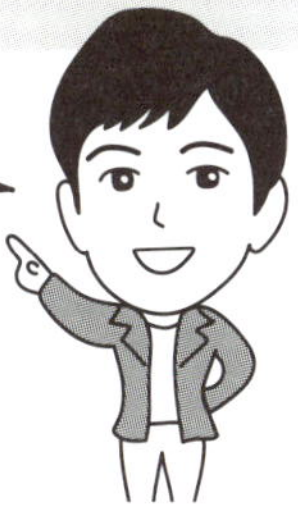

Chapter0

02 細胞の“マーガリン現象”

現代医学のプーファに対する間違い

1st Step

現代医学や生理学などの教科書には、プーファは細胞膜の流動性を高めると書かれている

流動性とは、固形とは反対に液体の流れるような性質を持っていること

この記述は

私たちの体の中で起こっている現象とは真逆のこと

参考文献 [004][005]

たとえば

プーファを多く含む赤血球の脂質過酸化中に流動性が低下することが報告されている

脂質が活性酸素によって酸化される反応
＝過酸化脂質が生成されること

つまり

赤血球の流動性が低下するということは、赤血球細胞が硬くなり、その柔軟な変形する能力がなくなることを意味する。

➡ 赤血球の柔軟性がなくなると、微小血管が詰まりやすくなる

実際に

微小血管が詰まる病態である糖尿病では、赤血球細胞が硬化する

参考文献 [006]

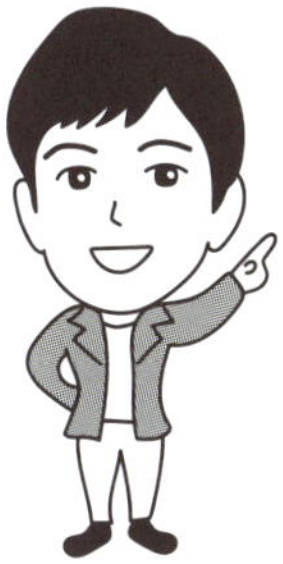

興味深いのは、このように硬くなった細胞では、プーファの量が減少しています。そして飽和脂肪酸が増加している……。これは、一体何が起こっているのでしょうか？

前々頁でお話ししたように

プーファは体内で容易に酸化されやすい

➡ そして、プーファは飽和脂肪酸の形態に変化する

➡ これは、液体状の植物油脂（オメガ6系プーファ）に化学的に水素を添加して固形にしたマーガリンの合成と同じしくみ

➡ 私たちの細胞に含まれるプーファは、酸化してマーガリン（固体）となっている

さらに

プーファが体内で容易に酸化される際に、大量に発生する アクロレインなどの過酸化脂質 が、架橋という作用（前々頁）によってさらに細胞を硬くさせる

現代のサイエンスは

プーファが酸化して硬くなってマーガリン化した組織を見て、**「プーファは流動性を高める」と正反対のことをいっている**

実際には

プーファは確かに液体だが、体温で容易に酸化してむしろ組織を硬化させてしまう。

➡ まさに料理油を室温で放置しておくと、次第に固まるのと同じ現象が**私たちの体内でも起こっている**

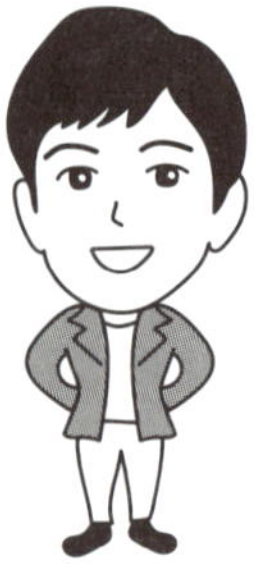

私たちの体内で起きている生命現象とサイエンスがいかに解離しているかがよくわかる事例だったのではないでしょうか？
では次章では、オメガ3がいかに心身を蝕(むしば)んでしまうか、症例を見ていきましょう

Chapter1

オメガ3が心身を蝕む

症例集

Part1

オメガ3神話の崩壊

Chapter1

01 オメガ3神話の沼から這いあがってきた親子

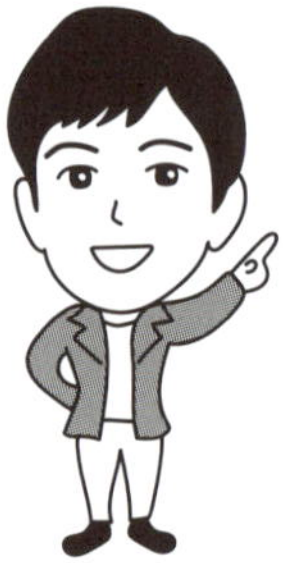

フィッシュオイル、亜麻仁油などのオメガ3信奉によって、心身が蝕まれ崩壊してしまった人がたくさんいました。その後いろいろなことをきっかけにオメガ3神話が嘘だということに気づき、そこから心身ともに、見事に復活を遂げた人たちがいます。その勇気ある人たちの中から、代表的な実例をご紹介します

※いただいた投書につきまして、内容を改変することなく、少しだけ文章を整えさせていただきました。

事例❶

10年以上悩まされ続けた「謎の疾患体質」から抜け出して、解消することに成功　（39歳女性）

私と父親は10年以上にわたり、「謎の疾患体質」で苦しみながら生きてきました。その原因を、崎谷先生と出会えたことにより究明できてすでに2年が経ちました。10年以上にわたって私たちを診察してきた医師は、大学病院の教授を含めて30人以上。誰一人として原因も、私たちの体内

で起きていることも断言できる医師はいませんでした。

この２年で私たち（特に私です）は、奇跡的な変化を体験しました。その中で、**根本原因が医師や医療関係者から奨められて摂り続けていたオメガ３と鉄だったこと**、そして**長期的な糖質制限をしていたこと**だったと腑に落ちたときの、さまざまな感情の入り混じった涙を一生忘れることはないと思います。

私は当時、管理栄養士を目指していたので、大学の授業を含め世の中の情報を鵜呑みにして、"オメガ３神話"や"大豆製品は健康食品"といったことを信じ切っていましたし、"糖質（フルクトースも）や飽和脂肪酸が悪の根源"と擦り込まれていました。

習ったことを善かれと思って、家族にも生活に取り込むよう指示をしていました（本当に申し訳なかったです）。魚嫌いな母親は抵抗してなかなか魚やフィッシュオイルを食生活に取り入れようとしませんでしたが、娘の勉学を見守って応援してくれていた父親は素直に食事の９割を魚や大豆製品にして、もちろんフィッシュオイルをサラダにかけ糖質も控えていました。

食生活は勉強したとおりにやったので完璧なはずなのに、私も父親も筋肉が徐々にそげていき、病的な痩せ型になりました。私は精神的にも不安定な状態が増え、髪の毛が大量に抜け、皮膚が薄くなって青緑色の血管が体中に透けて不気味な体になっていきました。

ほかの人より静電気が帯電して、生活がしにくいとも感じていました。やがてフラつきも強まり、大学の授業中に失神するくらいまでの状態に陥り、貧血と診断されました。

そしてはじまったのは、病院での輸血、鉄剤注射、鉄剤服用からの恐ろしい負の連鎖です。いくら鉄を打ってもヘモグロビンが上がらない、だからさらに鉄を入れる……。その繰り返しの日々の中で、まだ私は**オメガ3が真犯人だと気づかず**、フィッシュオイルや魚、そして生野菜も必死で摂取していました。そして、無残にも歯も一気にボロボロ、それはあまりにもあり得ない速さでした。歯を支える歯神経が死んでいく、歯茎が炎症を起こす、膿が溜まる、大量の小さなむし歯だらけ……。今なら先生のご著書「ハチミツ自然療法の最前線（秀和システム刊）」を読んだあとなので、明確に解ります（コルチゾール、乳酸が大量に発生し、甲状腺機能低下で唾液が出なかったのです）。毎日かなりケアをしてもむし歯、歯茎の炎症……、そして神経の死。20代から30代前半までにかなりの歯を失いました。

それでもまだオメガ3を摂取し続けていました。父親は、ボロボロになる娘を不安な気持ちで見守りながら、自身の体に異常が起きはじめてしまいました。父親は当時教師をしていましたが、教壇に立てなくなるほどの耳鳴り、めまい、不整脈が強まり、定年より3年早く退職してしまいました。壊れ続ける娘、そして父親の心身も高速で悪化していきました。飲酒はしないのに肝機能障害、さらに心筋梗塞になり、救急車で運ばれたのです。

私は父親が心筋梗塞になったとき、何だか背筋が凍る感覚を覚えました。どうして？　オメガ3には血栓予防効果があったんじゃないの？　あんなに真面目に毎食魚もフィッシュオイルも摂ってきたのに、何かおかしい。

当時、私はまだフィッシュオイルと鉄サプリメントを摂り続けていました。私の血液検査結果は不思議な数値ばかりで、**主治医は「善玉コレステロールがこんなに高い、うらやましい、長寿病だね！　鉄はどうしたものか、生理がないのに増えないし減ってしまうねぇ。鉄剤出しましょうか？」を繰り返していました。**

私のHDLコレステロール値は、毎回120を超えていたのです。血清鉄は20前後でした。飲酒はしないのに肝臓数値は常に高かったし、甲状腺ホルモン値は低いわけではなくても心臓や腸、皮膚症状は明らかな甲状腺機能低下、HDLが高い値を示して、私に何が得なのかな？　こんなにしんどいのに。そう感じていました。長寿病なんて言われても、心臓にも異常が出現し、痩せ細るばかりで、歯や髪の毛は減っていくし、父親の心筋梗塞を含めて、何かおかしい、と感じはじめたのです。

そして、私の体重は33kg（身長153cm）まで落ちていたのに、なぜかお腹周りと肩には変な脂肪や浮腫（むく）みがありました。肩は硬く、お腹周りは粘土のような握れる状態でした。これも、おかしいと感じていました。心筋梗塞から2年後、父親の心臓を動かす神経がブロックされ、脈拍が40以下になったので、ペースメーカーを植え込むことになりました。入院と同時に父親は全身の神経が思うように動かせなくなってしまい、杖なしでは脚が前に運べなくなりました。まぶたや手指（しゅし）にも頻繁に痙攣（けいれん）が起きたり、腕や太腿（ふともも）が一気に痩せたり、みるみる弱っていきました。**入院中に**

大量に検査や投薬があったことで、一気にリポリシス（脂肪分解）やプロテオリシス（タンパク質分解）が進行したのだと思います。病院食にはフルクトースはありません。

どうにかしないと……。私が気づいてないことがあるはず……。どうしよう……。

とにかく手あたり次第、さまざまな自然療法や海外の遺伝子栄養療法を学んでみました。しかし､何かが違ったのです。そして奇跡的に辿り着いたのが崎谷先生とリアルサイエンスの世界でした！　同時にたまたま私の大学の大先輩だった有馬よう子さんの存在も知る流れに導かれ、私の“真の健康を知る旅”がはじまりました。

お二人から「糖のエネルギー代謝」という生きる根源のシステムを教えていただいた私は、しばらく独りで泣きました。私はこの素晴らしいシステムの存在に気づくためにさまざまな体験をしたのだ、今生きていて、これからしっかり学んでいけることはギフトとしか思えないと、深く深く感謝と喜びを噛みしめました。

金銭的な問題もあり、私も父親も大量にハチミツやグリシンを摂り続けることが不可能だったので、まずは次のことからはじめました。

・オメガ3を含めたプーファを止める
・鉄を入れない
・果物やきび糖などから糖を摂る
・かなり体調が悪いときはハチミツを摂る

私たちは体内に長期にわたって摂取してきたプーファや鉄（私は10年も生理が止まっていたので、かなりの鉄が蓄積しています)、薬剤が潜んでいて、しかも甲状腺機能が低いので“ゴミ捨て”として皮膚や歯茎から膿が出たり、湿疹が出たりします。

実家近くの空き地に、携帯基地局（5Gのため）ができてから父親の神経障害が強まりました。おそらく肝機能も落ちているのでしょうか、プーファのデトックスがスムーズにいかないことで糖のエネルギー代謝を回復させるには時間がかかると思います。

それでも2年経った今、私たちは2年前より何倍も幸せを感じながら生きている実感があります！　私が失った歯、父親の自力で動かせる心臓は戻りませんが、HDLは正常値に、髪の毛もだいぶ生えて、気づけば貧血数値はなくなりました。**笑うのもしんどかった2年前の私と父親がこんなにしっかり生きている現実へ辿り着けた**のは、崎谷先生と有馬よう子さんが糖のエネルギー代謝というシステムを丁寧に情報化して与えてくださったからです！　今後も私たちの体験を糧にしながら学びを続けていき、あのころの私たちのように苦しんでいる人の力になれる人間になろうと努力していきます！

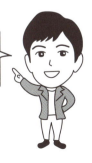

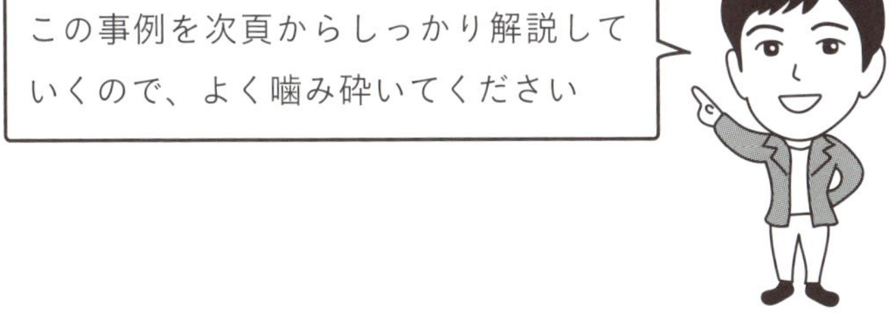

この事例を次頁からしっかり解説していくので、よく噛み砕いてください

1st Step

大学病院の教授も含めて のべ 30 人の医師の誰も ご本人およびお父様の病態を 合理的に説明することができなかった のはなぜか？

前提として

私の一連の著作で共通してお話ししている内容

＝

私たちの生命場を破壊する中心となる現代の毒性物質はプーファ（多価不飽和脂肪酸）であること

原因は

こういったエビデンスを知らない ばかりか、知ろうともしない医師の怠惰

だからこんなことをしてしまう

プーファの中でも 最も毒性が強いオメガ 3（Chapter2 以降参照）を、体調を崩してからも 継続してしまう 、あってはならない症例

そしてこんな結果を招いてしまった

貧血、歯、髪の毛、筋肉の喪失や心筋梗塞

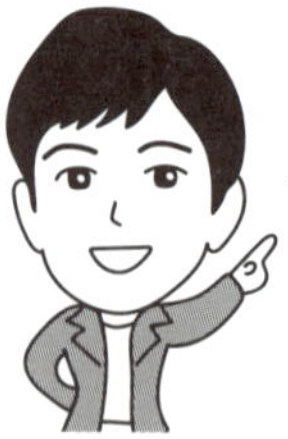

もう少し具体的に見てみましょう。
次頁からエビデンスをもとにお二人の症例を解説していきます

2nd Step

フィッシュオイルを摂取することで、赤血球の数が減るだけでなく、その機能も過酸化脂質によってダメージを受ける

フィッシュオイルの投与が原因で、体内で発生する過酸化脂質（MDA：マロンジアルデヒド）などによって、赤血球がダメージを受けて溶血、あるいは腎臓の造血因子がダメージを受けて貧血になることが報告されている　参考文献［007］［008］［009］

MDAによって、赤血球の柔軟性が喪失するだけでなく、粘稠（ねんちゅう）（赤血球同士が粘着して固まる）傾向になり、寿命が低下する　参考文献［010］［011］［012］

さらに

MDAなどの過酸化脂質は、動脈硬化の直接の原因となっている（Chapter4 参照）

動脈硬化で狭くなっている血管に、血栓をつくりやすい血液が流れているのであれば、いずれ血管が詰まることは自明の理

お父様の心筋梗塞も、まさにフィッシュオイルを長年摂取したからです

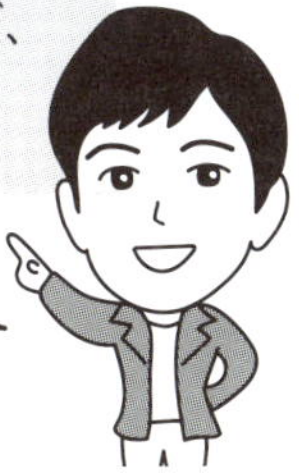

3th Step

フィッシュオイルなどのオメガ3摂取者に貧血は必発しますが、これは赤血球のダメージや腎臓の問題よりもさらに大きな視点で見ないといけない

それは

オメガ3は甲状腺にダメージを与える中心的な毒性物質だから（Chapter4参照）

ちなみに

世にいわれる血液検査で貧血と診断されるものの大半は、甲状腺機能低下が原因 参考文献 [013][014][015]

大前提として

貧血は甲状腺機能低下症の部分症状にすぎない

そして

血液中の血清鉄濃度が低いことを受けて、鉄欠乏性貧血と単純に診断していることも大きな間違い

どういうことかというと

体内の鉄貯蔵の3分の2は赤血球のリサイクルで再利用されているので、実際に鉄利用に困ることは、大事故に遭遇して大量失血したとき以外起こり得ない

それよりも

甲状腺機能低下による鉄利用効率低下が貧血をもたらしている

4th Step

善玉コレステロールとされている HDLコレステロールの上昇 は、毒物への暴露の指標（Chapter4 参照）

化学物質や毒性物質などに体がさらされること

事例❶でも

体調の悪化とともに HDLコレステロールの上昇 が認められている

これは

フィッシュオイルの慢性摂取あるいは過剰摂取は、体にとって“毒”であることを教示してくれています

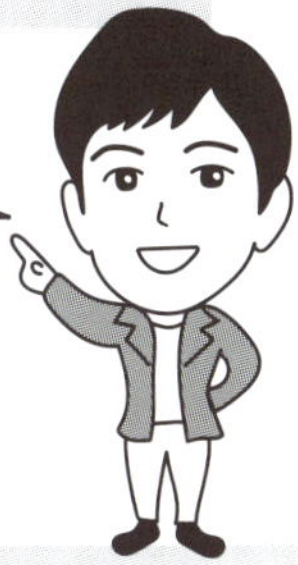

その原因は

プーファが、細胞内タンパク質合成をブロック する（Chapter8 参照）ということ

ちなみに

不飽和結合（二重結合）を数多く持つほど タンパク質合成ブロック作用が強くなる

参考文献 [016]

その中で

オメガ 3 系プーファの DHA は、筋肉合成に必要な糖のエネルギー代謝だけでなく、タンパク質合成に必要なシグナル（哺乳類ラパマイシン標的タンパク質（mTOR）シグナル）も 止めてしまう

参考文献 [017][018][019]

5th Step

オメガ３系プーファの DHA が タンパク質合成に必要なシグナル（哺乳類ラパマイシン標的タンパク質シグナル）を止めてしまう ことを利用した マーケットの怖さ

↓

オメガ３にダイエット効果 があると謳われた

これもとても恐ろしい

参考文献 [020][021]

哺乳類ラパマイシン標的タンパク質は栄養素の 同化 に必須 であり、筋肉の維持だけでなく、生命体の成長および形態形成維持には欠かせない酵素

エネルギーを使って単純な物質から複雑な物質を合成する反応

筋肉の場合

筋芽細胞（myoblast）が 多数融合 して、筋肉の主体である 筋繊維 になる

これを阻止するのが、EPA、DHA

参考文献 [022]

筋芽細胞から筋繊維への成長を促進する因子 は、EPA、DHA の投与によって強く抑制される ことが、筋芽細胞の実験で証明されている

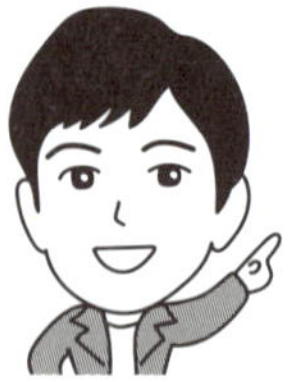

オメガ３のダイエット効果と喧伝（けんでん）されるものは、筋肉のタンパク質合成を止める危険な異化作用によるものです

複雑な物質を分解してエネルギーを得る反応

オメガ３によるあらゆる病態の連鎖を自ら止めた医師 02

事例❷

廃人一歩手前で自力回復した現役医師（57歳女性）

いつも貴重なリアルサイエンスを学ばせていただきありがとうございます。2019年に崎谷先生のご著書に出会うことができ、長年の病の苦しみから解放されることができました。心より御礼を申しあげます。20年ほど前、ストレスが重なり、うつ病を発症しました（甲状腺機能低下による抑うつ症状だと思います）。

開業医で従業員を抱えており、父が多額の借金をつくって破産寸前になったため、その返済と両親の生活の面倒を見る必要があり、仕事を減らすことができずに精神科で抗うつ剤の投薬を受けながら仕事を続けました。**うつが酷かったためリタリン（メチルフェニデート：中枢神経刺激剤）が処方され、半年くらいは、うつ気分はマスクされました（うつの症状が、薬によって一時的にごまかされる）。**その後、リタリン処方が厳しくなったため、**抗うつ薬（セロトニン選択的取り込み阻害剤SSRI）へ投薬が変更**になりました。しかし、うつ症状がひどく、仕事以外は寝たきりの状況が続きました。

SSRIや長引くストレスから7年ほど前から、うつ病から双極性障害に移行しました（炭酸リチウムやオランザピンの併用を開始。うつ病から双極性（躁うつ病）に移行する人が近年増えていると以前話題になりましたが、SSRIが使われだした時期と重なっているのではないかと思います）。うつ期は、死ねたら楽なのにと思う日々で、ほぼ寝たきりでした。躁の時期は多弁、多幸感、妄想、攻撃性が出たりして、病状はどんどん悪化し、ついに2018年に入院となりました（入院時の甲状腺刺激ホルモン（TSH）は6.48と異常高値。これは甲状腺機能低下症を意味する）。

それ以前に甲状腺機能低下症と診断され、チラージンの内服も行っております。その際、甲状腺専門医によるエコー所見にて、甲状腺が小さいと指摘されました（20歳代に軽い交通事故で撮った脳CTにて前頭葉の萎縮も指摘されています）。

その数年前からうつ病を治したい一心で亜麻仁油（オメガ3）を摂取し（2～3年大さじ1か2飲用していました）、さらにヴィーガンになり、大好きな牛乳を絶ち、豆類をタンパク質源にし、緑の葉物の生野菜を毎日大ボールに1杯以上＋朝は緑野菜スムージー、ソイラテ（砂糖抜き）を毎日摂取していたので、オメガ3や大豆エストロゲンなどが病状悪化の要因に加わったと思います。

30歳ごろから、糖悪玉説の横行により甘いものを極力控えるようになっていました。若いころは紅茶にたっぷりの砂糖を入れていましたが、ヴィーガンになってからブラックのソイラテに変え、無性にソイラテを飲みたくなるカフェイン中毒にもおちいっていたようです（今はコーヒーにはたっぷりの黒糖やはちみつ、牛乳を入れているので中毒症状はなくなりました）。

１カ月間の入院を終え、退院後、リチウム、チラージンは自ら中止しました（SSRI は入院時の主治医が中止しております）。また、うつにはなりましたが、幸運にも崎谷先生のご著書に出会えたことで、オメガ３を中止し、原始人食に切り替え、４カ月ほどで活力が沸き、その後長く患った躁うつ症状は出なくなりました。

父親が精神的な DV（特に母に対する）で、赤ちゃんのころからの便秘、小児期よりクインケ浮腫を伴うひどい慢性蕁麻疹、重度のニキビに悩まされました。父親の怒鳴り声にびくびくする子どものころからのストレスから甲状腺機能が落ちていき、その抑うつ症状に、向精神薬、オメガ３やヴィーガンなどの食生活が悪化を加速させたのだと思います。

側弯症（背骨が左右に曲がってしまう病気）もあり、20 歳代からお腹が時折張って痛くなるリーキーガットの症状、くちびるが万年かさかさ、慢性カンジダ症（T 細胞の免疫障害で、粘膜表面、皮膚、および爪に限定されるカンジダ（真菌）による慢性感染症）、下肢静脈瘤（足の静脈が太くなって瘤状に浮き出て見えるようになった状態）、血中プロラクチン値（脳下垂体前葉から分泌され、乳腺に作用し、乳汁の産生・分泌を調整するホルモン）高値、30 歳代からは大好きな牡蠣にあたるようになり、顎関節症（顎の関節や咀嚼筋に障害が生じる病気）にもなりました。さらに下肢静脈瘤を 30

歳代前半に手術しましたが、10 年ほどで再発しました。

その後原始人食に切り替えてから、症状は改善してきています。原始人食に切り替え、4 カ月ほどで牡蠣を日にたくさん食してもあたらなくなり、くちびるの乾燥、ドライアイもなくなりました。

まだ睡眠が浅かったり（それでも睡眠導入剤なしで眠れるようになりました）、気を抜くと便秘になったりはありますが、プーファフリー＋糖摂取してまだ３年目で、気分のアップダウンや焦りはまったくない状態になりました。長年内服していた複数の医薬品からも解放され、崎谷先生のご著書に出会えていなければ、いわゆる廃人になっているか慢性疾患の成れの果てで酷い一生で人生を終えることになっていました。

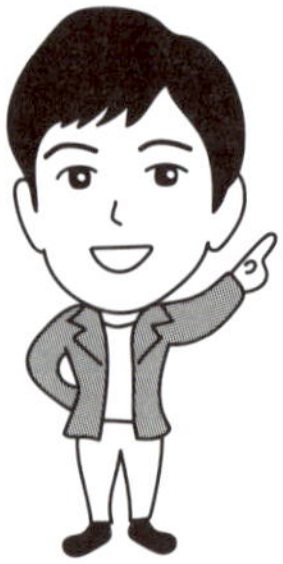

メンタル的な疾患にはいろいろな要因がありますが、オメガ３によるものが大きな決め手となっています。
この事例をしっかり解説していくので、よく噛み砕いてください

1st Step

幼少期からの過度のストレスによって**甲状腺機能低下**が進行し、うつ病（投薬によって躁うつ病へ移行）を発症した

▷ 次頁図に続く

この状況で

亜麻仁油（リノレン酸、オメガ3系プーファ）、
生野菜（リノレン酸、オメガ3系プーファ）、そして
大豆類（オメガ6系プーファ＋エストロゲン）と、
甲状腺機能を低下させる物質を積極的に摂取

このあと

糖質制限まで行うことになった
➡ **躁うつ症状が激しくなって入院**

ちなみに

甲状腺障害は、大豆油よりも**亜麻仁油のほうがより強く出現**する（Chapter3参照）

さらに

生野菜、特にアブラナ科である**キャベツ、ブロッコリー、カリフラワー、ケール、大根の葉、カラシナ**などには、**強い甲状腺障害を引き起こす**青酸配糖体（cyanogenic glycosides）が含まれている

参考文献 [023][024]

オメガ3およびオメガ6系プーファ、エストロゲンによる甲状腺障害のダメ押しとなっています

“甲状腺機能の低下”が原因でうつ病を発するまでの過程を食事歴から紐解いてみました

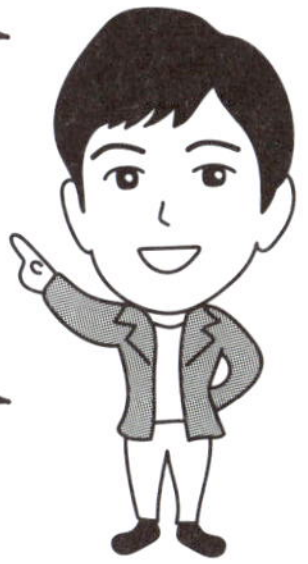

2nd Step

特発性側弯症（idiopathic scoliosis）の原因
も食生活を見れば、自ずと解ける

原因は

参考文献 [025][026][027][028]

特発性側弯症の原因は、コルチゾール、エストロゲン過剰およびビタミンD欠乏による骨・軟骨・筋肉（傍脊柱筋）の異常

ステロイド(コルチゾール)治療の副作用として、骨の変形や骨粗しょう症は、完全にリアルサイエンスから取り残された現代医学でさえ認識している

参考文献 [029]

糖質制限はコルチゾール分泌を高めるため、側弯症や顎関節症などの悪化要因となる

参考文献 [030]

エストロゲン濃度が高くなる思春期の女性に特発性側弯症の頻度が高いことが傍証（ぼうしょう）している

参考文献 [031][032][033]

直接的な証拠ではないが、その証明力を増す間接的な証拠

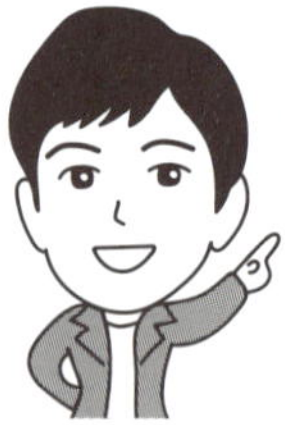

エストロゲンが骨や歯の組織を破壊させることは、拙著「奇跡のハチミツ自然療法」（ホリスティックライブラリー出版刊）でも詳述しています

ビタミン D の合成 ➡ LDL コレステロールから、甲状腺ホルモンとビタミンAの作用で合成される（Chapter4 参照）

これらは → すべて 糖のエネルギー代謝依存

最新の研究では

ビタミン D と同じく、LDL コレステロールから、甲状腺ホルモンとビタミンAの作用で合成される保護ホルモンの DHT（DihyDrotestosterone）の減少によって、側弯が発生（軟骨形成異常）する

参考文献 [034]

特発性側弯症となる３つの原因について見てきましたが、いずれにしても、オメガ３、オメガ６系のプーファを避けるべきです

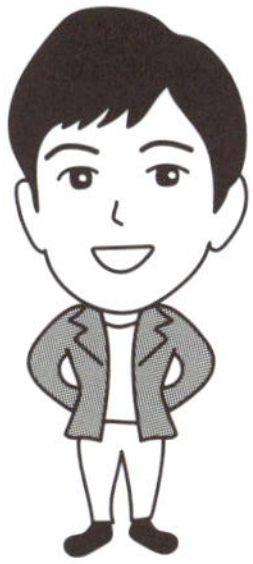

3rd Step

下肢静脈瘤（Varicose Veins）は エストロゲン過剰 によって引き起こされる

ようやく

現代医学もようやく、静脈瘤、動脈瘤の両方ともエストロゲンによって引き起こされることを認めた

参考文献 [035]

一般的に

【こうしん】病勢などがドンドン進むこと

エストロゲン は、血液の凝固系の作用を亢進するので 血栓傾向になる としている。

ところが

本来はその前に、エストロゲン が 細胞内に水を引き込む ので、特に壁の薄い静脈壁の細胞が水膨れして血流がストップすることで 血栓 となる。
また 静脈の収縮そのものをブロックする ことで、血液が静脈内に滞留して 静脈瘤 を形成しやすくなる

参考文献 [036][037]

動脈瘤や動脈閉塞の大きな原因

エストロゲンによって、動脈の血管を裏打ちする内皮細胞や平滑筋などの細胞の糖のエネルギー代謝が低下する

＞

動脈壁が、血管の径を縮める

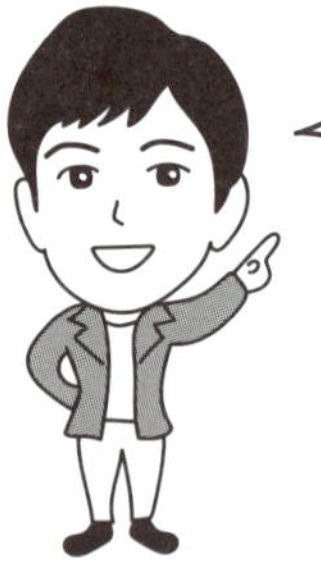

上図のとおり、大きな原因は圧倒的にエストロゲンによる糖のエネルギー代謝が低下する（左）ことです。では、糖のエネルギー代謝が低下するとどうなるのか、次頁から見ていきましょう

3rd Step

エストロゲンによって、糖のエネルギー代謝が低下するとどうなるのか？

こうなる

解糖系（糖の不完全燃焼）が亢進することで細胞内に乳酸が蓄積する

乳酸の多くは

濃度勾配にしたがって、細胞外に放出される

細胞内に残った乳酸

カルシウムを結合するため、カルシウムが動脈壁に沈着しやすくなる

これが

動脈硬化を促進する

幸いにして、この事例の医師は自ら原因を突き止める努力をされ、医薬品をすべて排除し、原始人食（プーファフリー＋糖質摂取）に切り替えることでV字回復といってよいほど、ご自身の人生を取り戻されています。
このように、自分で原因を突き止めて、納得して実践していくことが自然治癒への最も早い近道です

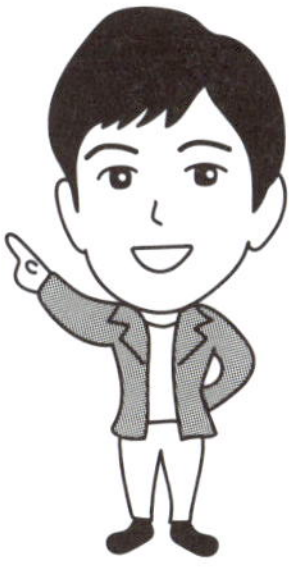

03 小さなころから摂取し続けたプーファを抜くのは大変

事例❸

5歳からオメガ3漬けの高校生：
原因不明の起立障害・体調不良　（16歳男性）

息子は生後すぐからアトピー性皮膚炎と食物アレルギーがあり、2歳のころには嘔吐を繰り返して（感染性胃腸炎もしくはアセトン血性嘔吐症といわれました）1日入院しましたが、おおむね元気にすごしてきました。予防接種はひと通りすべて受け、4歳と5歳のときにはインフルエンザワクチンも接種しました。中学1年のときから、スギとハウスダストのアレルギー治療のため、シダキュアとミティキュアを毎日服用してきました。

昨年、遠方の高校に入学したため、高校生活と同時に寮生活をはじめることとなりました。入寮当初からストレス（常にざわざわしていて心身ともに休まらない。食事が油っこすぎる）を訴えていましたが、5月の連休明けにとうとう体調を大きく崩し、朝、だるくて布団から起きあがれなくなってしまいました。なんとか起きあがっても脈拍が120ぐらいにあがってしまい、苦しくて1時間と体を起こしていられない状態でした。午後になると多少はよいものの、立ちくらみのようなフラフラ感があり、支えがないとまともに歩けない日が続きました。

総合病院の内科で検査をしましたが、血液、心電図、お腹の超音波、胸のレントゲン、いずれも異常なしでした。「症状は“起立性調節障害”によく似ているが、そう診断できるほど血圧は低くない」と言われました。**そこで精神科を紹介され、知能検査を受けた結果、アスペルガー症候群と診断されました**。アスペルガー症候群の人は新しい環境になじむのに時間がかかる傾向があり、また息子には聴覚過敏があるとわかったことから、新生活への対応で疲れ、また寮の騒がしさなどから人一倍ストレスを受けたため、適応障害を起こしたのだろうと説明を受けました。

この間、血圧をあげる薬（5/28 ミドドリン、6/11 アメジニウムを追加）、漢方薬（7/9 抑肝散加陳皮半夏（よくかんさんかちんぴはんげ）、7/30 十全大補湯（じゅうぜんたいほとう））、鉄剤（7/30 フェロ・グラデュメット）を処方されましたが、血圧の薬はアメジニウムを追加で服用した際に異様なだるさに襲われたので飲むのをやめ、漢方薬は効いている気がしなくて1カ月半ほどでやめ、鉄剤は1回飲んだだけで吐き気がしてやめました（3年間服用してきたシダキュアとミティキュアは、体調が悪くなった5月の時点でやめていました）。このように、薬を飲まなくなったので、9月に通院をやめました。

この時点で発症から4カ月経っており、食べて、寝て、学校へ行くのもやめ、ひたすらゆっくり休養することに努めてきましたが、10月になってもあまり回復せず、横になることの多い1日を送っていました。そんな中、私は何か回復のヒントがないものかと思い、起立性調節障害の治療に関する本を読んでみました（「起立性調節障害が治らない本当の理由！」「30日で朝スッキリ目覚める体質にする方法」）。すると、そこには植物油脂（オメガ6）の摂りすぎが起立性調節障害の真の原因だと書いてありました。加工食品やスナック菓子に多量に含まれるオメガ6の油が炎症を促進し、その結果むくみが引き起こされる。その水分が、体を横にしている夜間に脳へ行き、脳がむくんで血流が低下するため、脳機能が低下して起床できなくなる。これが起立性調節障害の起こるメカニズムだということでした。よって、まずはオメガ6の摂取を控えること、そしてそのうえで、炎症を抑える作用のあるオメガ3の油を積極的に摂取することが大切だと書かれていました。オメガ6は体内で酸化されて炎症物質（アルデヒド）になるが、オメガ3は体内では酸化されないとも書かれていました。

この本を読んで、全体的には“なるほど”と納得したのですが、少し疑問に思う部分がありました。なぜなら息子は、すでに10年前からオメガ6は控えめにして、オメガ3を積極的に摂取してきたからです。もともとは私が自分の持病（SLE、シェーグレン症候群、関節リウマチ）を治したくてはじめたのですが、家族にも健康でいてほしくて、**1日1食以上は魚料理にし、生野菜や納豆には亜麻仁油をたっぷりかけて食卓に出しました**。食事だけでなく、**息子のおやつにも寿司や刺身を出すことが多々あり、マグロやサーモンは息子の大好物になりました**。体調を崩してからは、特に好物の寿司や刺身をしょっちゅう出しました。こんな風にたくさんオメガ3を摂取してきた息子が、起立性調節障害のような状態に陥って5カ月も回復しないのです。本当にオメガ3を摂れば、起立性調節障害様の症状が治るのだろうか？　と疑問に思いました。そこで、オメガ6とオメガ3についてさらに調べることにしました。

それで“プーファ”という言葉を知り、ついに崎谷先生のご著書『「プーファ」フリーであなたはよみがえる！』にたどり着きました。この本の内容は、私にとっては衝撃的なものでした。オメガ3も体内で酸化されて害をおよぼすことを、すぐには信じられませんでした。ですが、崎谷先生のブログに「オメガ3もオメガ6と同様に体内で酸化されアルデヒドになる」という内容の記事（「プーファ本に対する吉富氏の書評について」2017年9月5日）を見つけ、今までの考え方が間違っていたと思わざるを得なくなりました。よく考えてみたら、私の体感としても、オメガ3を積極的に摂取してきた10年間を振り返ると、最初の数年間は関節の痛みが軽くなって元気になった感覚がありましたが、今ではむしろ10年前より体調が悪く、関節痛だけでなく筋肉痛にも悩まされていることにハッと気づき、私も息子も、オメガ3をやめてみる価値があると思いました。

そこで早速、10月の末にパレオ協会に入会し、崎谷式パレオダイエットを実践しはじめました。まずは息子にプーファの害を説明し、とりあえず少しの間でもいいからやってみようと説得して、魚、亜麻仁油、加工食品、お菓子を食べないようにしました。料理に使う油も、バター、牛脂、ココナッツオイルをごく少量にしました。同時に、黒糖とふかしたサツマイモを食卓に常に出しておき、いつでも食べられるようにました。

すると、はじめて2～3週間で、まずは息子の両頬・おでこにたくさんあったニキビが大幅に改善してきました。これには本人も驚き、そして喜び、今まで食べてきたものが間違っていたことを実感したようでした。1カ月ほどはお腹がすいてしかたがない状況が続き、頻繁に空腹を訴えましたが、そのたびに果物、黒糖、サツマイモを食べたいだけ食べさせたところ、日に日に元気になり、12月中旬には、日中にだるくてしかたがないという日がほとんどなくなりました。

高校は10月の時点で通信制高校に切り替え、近所のサポート校（自転車で片道20分・3kmほどの距離）に好きなときに通うスタイルにしていたのですが、1月にはそのサポート校に週に3、4日は顔を出せるまでに回復しました。2月にはそれに加え、往復10km程度の距離であれば、自転車で出掛けて行って、お店などを見て元気で帰ってこれるようになりました。朝は10時ごろまで寝ていますが、日中にはかなり動けるようになって、4カ月でここまで元気になれたのを本当にうれしく思いました。

しかし残念なことに、この好調は3月下旬でいったん途切れてしまいました。遅れた勉強を取り戻したい気持ちで学習塾の春期講習に参加したところ、教室内にコロナワクチンを接種した子が何人もいたようで、ワクチンシェディングを受けて体調を崩してしまったのです（実は息子が昨年通院していた総合病院は、コロナワクチンの集団接種会場となっており、私も息子も通院のたびにめまい、頭痛、吐き気に悩まされてきました。はじめは単に自分たちの体調が悪いのだと思っていましたが、何度か経験するうちに「これがワクチンシェディングだ」と気づきました。学習塾での息子の体調不良は、シェディングが原因だという証拠はありませんが、本人はまず間違いないと申しております。ちなみに私たち家族は全員コロナワクチンを接種していません)。通院していた当時に受けたシェディングでは、翌日には症状は治っていましたが（まだプーファを積極的に摂取していたころだったので、免疫機能が抑制されていて、症状が抑えられていたのでしょうか？)、今回のシェディングでは、息子が体調不良に耐えられなくなって1週間で講習を離脱したにもかかわらず、だるさと強い眠気がその後1カ月も続きました。とにかくハチミツと黒糖をたくさん摂るよう努めて、5月に入ってやっとよくなってきたところです。もしかして、体内に蓄積していたプーファがシェディングをきっかけに継続的に放出されたのでしょうか？

今まで息子にプーファ満載の食事を出してきたことを申しわけなく思うばかりです。ですが、この調子で崎谷式パレオダイエットを続けていけば、健康な高校生に戻れる日もそう遠くはないと、私も息子も確信しています。

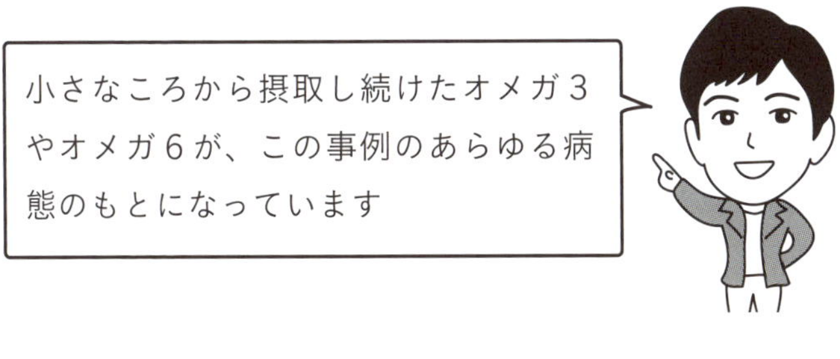
小さなころから摂取し続けたオメガ3やオメガ6が、この事例のあらゆる病態のもとになっています

1st Step

起きあがるとめまいがし、フラつく状態を起立性低血圧（orthostatic hypotension）あるいは起立性頻脈（ひんみゃく）（orthostatic tachycardia）と呼ぶ

脈が早い

これには → 前述した下肢静脈瘤が関与している

発生原因が重要

エストロゲン過剰以外にもフィッシュオイルに含まれるEPA、DHAなどのオメガ3系プーファが原因

これらの

オメガ3系プーファは、筋肉の収縮に深刻なダメージをおよぼすが、静脈の収縮力も低下させる 参考文献 [038]

ここがポイント → 下肢の静脈がしっかり収縮しないと心臓に血液が戻らない

そのために

起立したときに、心臓に戻る循環血液量が少なくなることで、めまい、頻脈が起こる

参考文献 [039][040][041][042]

そもそも

オメガ３は、心臓に重篤な不整脈を引き起こすことが近年指摘されているが、心臓の収縮力を低下させる大きな要因

これでは

全身に十分な循環血液量を送り届けることができない

さらに

オメガ３は心臓のリラックスも妨害する

参考文献 [043]

特に

脂質過酸化反応の起きやすいEPA、DHAといったオメガ３系プーファは、心臓に線維化を起こして、その組織の柔軟性を奪う

参考文献 [044][045][046]

これらのことが

複合的に重なって、起立時に脳に十分な循環血液を送り出せなくなり、めまいやフラつきが発生する

現代医学や一般的な健康ポップカルチャーはリアルサイエンスを理解していないために、オメガ３やオメガ６の摂取を推奨するだけで、さらに状態を悪化させる指導しかできません。今回の例では、原因不明を理由に精神科を紹介していますが（原因を心の問題にすり替え）、笑止千万もよいところです

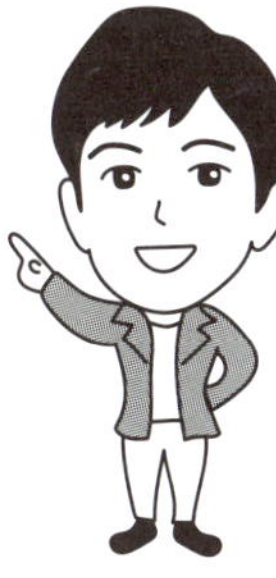

2nd Step

聴覚過敏（hyperacusis）についてはどうか？

近年では

聴覚神経（蝸牛神経：cochlea nerVe）の損傷によって音刺激の感受性が損なわれると、脳がその代償として音を増幅させるというメカニズムが提唱されている 参考文献 [047][048]

聴覚の神経も含めて、脳神経系の発達は 20 代前半まで続く

神経細胞同士がつながり、神経の伝達速度が高まっていくこと

この神経発達時（神経髄鞘化）に過剰なオメガ 3 を投与していると、少なからず発ガン物質である過酸化脂質 MDA（マロンジアルデヒド：malondialdehyde）が発生する 参考文献 [049]

特に

フィッシュオイルに含まれる DHA は、MDA を発生させる以外にも強力なミトコンドリア毒性を持っている（Chapter5 参照）

危険！

聴覚神経などの末梢神経を構成する神経細胞（シュワン細胞）のミトコンドリアがダメージを受けると、神経が変性していく 参考文献 [050][051][052]

つまり、幼少時からフィッシュオイルなどのオメガ3を摂取していたことで聴覚神経がダメージを受け、それを代償するために聴覚過敏となったのです

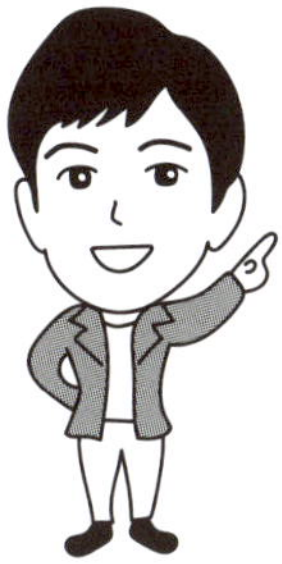

まだ10代の若年者であることから、これからプーファフリーを徹底して、糖質をしっかり摂取していけば、諸症状が根本治癒していくだけでなく、ワクチン接種者からのシェディング（脂質ナノ粒子などのワクチンの毒性物質暴露）にもある程度抵抗力のある心身を創っていけるでしょう

私もプーファフリーを実践していたおかげで、密室でのワクチンの毒性物質（脂質ナノ粒子など）の暴露によって患った肺炎を、自宅で2週間程度で自然治癒させることができました。すでにプーファ過剰で免疫抑制状態にある現代人は、人混みでも、まだオープンスペースであればそれほど重症化しませんが、換気の悪い密室で遺伝子ワクチン接種者からのシェディングを密に受けると、救急搬送される事態に発展し、集中治療したとしても、治癒に数カ月要することもあるでしょう

Chapter1

04 健康オタクだから堕ちた流行りの健康情報の闇

事例④

交通事故に遭ったことで療養生活を送り、
オメガ3を断つことができた　（48歳女性）

当時きちんとした知識もなく、ただ流行りに乗っかる健康オタクだった私は、ファスティングが流行っていたこともあり、毎朝ジューサーで絞ったニンジンの絞り汁30mℓぐらいに、青い遮蔽（しゃへい）のプラスチックに入っていた亜麻仁油を10滴くらい入れて毎日飲んでいました。さらにアオザという国内産の青魚100%のオメガ3オイルのサプリも一緒に摂り、朝ごはんに替えていました。

そのサプリは噛むと魚臭い味がして、それがまたいいのだと勘違いをして、朝だけではなく、昼、夜と積極的に摂取していました。また、ファスティングをする前から、ランチには酵素が取れるからといって、生キャベツを中心にして生野菜サラダとほんの少しのおかず（焼き魚）とほんの少しの雑穀米入りの冷えご飯、夜は糖質を一切取らず、おかずのみ（これは手づくりでしたが、使っている油はこれまた体にいいからと太白（たいはく）ごま油で、肉類はほとんど摂取していませんでした）の生活を6年ほど続けていました。

しばらくは体も軽く、頭も冴えた感じになり、日中の眠気もなく、さすがオメガ3と酵素パワーは違うなと感じていましたが、3年を経過したあたりから、職場の定期健康診断の結果が必ず貧血となり、生理でもないのにヘモグロビン値が8まで落ち、階段の上り下りだけで息切れするようになったのと、中性脂肪の値が極端に下がり、甲状腺腫と診断されました。

医者からは、「すべてが貧血からきている症状なので、鉄剤を飲むように」と指示されるだけだったこともあり、もちろん放置しました。その後は、机からプリンタの紙を取りに行くほんのちょっとの距離でさえ息切れし、常に地震が起こっているかのようにグラッと揺れる感じがしました。そしていつも手先足先が冷えていて、これまでまったくなんともなかったのに冷房にあたると頭痛がひどくなり、冬はとにかくカイロが離せず、お腹、背中はもちろんのこと、靴の中にも入れるのは必須となってしまいました。

またいつも体が重く、だるくて何をするのもおっくうでめんどくさく、いくら寝ても体が鉛のように重たく感じられて、そのうち朝起きあがることができなくなりました。排便もあるときはいつも黒い下痢のようなもので、頭はいつも靄(もや)がかかったような感じで、思考するのもできなくなり、人と話すことさえもおっくうで、ただ話しかけられるだけで、とにかくいらいらするようになりました。

体調が悪いのと比例して、精神的にもまったく前向きな考え方ができず、毎日仕事に行くことがつらく、とにかくしばらく休みたい、休みたいと毎日朝から晩まで考えるようになりました。その一方で肉体的、精神的にもこんなに支障が出ているのに、摂取しているものに問題があるとはまったく考えず、引き続きこれまでどおりのものを今まで以上に量を増やして毎日一生懸命摂取していました。

そんなある日、たまたま交通事故にあってしまい、３カ月間の療養が必要となり、これまでのような食生活がまったくできなくなってしまいました。これまでの食生活とはまったく違う、**朝は梅干しおにぎりか梅干しお茶漬けに、塩分たっぷりの漬物、お昼はチーズや乳製品を使ったドリアやパスタ、夜は魚は一切なし、生野菜もほぼない肉中心のおかずとごはんをしっかり食べざるを得ない環境になった**のです。

また、おやつの時間になると、**ティータイムということで砂糖のたっぷり入った甘いカフェオレを飲みました**。これまでの食生活とまったく異なるため、これは大変なことになると思ったのですが、骨盤骨折のため自分では何もすることができない状態だったので、ここは割り切って、よくなって動けるようになるまではがまんするしかないと考え、摂取することにしました。当然動けないため、日に日に顔やお腹まわりに肉がどんどんついていくのが自分でよくわかりましたが、どうすることもできず、あきらめるしかありませんでした。ところが体調はめきめきよくなり、仕事のストレスもまったくなかったせいか、朝から気分爽快でした。

３カ月の療養が終わったあとは、かなり体重が増えていましたが、精神的、肉体的な体調のよさは何にも変えられず、もう前のような食生活に戻ることはできず、それ以降はニンジンジュースもサプリも生キャベツサラダも摂取することはなくなりました。またファスティングも止め、朝からしっかりご飯を食べるようになりました。

今振り返ってみると、私のしていたファスティングやプーファまみれの生活を送ることで、最初のころは五感も冴え、体も軽くなり快適だと感じていましたが、徐々に体は壊れていってしまいました。交通事故のおかげでこのような生活をストップできたことは、とても運がよかったと思っています。

その当時に患った甲状腺腫は微小癌と診断されることになりましたが、崎谷先生のご指導をいただき、プーファを排除し、ハチミツや黒糖、果物でしっかり糖を摂り、コラーゲンとビール酵母を日々の生活で取り入れることにより、体質改善を図っています。まだプーファフリー、ハチミツ生活をはじめて3年目のため、ときどき片頭痛やめまいが起こるといったごみ掃除がはじまり、つらいときもありますが、まずは5年を目標に引き続きがんばっていこうと思っています。

事例の女性は、健康オタクだからこそ陥る一般的な健康情報・ポップカルチャーの罠から運よく抜け出すことができました。
この事例をしっかり解説していくので、よく噛み砕いてください

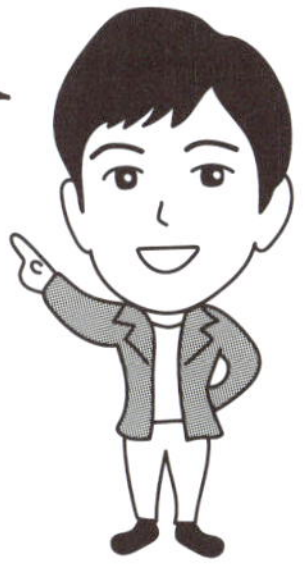

1st Step

フィッシュオイルのカプセル(サプリなど)は噛むとなぜ魚臭い悪臭がするのか?

答えは フィッシュオイルを加工してカプセルにする過程で、すでに酸化して過酸化脂質(アルデヒド)が発生しているから(Chapter3 参照)

フィッシュオイルを常用＋ファスティングを行うと、さらに血液中に最も酸化しやすいEPA、DHAが遊離してくる(リポリシスという)

プーファの中でも甲状腺障害がより強いオメガ3および生キャベツ(青酸配糖体)という甲状腺障害を引き起こすものを食べていたことが重なり、甲状腺腫(goiter)になっている

甲状腺ホルモンの低下によって、脳から甲状腺ホルモン産生の刺激が過剰になって、甲状腺が肥大・腫瘍化する病態

ファスティングや鉄剤およびオメガ3のような毒性物質を摂取しはじめると、ストレスホルモン(コルチゾール)が急激に分泌され、一時的に強い高揚(幸福)感を得ることで、最初は頭が冴えたように錯覚する

参考文献 [053]

▷ 次頁図に続く

しかし

時間が経過するにつれて、この高いストレス状態（高コルチゾール）でもたらされた高揚感は、不穏、不安、うつ症状へと変化していく

参考文献 [054][055]

今回の症例でも、頭に靄（もや）がかかる状態（brain fog）になっている

そして

心臓機能の低下と貧血による息切れが出現しているが、これも典型的なオメガ３過剰摂取による症状

交通事故を契機に、オメガ３や生野菜を強制的に止めざるを得なくなり、これらの諸症状が軽快しています

オメガ３がほとんど排出するまでには最低でも５年は必要ですが、その後は「心身ともに生き生きしている」という実感が得られるでしょう

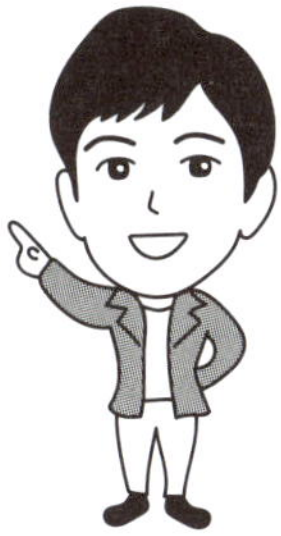

05 体が弱かったゆえにあらゆるオメガ３の健康法にハマった

事例⑤

あらゆるオメガ３健康法から脱却して
ようやく人生を取り戻す　（53歳女性）

幼少期のときから体が弱く、便秘症で疲れやすく、すぐ風邪を引く体質でした。小学生のころ、すでに不眠症で苦しんでいました。また体はガリガリでどうしたら太れるか悩んでいました。小４のときにプールに行ったあと、風邪をひき、鼻水が止まらなくなりました。これは以後30年間、40歳まで続きました。毎日鼻水、鼻詰まり、ティッシュがないと生きていけない状態でした。また生理痛がものすごくひどく、毎月腹痛でのたうち回っていました。

10代のころ青菜健康法（緑の野菜は血のもと、カルシウム豊富）という本を読み、青野菜はよいものという認識がありました。西式健康法を知り、玄米や野菜、断食は体によいものと思い込んでいました。20代のころはゲルソン療法（リンゴニンジンジュース）が冷え症によいと聞き、半年ほど続けました。しかし、当時は社会人になって忙しかったので、あまりのめり込むことはありませんでした。ある本で（沖ヨガだったかな）、生理痛は肉と甘いものをやめるとよいと書いてあったのでなるべくセーブするようにしていました。

このころには背中の湿疹にも悩んでいました。29歳のときに妊娠しましたが、重度の妊娠中毒症となり、6カ月で帝王切開にて659gの女の子を出産しました。このことにより、ますます健康に執着するようになりました。

30代のころには、青汁にハマりました。30代の後半には、昭和20年代の食事がよいと聞き実践しましたが、魚が苦手で続きませんでした。そのあとマクロビオティックをしたら、なんと30年間苦しんでいた鼻炎が治りました。でも少し前から主婦の手湿疹（手にできる湿疹や炎症。洗剤や水を多く使用する美容師や調理師、また水仕事の多い主婦などに多い疾患のため"主婦湿疹"ともいう）が出てきて、これは治りませんでした。そのころマクロビオティックなどを扱っているショップはしきりに「オメガ3油がよい、オメガ6はダメ」と宣伝していました。このとき、はじめてインカインチオイル（南米ペルーアマゾンで栽培されるインカインチナッツの実を圧搾したオメガ3とビタミンEを豊富に含んだ酸化に強いオイル）というものを試してみましたが、少しお高いのであまり続きませんでした。

40代となり、鶴見隆史医師の酵素食にはまりました。グリーンリーフ（生野菜）に亜麻仁油をかけて食べることや、シリカの液体やマグロのサプリも鶴見先生に勧められました。1年間続けたと思います。このあとヴィーガンはまだ流行ってなかったけど、気になったので試してみました。同時に、生食が栄養が高くてよいという健康法を知り、何でも生で食べることもやりました。動物性のものは3カ月ほど食べていなかったとき、糖質制限の考え方や崎谷先生のパレオ食に出会います。こっちが正しいと直感で思いました。しかしグラスフェッド肉が手に入らず、魚も嫌いなので1年ほどでフェードアウトしました（パレオ協会が発足されたときに会員になっていますが、継続しませんでした）。

このあとはオーソモレキュラー療法を試します。山ほどサプリメントを飲みました。病院では高いので、ネットでアメリカのサプリを注文し、アメリカの大きなEPA & DHAサプリ、乳酸菌やマルチビタミンなど、異常な種類と量を朝昼晩と飲みまくりました。このサプリメント療法は2年ほど続けたと思います。ある朝サプリを飲んだところ、非常に気分が悪くなってしまい、しばらく休もうと思ってそれきりとなりました。

それからしばらくして、普通に評判のよい皮膚科に通うことにしました。そこでは、よくありがちなステロイドとワセリンを混ぜたものを塗るようにいわれ、半年ほど通いましたが、すっきり治らずやめました。そして、思い出したかのように、またサプリメントです。アメリカのアトピー治療に欠かせないというビオチン、EPA & DHA、マルチドフィルス乳酸菌を取りはじめました。同時期にBスポット治療（上咽頭塩化亜鉛塗布療法）がアトピーに効くと聞き、耳鼻咽喉科へ通います。1年ほど通いましたが、軽快せず、また別の治療法を探しました。

今から4年ほど前です。主にネット診療をしているクリニックに相談しました。そこの治療もサプリメントセットとステロイドでした。ほかのサプリメントはやめるようにということで、あるクリニックのサプリだけを取りはじめます。サプリは、フラックスシードオイル、グリシン酸マグネシウム、ビオスリー、ビタミンB群、ビオチン、ビタミンD、ビタミンE、エスターC、α-リポ酸などです。また朝晩大さじ1杯ずつのエゴマ油か亜麻仁油を摂取するようにと言われ、飲みました。こちらも1年ほど続けましたが、ステロイドできれいになっているだけの気がしてやめました。

このぐらいから、急に太りはじめ、45.48kgだった体重が55kgを超えてしまいます。更年期だからしかたないと思いましたが、体重増加は止まらず、59kgになったときに、ダイエットを決意します。このときにはズボンのサイズがかつての9号から15号でもきついくらいとなります。そして選んだダイエットは、ひと昔前に流行った"脂肪燃焼ダイエット"です。3カ月で10kg以上痩せましたが、ある日突然ひどいめまいが起こり、突発性難聴となります。病院で薬をもらいますが、油断するとめまいが起こります。ホットフラッシュもあり、これは更年期の症状だと思い、ダイエットはやめました。

過去に生理痛改善のため、低用量ピルを1年ほど使用したことがありますが、もうホルモン治療はしたくないので、自分で何とかしようと、エクオール（大豆から生み出される成分）や大豆イソフラボンを飲み、納豆を食べます。そうするとめまいはなくなりましたが、体重は3カ月でもとに戻ってしまいました。そして、ホットフラッシュは治らず、ひどい五十肩になり、また両手の中指がばね指となったため、調べると、ばね指は更年期の女性に多いとのこと。

エストロゲン不足だと思い、朝は、もずくやめかぶなどの海草にしらすとエゴマ油をたっぷりかけた納豆だけを食べ、昼は先ほどのダイエットスープと玄米ご飯、夜はそのダイエットスープにお肉を入れたものと少量の白米という生活をつい最近まで続けていました。これをやめるきっかけとなったのはコロナです。

ワクチンについては崎谷先生の「医療ビジネスの闇」（学研プラス刊）を過去に読んでいたため、打つ気はもちろんなかったのですが、最近の先生のワクチンの本を読んでみようと思い、Amazon を検索していました。今年の２月ごろのことです。先生のご著書「オメガ３の真実」（鉱脈社刊）のレビューを見ると、オメガ３が悪いと書いてありました。なぜかを知りたいので、すぐにパレオ協会に入会しました。そして今まで天敵だと思っていた糖である黒砂糖やハチミツを摂りはじめました。食事も牛スジのスープにサツマイモ、キノコ、タケノコ、ニンジンです。３カ月近くすぎましたが、今までの私の人生はいったい何だったのか⁉　と感じるくらい、体がとても楽になりました。

実は主婦の手湿疹は、急に今までにはないくらい、すごく悪化しているのが心配ではありますが、ばね指、ホットフラッシュなどの更年期の症状はなくなり快適です。毎日とても気分よく起きられます。そして思い出したのです。私は子どものころ、食が細く、好き嫌いもあり、特に魚と野菜が大嫌いでした。給食もほとんど食べたいものがなく苦労しました。味噌汁も大人になるまで飲んだことがありませんでした。卵も白身が大嫌いでしたので、白身を食べないと黄身にたどり着かない、ゆで卵が大嫌いでした。大好物はホルモンと乳製品です。そしてすき焼きのときに使う牛脂の残りカスが、肉の中でも１番美味しいと思っていました（そんなに悪い食べものではなかった!?）。

「好き嫌いするから病気するのだ」「野菜を食べないから便秘するのだ」と言われ続けました。克服するように努力をした結果、社会人になったころには何でも食べられるようになりました。便秘も改善しましたが、それは野菜を食べるようになったからだとも思いました。でも、どうやら間違いだったようですね。好きでもないものを食べて健康になったつもりでいて、このままだったら、私は大病をして死ぬところだった！　ということに気づけてうれしいです。これからは、もともと好きだったものを食べて生きていけばよいのだ思うと、今さらながら感慨深いです。

10代からありとあらゆるオメガ３健康法迷子となったので、プーファが抜けるまで時間がかかりますが、この先は好きだったものを食べていける人生が待っているのでがんばりましょう。
この事例を次頁からしっかり解説していくので、よく噛み砕いてください

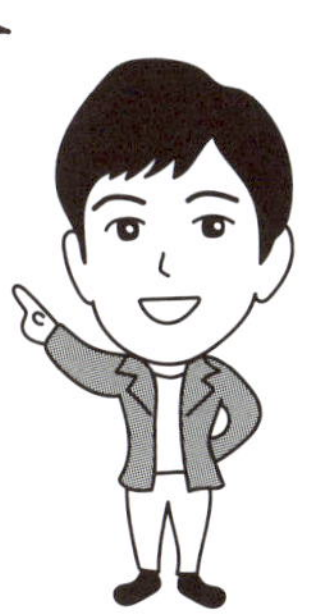

1st Step

子どものころから体が弱いという認識から、**あらゆる健康法にトライして病気を自己生産**してきた典型的な例

実際に取り組んできた健康法とは

青菜健康法、西式健康法（玄米、野菜、断食）、青汁、酵素食（生野菜に亜麻仁油）、オーソモレキュラー療法（フィッシュオイル（EPA、DHA）のサプリ）、脂肪燃焼ダイエット

これらに共通する大きな因子は？

それは**オメガ３の過剰摂取**

現代医学だけでなく、自然療法や代替医療を掲げている団体も、“オメガ３信奉”であることがよくおわかりになると思います

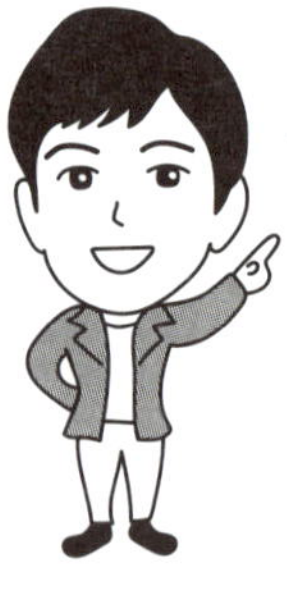

数々の健康法をトライしているのに、まったくよくならないのは、事例の女性からしたら納得がいかないでしょう。でも、一つひとつ理由を紐解くと納得がいくはずです

オメガ３の宝庫
野菜・青汁
＋
亜麻仁油、エゴマ油やフィッシュオイルのサプリを断続的に続けていた

これが

妊娠中毒症、アトピー、突発性難聴、重度の生理痛などを引き起こした

さらに

小さいときからの鼻炎 ＝ 毒物の排出症状

排出場所が変化

皮膚のアトピー

これは

鼻炎だけでは排出しきれない量のオメガ３が蓄積してきたから

理由がわかってしまえば、不安も解消されると思います。あとは、ブレずに体が正常に機能するまでがんばって耐えることです。
次頁では突発性難聴が発症した原因を解明していきます

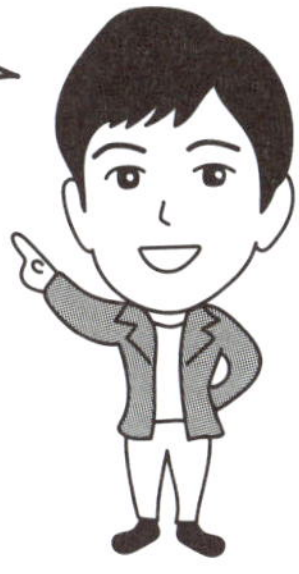

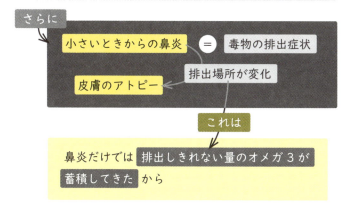

2nd Step

突発性難聴の原因も食生活を見れば、自ずと解ける

まずは

参考文献 [056][057][058]

フィッシュオイルを摂取していると、小腸内の毛細血管にダメージがおよぶため、腸内の毒素、特に内毒素（エンドトキシン）を吸収しやすくなる

突発性難聴の原因は？

突発性難聴には、セロトニンというストレス物質が関与している

腸内のエンドトキシンは、セロトニンの合成および血液中への放出を促すことで聴覚の感覚器官（蝸牛細胞）の糖のエネルギー代謝を低下させて難聴を引き起こす

参考文献 [059][060][061]

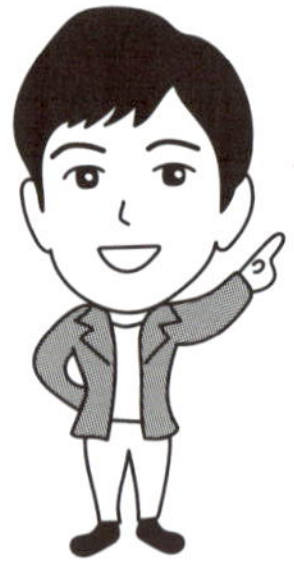

さらに低用量ピル、大豆イソフラボンなどのエストロゲン物質を摂取することになり、関節炎が肩や指に発生しています

この段階で、拙著「オメガ３の真実」（鉱脈社刊）をきっかけにして、ようやくご自身のやられてきたことを俯瞰することができるようになりました

小さいときには、これと真逆の食生活を送っていたことが幸いして、まだ大事に至る病まで発展していません。
しかし、体内（脂肪組織、細胞内）には大量のオメガ３が蓄積しているので、これから最低５年かけて、プーファフリーで糖質をしっかり摂取することに専念してください

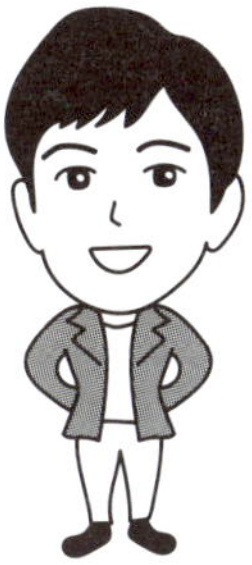

06 糖代謝が回りはじめて体中のゴミが再度吹き出した例

プーファフリーおよび糖質摂取を中心とした原始人食をご指導していただいている、松本医院の松本先生からの症例報告をシェアいたします

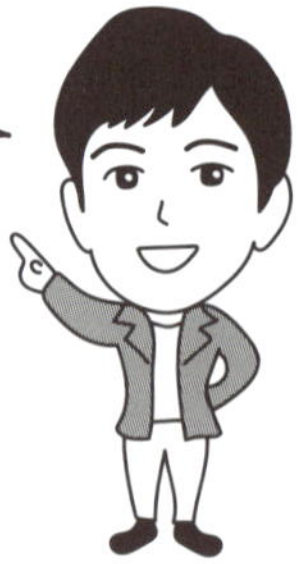

事例❻

オメガ3摂取により、アトピー性皮膚炎からリウマチ性関節炎、網膜黄斑変性を発症
（78歳女性）

78歳女性。50歳ごろから痒みを伴う湿疹がところどころに出現してきましたが、**10年来皮膚科や市販の保湿剤などのみ使用**しながら経過観察していました。ストレスがかかることがあったからか、2014年春ごろから急に頸部（耳の下から鎖骨の上までの首の部分）から頭皮に至る皮膚の炎症症状が悪化し、皮膚科でアトピー性皮膚炎と診断され、ステロイド外用剤による治療が開始されたが、改善と増悪（症状が悪化すること）を繰り返しながら徐々に皮膚症状は悪化していました。

2016年ごろから亜麻仁油＋エゴマ油をそれぞれ大さじ1

杯分（オメガ3脂肪酸換算で約8.5g × 2 = 17g）を毎日摂取するようになりました。またそのころから、それまで毎日飲んでいた**牛乳を豆乳に**変えました。さらに同時期に**主食を玄米に**し、**生野菜もサラダに**して比較的多く摂取していました。**調理油は米油**、**タンパク質は魚や大豆製品（おからや豆腐・納豆など）**中心、**パンを含めた小麦製品**もほぼ毎日摂取していました。ほかには、**ゴマ**、**味噌**、**海藻類**も日常的に摂取していました。前頭部の一部に発疹・発赤（ほっせき）(皮表の赤み）が残存していましたが、悪化することなく経過していました。

2019年秋ごろから当院の指導のもと、亜麻仁油、エゴマ油、豆乳、玄米菜食をはじめ、パン類、麺類、粉物類などの小麦製品の摂取をやめてもらい、糖質はハチミツと果物や芋類を中心にし、調理油はすべてココナッツオイル（臭いのないコプラ油）にすること、タンパク質としては魚を控えて良質な乳製品を摂取するように指示。また、ゼラチンパウダーを10.2g／日、重曹3.5g／日を追加摂取するよう指示。漢方薬としては患者の希望があり、今までと同様の漢方治療を継続しました。

その後アトピー症状は増悪と改善を繰り返していましたが、2020年4月半ばごろに38℃台の発熱が出現し、同時に節々の痛みが出現しはじめました。その後数日で解熱しましたが、関節の痛みは治らず、アスピリン処方して経過観察していました。痛みは徐々に強くなり、起床時の体のこわばりや関節の痛みも出現しました。その後も手首、肘、膝、肩関節や筋肉の起床時のこわばりと痛みで日常生活に支障が出る状態が続いたため、2020年5月12日に採血したところ、CRP値が7.24mg/dlと炎症反応異常高値を認めました。その後の採血では抗核抗体陰性、リウマチ因子陰性、抗シトルリン化ペプチド抗体（抗CCP抗体）陰性であり、マトリックスメタロプロテアーゼ-3（MMP-3）は226.8mg/mlと高値で、リウマチ性多発筋痛症を疑いましたが、本人がそれ以上の検査は希望されず、当院での漢方治療継続を希望されたので、確定診断はできていません。その後徐々に検査データの改善に伴い起床時の関節のこわばりや痛みも改善・消失していきました。

以前から両目の白内障を指摘されていましたが、2020年秋ごろから左目のかすれ目（霧視）が出現、経過観察していましたが、眼科を受診して検査したところ網膜黄斑変性症の疑いで、2020年11月27日に大阪医大の眼科を紹介受診しました。精査の結果、加齢黄斑変性症と診断され、抗VEGF抗体（抗血管新生薬）の眼球注射を施行。またステロイド点眼などを処方されていましたが、本人の希望で使用せず経過観察。その後は本人の希望のもと、大阪医大で抗VEGF抗体治療を計3回行ったうえで、黄斑変性症をコントロールしつつ、2021年7月に両目白内障手術を施行しています。

筋痛症様症状が出現してから、いったんアトピー症状は落ち着いていましたが、2020年秋ごろに筋痛症様症状が徐々に改善してきたのとあわせて、再びアトピー症状（主に顔面）が徐々に出現しはじめました。2021年春ごろには関節痛や筋痛症様症状は徐々に改善していましたが、2021年7月に白内障手術をしたあとくらいから蕁麻疹様発疹が体中に出現しはじめ、夜間寝つきが悪くなったり痒みで中途覚醒したりするほどの痒みになったため、いったん漢方治療を自己判断で中断したりしていました。

その後はアトピーや蕁麻疹症状は改善と増悪を繰り返していましたが、2022年3月ごろから急激にアトピー症状が悪化し、全身に激しい痒みを伴う発疹が出現しました。3月4日の採血では、総IgE値が1,686IU/ml、アトピー性皮膚炎の重症度の指標となるTARC値が1,5691pg/mlと異常高値、好酸球（白血球分類）も40％と異常高値、皮膚の破壊の指標となるLDH値も465U/Lと異常高値を示していました。

その後も全身に症状が出現し、夜間まったく眠れないほどの状態が続き、本年4月初旬ごろから38℃台の発熱も認められはじめ、発疹（水泡様発疹）の状況からもカポジ水痘様発疹を疑い抗生剤（フロモックス100mg×3錠／日）＋抗ヘルペスウイルス剤（バラシクロビル500㎎×6錠／日）による加療を開始。その後解熱するも全身症状はほとんど改善せず、夜間眠れない状況も続いていたため、本人の希望もあって当院での治療は継続困難と判断し、近医の皮膚科を受診され、ステロイド外用剤による治療を開始。その後徐々に皮膚症状は改善していますが、年齢的なこともあり、今後は根本治療を目指すよりも標準治療によるステロイドや抗ヒスタミン剤などで症状を抑えながら経過観察することを希望されています。

まずは、松本先生の考察から見ていきましょう

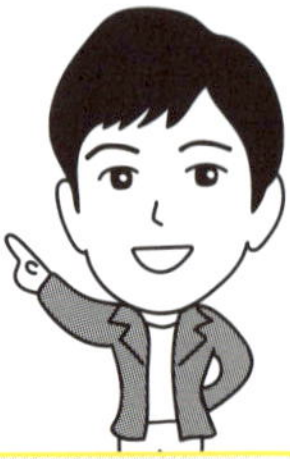

1st Step

なぜ50代ごろから急にアトピー性皮膚炎症状が出現してきたのか？

理由は

それまでのプーファの蓄積などがあったためと考えられる

その後

ストレスを契機にアトピー症状が悪化、標準治療（ステロイドなど）の免疫抑制剤による対症療法をしたことでさらに悪化

当院で脱ステしながら徐々に改善傾向にあった

ところが

エゴマ油・亜麻仁油由来のオメガ3を含めた相当量のプーファ摂取を開始し、長期間（数年間）継続してしまい、この間かなりの免疫抑制状態にあったと考えられる

▷ 次頁図に続く

よくないことに

院長交代の時期（2019 年）から食事指導を行い、ココナッツオイルやハチミツを徐々に日常的に摂取するようになったが、エゴマ油や亜麻仁油の害についてはまだ認識が甘く、アトピー症状も比較的落ち着いていたので、2019 年秋ごろまではほとんどそれまでと変わらない食生活を継続していた

ということがわかったので

徹底的に食事内容について聞き取り調査を行い、「まごわやさしい」を意識した、玄米菜食に近い食生活をしていることが判明

改善策として

崎谷式パレオダイエットで推奨している内容を再度大まかに説明し、日々の食事についてでき得るかぎり指導することにした

当然のように

本人の体づくりに対する意識改革などもあり、食事など生活習慣に関しては改善され、アトピー性皮膚炎症状も治まってきた

▷ 次頁図に続く

ところが

本格的に食事指導をはじめて半年後くらいから、急に肩関節や肘関節の痛みが出現、採血で炎症反応高値を認めた

さらにその半年後くらいから

左目の異常（霧視など）が出現しはじめ、眼科で黄斑変性を指摘され抗体医薬（VEGF 抗体）治療を受けた。これらは長年（数年以上）の間、オメガ 3 系脂肪酸などのプーファを大量に摂取し続けた結果、ミトコンドリアの糖のエネルギー代謝阻害＋脂肪燃焼（リポリシス）経路の活性化などにより、免疫抑制状態に置かれていた間に形態形成維持システムが破綻していたことが根本原因であったと考えられる

そして

その後の劇的な食生活の変化（プーファ除去、単糖類・二糖類を中心とした糖質摂取など）により免疫システム（＝形態形成維持システム）が回復してきた際に、体中でゴミ処理を行おうとする免疫応答が過剰に（正常に？）反応し、極めて高度な炎症反応が引き起こされたと考えられる

▷ 次頁図に続く

これらにプラスして 漢方の煎じ薬や鍼灸など 東洋医学をメインにした緩やかな対症療法を行いつつ、体づくり をしながら経過観察したところ、リウマチや黄斑変性に関しては症状としては徐々に改善 し、採血データ上も顕著な改善を認めた

しかし、ここから暗転してしまう

その間、激しいアトピー症状が再燃 し、2022 年 3 月ごろからは同居している夫からの COVID-19 ワクチン(3 回目)によるシェディング の影響などもあったせいか、余計に激しい全身のアトピー症状が出現し、QOL の顕著な低下 も認められた

【Quality of life】生活の質

残念ながら

これ以上 根本治療継続は困難 と判断し、本人の希望もあり一時的に 標準治療を受ける ことを余儀なくされた

今後の治療方針については

本人としては年齢的なことを考えても、標準治療による対症療法を行いながら QOL 向上を最優先 とし、無理をしてでも根本治療に臨むことはいったん差し控えたい という希望があり、当院での治療は中断という形になった

考察

明らかな因果関係は不明ながら、オメガ 3 などプーファの害が全面的に出現した典型的な症例 だと考えられる

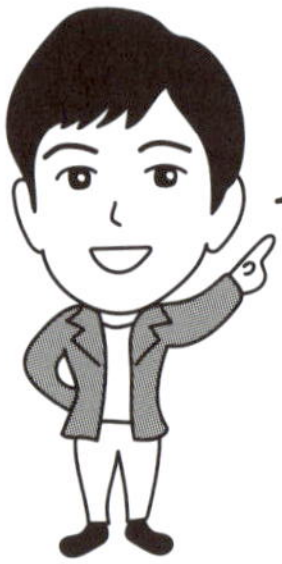

事例の女性の年齢を考えると、何を優先的に選択するのか難しいところですが、この事例をしっかり解説していくので、よく噛み砕いてください

1st Step

リウマチ性自己免疫疾患と**網膜黄斑変性症**（おうはん）は典型的な**オメガ3過剰**による病態

リウマチ性の炎症では、**還元ストレスが原因**であることが近年報告されるようになっている

参考文献 [062][063][064]

還元ストレスとは

健常な細胞内は弱酸性だが、**細胞内がアルカリ性**になることで細胞内に引き起こされる強いストレス。**あらゆる病態を引き起こす最初のトリガー**になる（慢性病の原因は「メタボリック・スイッチ」にあった！：秀和システム刊）

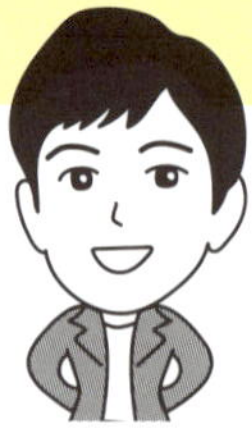

“還元ストレス”を引き起こす要因は何か、次頁で見ていきましょう

原因は 還元ストレスを引き起こす最大の要因がプーファ。その中でもより酸化されやすいEPA、DHAなどのオメガ3系プーファが細胞に強い還元ストレスを与え、ミトコンドリアの水素伝達系をブロックして、解糖系にスイッチさせる。細胞内に乳酸が蓄積するが、乳酸は細胞内の水素イオンとともに細胞外へ放出される。最終的に細胞内はアルカリ性（還元状態）に傾く

参考文献 [065]

オメガ3は糖のエネルギー代謝をブロックし、かつ糖の還元物質（グルタチオン、還元型ニコチン酸アミドアデニンジヌクレオチドリン酸：NADPH）を産生するペントース・リン酸経路（Pentose phosphate pathway：PPP）に流用することでも還元ストレスを高めることになる

参考文献 [066][067][068]

今回の事例でも野菜、魚やエゴマ油や亜麻仁油の常用がベースにあり、細胞内がかなりの還元状態になっていたことが予想されます

また、網膜黄斑変性症も典型的なDHA過剰による病態です（Chapter5参照）。現在もアトピーが増悪していることから、オメガ3の排出が継続して起こっていることがわかります

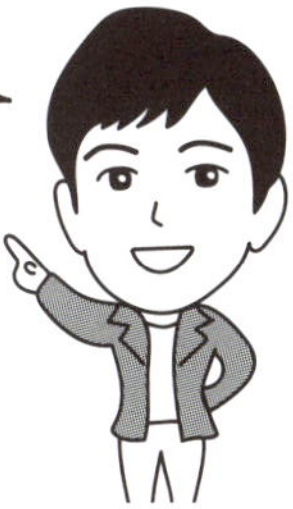

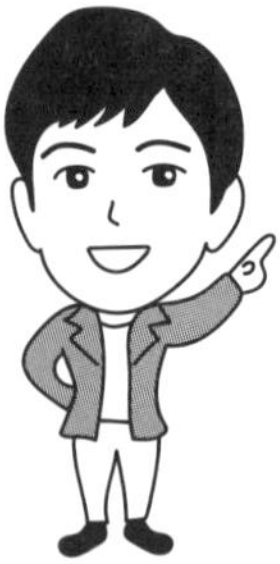

Chapter2

オメガ3は必須脂肪酸ではない

01 “必須栄養素”という言葉に騙されるな

“必須栄養素”という意図的に操作された概念

1st Step

現代医学や栄養学には 必須栄養素 という概念が存在する

では“必須”とは何か

次の２つの条件を 必須 と呼んでいる

- 欠乏すると障害が起こる
- 自分の体内で産生できない

この時点で基本的な間違いを犯している

なぜなら……
私たちは 自分たちの体内で必要のない（過剰にあるとむしろ毒性が出る）ものは、産生しない から

これによって

体内で産生できない という表現を用いるのは適切ではない

▷ 次頁図に続く

では欠乏すると障害が出るのは

私たちが体内で産生できるものであっても無数にある。糖や飽和脂肪酸（バターやココナッツオイルに含まれる）はその代表

言葉に騙されてはいけない

必須栄養素という概念があいまいで、かつ意図的に操作されていることは、オメガ3が必須脂肪酸であるという主張（確固たるエビデンスに乏しい）によく表れている

それでは、オメガ3を含めたプーファが実際に必須栄養素なのかを見ていきましょう

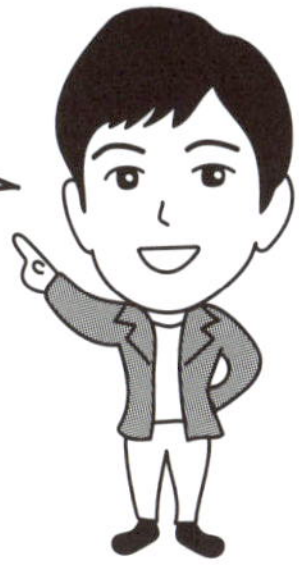

ジョージ・バー（George Burr）のずさんな実験が必須脂肪酸をつくりあげた

2nd Step

オメガ3を含めたプーファが、必須脂肪酸であるという創作したのは誰だ？

それは

ジョージ・バー（George Burr）が1929年に……

▷ 次頁図に続く

ラットに 脂肪フリーの食事 を与えて、皮膚炎 や 成長障害 が起こることを発見した 参考文献 [069][070]

そして

リノール酸（植物油脂：オメガ6）、リノレン酸（亜麻仁油：オメガ3）を投与すると、このラットの皮膚炎が消失した

当時は上記のとおり

必須脂肪酸と定義されたプーファは次の２つ

- リノール酸（植物油脂）
- リノレン酸（亜麻仁油）

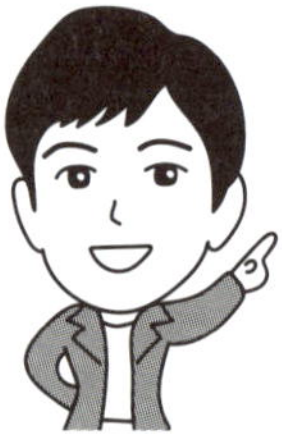

私の学生時代（1980 年代）の生化学の教科書にも、同様の記載があったことを記憶しています

後に

アラキドン酸（リノール酸の代謝脂質）と DHA（リノレン酸の代謝脂質）こそが 必脂肪酸 だという過激な（さらにエビデンスに乏しい）仮説も提唱されました 参考文献 [071]

▷ 次頁に続く

近年でも

まだプーファが必須脂肪酸であると主張している“太鼓持ち”があとを絶たない

しかし

1934 年および 1940 年に、ジョージ・バーらによってラットに引き起こされた皮膚炎は、ビタミン B6 欠乏で起こることが確認されている

参考文献 [072][073]

さらに

リノール酸（植物油脂）、リノレン酸（亜麻仁油）

必須脂肪酸欠乏の食事でラットに引き起こされた皮膚炎は、ビタミンＢ６以外にも亜鉛、ビタミンＣやほかのビタミンＢ群の欠乏でも発生する

参考文献 [074]

もうひとつ

バーたちの実験結果の成長障害は、ビタミン B6 欠乏によって起こることが確かめられた

参考文献 [075]

もっとも

1929 年当時は、まだビタミンの分類さえままならない時代だった（抗神経炎のビタミン B1 と成長因子のビタミン B2 ぐらいの分類しかなかった）ので、バーが、自分の実験で何の物質が欠乏あるいは毒性を持っていたのかを理解できなかったのはしかたがない

1930 年および 1931 年に立て続けに、脂肪フリーの食事で皮膚炎を引き起こしたラットにタラの肝油（EPA、DHA）を与えた実験では、皮膚炎を治癒させることができなかった

参考文献 [076][077]

これに慌てたバー自身も

脂肪フリーの食事で皮膚炎を引き起こしたラットにタラの肝油（EPA、DHA）を与えた実験を行ったが、やはり皮膚炎を治癒させることはできなかった

参考文献 [078]

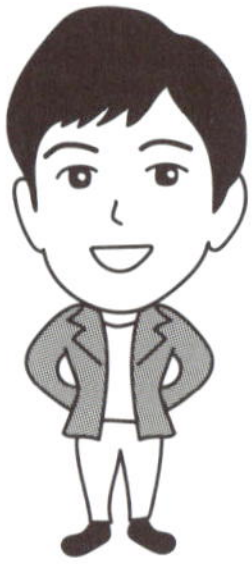

つまり、バーは自分が主張した実験結果を再現できなかったのです。この時点で、彼は正直に「プーファが必須脂肪酸である」という仮説を撤回すべきでした

02 オメガ3フリーとカフェイン悪玉説

脂肪フリーにすれば糖のエネルギー代謝があがる

1st Step

必須脂肪酸欠乏、つまり**プーファフリー**にすると逆に**糖のエネルギー代謝があがる**

これは

参考文献 [079]

プーファを必須脂肪酸と誤認したジョージ・バーでさえ、ラットの実験で認めていた事実

この事実は

参考文献 [080]

バー自身も関わっている、脂肪フリーの食事による**臨床実験の結果**からも知ることができる

この臨床実験は

健常者を対象に、6カ月間プーファも含めた脂肪フリーの食事をしたもの

この実験の結果は驚くべきものでした。次頁から詳しくお話していきます

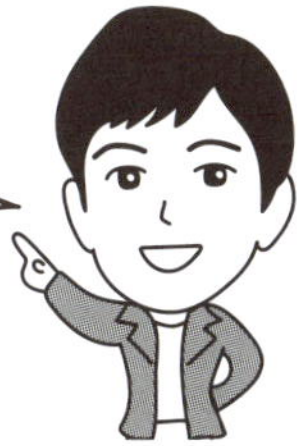

この実験の結果は驚くべきものだった

- 体重減少
- 血圧低下
- 血液中のプーファの遊離脂肪酸減少（ラットの実験と同じ）
- 仕事のあとの疲労感消失
- 何年もの間、発症を繰り返していた偏頭痛消失

そして何より、重要な所見は

糖のエネルギー代謝が高まったこと

バー自身も関わったこの臨床実験から

ヒトの場合は**必須脂肪酸フリー（プーファフリー）でも悪影響は出ない**という結論が出ている

エビデンスは逆を示しているのに、なぜバーはラットの実験における必須脂肪酸にこだわったのでしょうか？

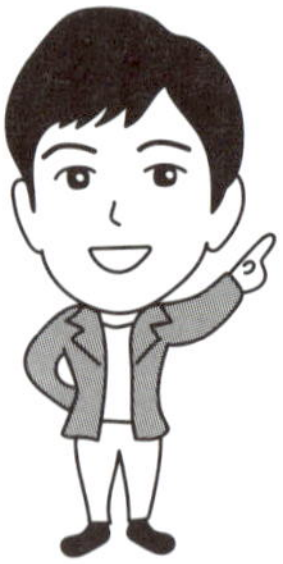

必須脂肪酸フリーで悪影響は出なかったはずなのに、脂肪フリーの食事をしたラットの皮膚炎や成長障害が必須脂肪酸であるリノール酸やリノレン酸を投与して改善したのはどうしてでしょうか？

2nd Step

なぜ脂肪フリーのラットの皮膚炎や成長障害がリノール酸やリノレン酸投与で改善したのか？

ひとつは

当時実験に使用されたリノール酸やリノレン酸の純度が低く、ほかのビタミンやミネラル分を含んでいたことが指摘されている

そして重要なのが次の理由

プーファフリーで糖のエネルギー代謝が高まるということは、それだけ、糖以外にもエネルギー産生のもとになる材料が必要になるということ

その材料が

タンパク質やビタミンにミネラル。糖のエネルギー代謝を回す酵素は、これらを必要とする

実際にプーファフリーで

これらのビタミンやミネラルが欠乏すると糖のエネルギー代謝が回らなくなる

▷ 次頁に続く

つまり

バーの実験は、実際はプーファフリー(脂肪フリー)で糖のエネルギー代謝が高まったが、エネルギー産生のもとになる材料となるビタミンやミネラルなどの栄養素の需要量が欠乏していたため、皮膚炎や成長障害が起こった

したがって

糖質やビタミン、ミネラルなどをプーファフリーの食事にしっかり含めると、これらの皮膚炎や成長障害は起こらない

これが

リノール酸やリノレン酸を投与しなくても、ビタミンB6などで、脂肪フリーのラットの皮膚炎や成長障害が治癒した理由

糖のエネルギー代謝については

オメガ3を含むプーファをフリーにすることによって、糖のエネルギー代謝が20.30%高まることがわかっている

参考文献 [081][082][083]

ちなみに

これらの過去の動物実験では、プーファフリーで成長が遅れることがたびたび指摘されている

▷ 次頁に続く

これは

バーの実験でも起こっていた 基礎代謝（糖のエネルギー代謝）アップに伴うタンパク質やビタミン、ミネラルなどの 栄養素不足から生じている

言い換えると

糖のエネルギー代謝が高まれば、それだけ糖やタンパク質、ビタミン、ミネラルといった栄養素が それまで以上に必要になる ということ

つまり

この代謝アップに伴う栄養素供給不足によって、好ましくない結果が出る

たとえるなら

車のエンジンが軽自動車（660CC）から3,000CCに大きくなって、かつ全開にした場合、それだけ ガソリンや潤滑油となるオイルが必要となる

⬇

プーファフリー（必須脂肪酸フリー）にする ということは、まさに エンジンが大きくなって3,000CCになるのと同じこと

▷ 次頁に続く

そうなると

それまで以上にガソリンである糖質と良質なオイル（タンパク質、飽和脂肪酸、ビタミン、ミネラルなど）が必要となる。ここで、ガソリンおよびオイルが不足すれば、エンジンが空回りして故障する

これが

ラットに出た皮膚炎や成長障害

とどのつまり

バーの実験を含む過去の実験でも、プーファフリーの食事に、しっかりと糖質、タンパク質、飽和脂肪酸、ビタミン類、ミネラルを補充すれば、成長は著しく高まるということ

3rd Step

これとまったく同じ現象がカフェイン（あるいはサリチル酸）悪玉説となって流布されている

どういうことかというと

カフェイン（あるいはサリチル酸）は糖のエネルギー代謝を高めるため、それだけ糖質やほかの栄養素が必要となる

▷ 次頁に続く

これらの栄養素が不足すると **低血糖を来す**

↓

低血糖が **急性のストレス反応を引き起こし**、アドレナリン、コルチゾールといった **ストレスホルモンを動員する**

これが

カフェイン摂取に伴う **動悸、めまいや吐き気（副交感神経刺激症状）** の原因

ではどうすればよいのか？

コーヒー を飲むときは、必ず **ショ糖やハチミツをたっぷり入れる** か、**甘いものと一緒に** 摂取する

もともとのエナジードリンクやオリジナルのコーラにしっかりと砂糖が入っていたのは、この原理を理解しているからです（最近のエナジードリンクは遺伝子組換え（GM）のシロップになっているので注意が必要）。
サイエンスでは、このように「実験結果の解釈」で大きな間違いをしているものが大半を占めています

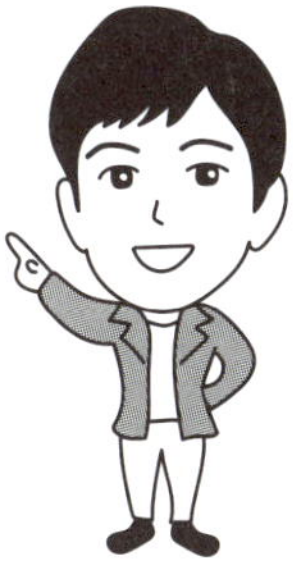

03 ペットの恐ろしい病態 イエローファット病

イエローファット病とはどんな病態か？

1st Step

ペットが次のような症状になったら、ある病態を疑わないといけない

- 発熱
- 食欲不振
- 抑うつ
- 無気力
- 皮膚の過敏性亢進
- 不活発
- むくみ
- 皮下の硬い塊（セルロイドの多発）

これらの病態は

100 年以上も前から**イエローファット病（yellow fat disease）**と呼ばれていたものの特徴

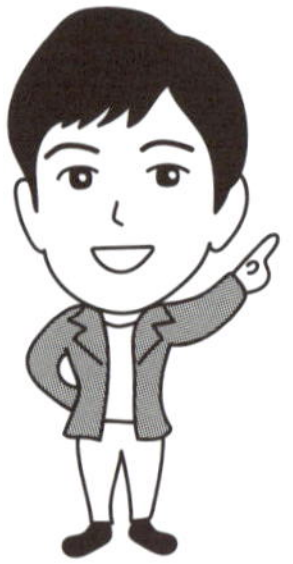

研修医時代には消化器外科も経験しましたが、糖尿病や肥満の人だけでなく、ガンの人でも内臓がこの黄色の脂でぎっしりと覆われていました。脂で手術用のゴム手袋が滑って手先が効かないので、頻繁に脂をタオルで拭いた記憶があります

1920 年代には、魚の缶詰やフィッシュオイル(タラの肝油)などのオメガ3を摂取することで、家畜やペットがこのイエローファット病という脂肪組織を中心とした、全身に炎症が起こる病気になることが知られていた

参考文献 [084][085]

もともと、第 2 次世界大戦前までは、タラの肝油（EPA、DHS）は現在のビタミンのサプリのように喧伝されて販売されていた。フィッシュオイル産業は、タラの肝油はビタミン A の供給源(のちにビタミン D も含まれると言い出した)として販売し、膨大な利益をあげていた

詳細にこの病態を調べると

成長障害、白血球減少（形態形成維持失敗）、心筋細胞の出血、心筋細胞の硬化・変性、肺組織の浮腫や肝臓の壊死(えし)などが確認されている

参考文献 [086]

長期に保存した魚や冷蔵庫の温度管理に問題があった場合にこの病態が起こることから、魚に含まれるオメガ3の過酸化脂質がこの病態の原因であることが当時から報告されていた

参考文献 [087][088][089][090]

また 冷水魚（青魚）を家畜やペットに給餌することでも、この病態が起こりやすいことも当時から知られていた

それにもかかわらず

▷ 次頁 2nd Step に続く

2nd Step

家畜にフィッシュオイルやドライフィッシュ（魚を乾燥させたもの）を与え続けたのはなぜか？

それは

腐った魚の悪臭（過酸化脂質）で食欲不振になることで餌代が浮いたから

さらに

オメガ3は細胞浮腫を引き起こすことで、体重がそれほど減少しないことも家畜の売却に貢献した（筋肉量は減少している）

その後

リポフスチンが皮膚表面から見えるようになったものを老人斑（aging pigments）あるいは肝斑（liver spots）という

イエローファット病では、オメガ3の過酸化脂質と鉄が反応してリポフスチン（lipofuscin）というシミを形成し組織に多発していることがわかった

参考文献 [091][092][093][094]

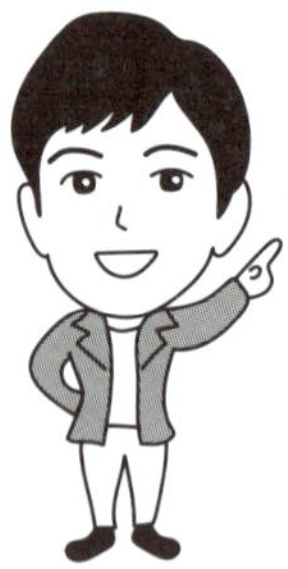

リポフスチンは、プーファと鉄の反応で発生した過酸化脂質が組織と結合した成れの果ての変性組織です

リポフスチンが怖いのは

リポフスチン自身が、プーファと鉄を含んでいるため、酸素と反応して過酸化脂質を発生し続ける（周囲の酸素を無駄に消費する）こと

さらにまずいことに

このリポフスチンを掃除しようとした白血球は、リポフスチンを飲み込んだあとに消化処理ができず、最終的に死滅してしまう

これは

動脈硬化になった血管の壁で起きている現象とまったく同じこと

ちなみに

家畜やペットにタラの肝油を給餌することで、新型コロナワクチンと同様に血栓傾向が高まる

参考文献［095］

ここまでのことを総合的に鑑みると

イエローファット病は、全身の組織・臓器で動脈硬化と同じ病態を引き起こしている

冒頭に挙げたペットのイエローファット病の症状は、ヒトの甲状腺機能低下症（糖のエネルギー代謝低下）の基本的な病態とぴったり一致しています

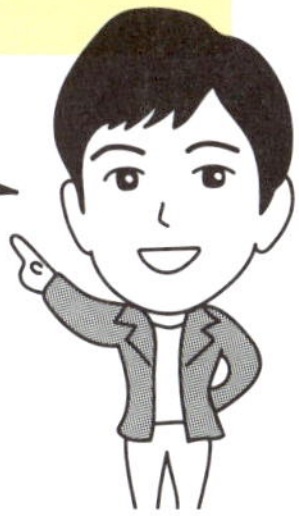

04 必須脂肪酸（プーファ）は体内産生できる

リノール酸もリノレン酸も野菜から体内合成できる

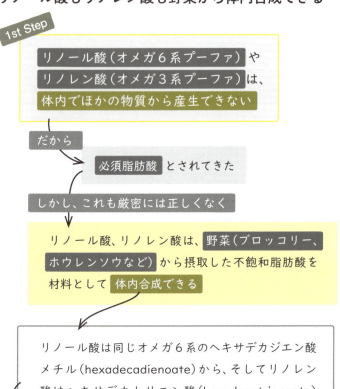

1st Step

リノール酸（オメガ6系プーファ）やリノレン酸（オメガ3系プーファ）は、体内でほかの物質から産生できない

だから

必須脂肪酸とされてきた

しかし、これも厳密には正しくなく

リノール酸、リノレン酸は、野菜（ブロッコリー、ホウレンソウなど）から摂取した不飽和脂肪酸を材料として体内合成できる

リノール酸は同じオメガ6系のヘキサデカジエン酸メチル（hexadecadienoate）から、そしてリノレン酸はヘキサデカトリエン酸（hexadecatrienoate）から体内合成することが可能

参考文献 [096][097]

▷ 次頁に続く

さらに

食事中あるいは体内のアラキドン酸を材料として、リノール酸を合成することも可能。

また、フィッシュオイルあるいは体内に存在しているEPA、DHAからリノレン酸を合成することも可能

参考文献 [098][099]

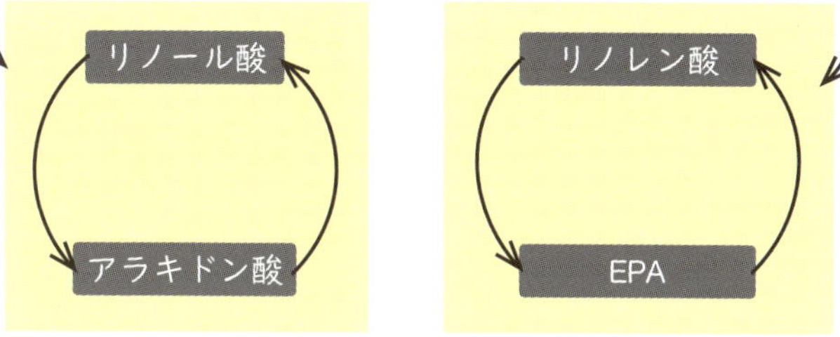

オメガ6系プーファ　オメガ3系プーファ

体内で産生できないから、リノール酸（18:2 ω 6）、リノレン酸（18:3 ω 3）は必須脂肪酸であるという言説もリアルサイエンスでは間違いであることがわかります

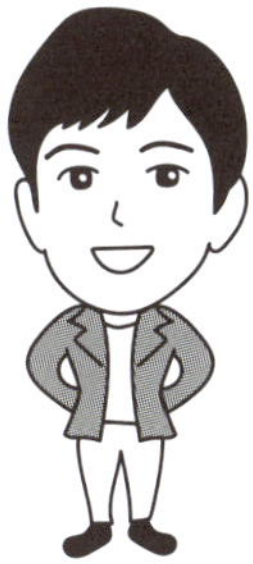

05 エゴマも必須脂肪酸ではない

必須栄養素は摂取したら体内に保管しておくべき？

1st Step

再認識しておきたい必須栄養素の定義：
私たちの体にとって必須（欠乏すると障害が出る）で、体内では合成できないもの

もしそうであれば

必須栄養素を摂取した場合、大事に、体内に保管しておくにこしたことはない

体からすれば、今後いつその必須栄養素が摂取できるかどうかわからないのだから当然

では

エゴマ油、亜麻仁油に代表されるオメガ3のリノレン酸や大豆油、コーン油などの植物油脂に代表されるオメガ6のリノール酸は、摂取後に私たちの体内で大事に保管されているのでしょうか？

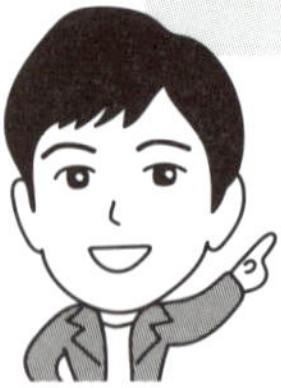

この疑問に関して、次頁から詳しくお話ししていきます

前頁の問いに答えた重要な研究が、
1900 年代に複数報告されている

リノレン酸やリノール酸は体内に保管されているのか？

まずは

食事中のリノレン酸（オメガ 3）、リノール酸（オメガ 6）は、体内ですぐに燃焼（ベータ酸化）して消失する

参考文献 [100]

エゴマに代表されるリノレン酸は、84.9%がすぐに燃えてなくなってしまう（リノール酸で 75.5%）

同様に

リノレン酸（オメガ 3）、リノール酸（オメガ 6）が欠乏している状態でもすぐに燃えてなくなる

参考文献 [101]

そこで

2001 年に、1,000kcal ／日のカロリー制限ダイエット（16 週間）の臨床実験の結果が報告されている

参考文献 [102]

この実験結果からも

リノール酸摂取量の 2.5 倍の量を体内で燃焼（ベータ酸化）していることが明らかになった。
プーファの摂取量を制限しても、摂取量よりも燃やす量が多いということは体内で生産されていることがわかる

フィッシュオイルの成分であるDHA（オメガ 3）を摂取した場合でも、その過半数（64.5%）は燃焼して消失する 参考文献[103]

リノレン酸（オメガ 3）、リノール酸（オメガ 6）が欠乏していても、リノレン酸（オメガ 3）、リノール酸（オメガ 6）摂取後、大半が燃やされてなくなる

ここでちょっとした疑問が

リノレン酸やリノール酸といったプーファは、その構造中に二重結合（不飽和結合、酸化される場所）が複数あるので、バターなどの飽和脂肪酸よりも燃焼に手間暇がかかる（余分なエネルギーを必要とする）。手間暇を考えれば、必須脂肪酸でないとされている飽和脂肪酸を燃やしたほうが効率はよいはず

それにもかかわらず

私たちはプーファを飽和脂肪酸よりも早く燃やしてなくしてしまう 参考文献[104]

具体的には

プーファの中でもオメガ 3 系のリノレン酸やDHA のほうが、オメガ 6 系のリノール酸やアラキドン酸よりも、より燃やされる 参考文献[105]

▷ 次頁に続く

しかも

ファスティング（脂肪抜きの食事）をしたあとに、通常の食事を再開しても、オメガ3は、特にほかの脂肪酸よりも多く燃焼されて体内蓄積量が減少する

もし

エゴマ油に代表されるリノレン酸やDHAなどのオメガ3が必須栄養素であれば、大事に保管されているはず

それが

欠乏状態であれば、なおさら後生大事に保管するはず

しかし

エビデンスはその逆を示している

オメガ3欠乏の状態に、オメガ3を摂取しても、そのほとんどを燃やしてなくしてしまう

これは何を意味しているのでしょうか？

その答えは、オメガ3を含めたプーファは私たちにとって毒性物質（生体毒）であるということです

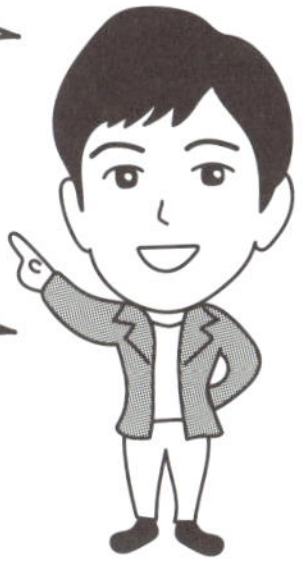

Chapter2

06 燃えてなくなったオメガ3はどこへ行った？

炭素リサイクルというしくみ

1st Step

オメガ3を中心としたプーファは、大半が燃焼で消失する

必須栄養素であるとプロパガンダ（特定の意見や信念を広めるために情報を操作し、感情に訴える宣伝・活動）された

これは

プーファは**室温や体温でも容易に酸素と反応**して**毒性物質（過酸化脂質や炎症ゴミ）を大量発生**させて、細胞や組織の機能・構造を破壊するから

これを防ぐために

体は**プーファをいち早くデトックスする**ために、**リスクを冒してまでも脂肪を燃やす**

▷ 次頁に続く

具体的に燃焼されたオメガ3がどう処理されるのか、次頁でお話しします

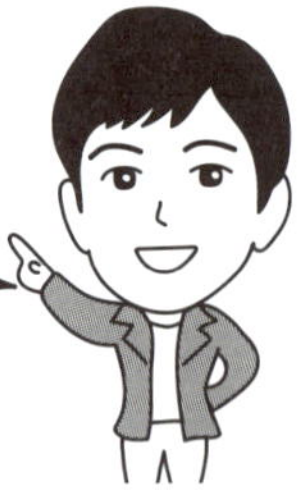

どのくらい燃えてしまうのかというと

リノレン酸（オメガ 3）は、投与 8日後には 94%が燃焼されて、私たちの体内にほとんど残存しない

だから

体内にほとんど存在しない ➡ 必須栄養素としているのは、結果と原因を逆にとらえる現代医学（サイエンス）の典型例

プーファを完全に燃やし尽くさずに分解して二酸化炭素とエネルギー（ATP）を産生するのではなく、燃焼（分解）途中で発生した炭素の一部をほかの物質への原材料としてリサイクルしている

これは

プーファの炭素に放射性同位元素で目印をつけて、どこに行ったのかを追跡調査した複数の研究から明らかになった

これが炭素リサイクル

リノール酸やリノレン酸、DHA の分解（ベータ酸化過程）で生じた炭素は、飽和脂肪酸とコレステロールの体内合成に再利用（リサイクル）されている

参考文献 [106][107]

特に

新生児では、体内に入ってきたプーファを飽和脂肪酸とコレステロールに転換する率が高いことがわかっている

参考文献[108]

これは

新生児ではプーファを摂取しても完全燃焼するか、飽和脂肪酸やコレステロールとしてのリサイクル(再利用)率が高いために糖のエネルギー代謝を高くキープできている

つまり

新生児の糖のエネルギー代謝が高いのは、まだプーファの蓄積量が少ないから

さて……

オメガ3のリノレン酸(エゴマ油、亜麻仁油)は、DHAやオメガ6のリノール酸(植物油脂)よりも飽和脂肪酸へのリサイクル率が高い

参考文献[109]

DHAは体内でリノレン酸から合成されるとされている

しかし

リノレン酸はDHAを欠乏させても、DHA合成の10.13倍のコレステロールに変換され、5倍も脳の飽和脂肪酸合成に使用されている

参考文献[110][111]

▷ 次頁に続く

これが意味するのは

DHA よりもコレステロールや飽和脂肪酸のほうが、私たちにとって必須である ことは、この研究結果からも明らか

もし

DHA が必須脂肪酸なら 、このようなことは起こらない

つまり

プーファの行方 は、その大半が燃焼されて消える か、飽和脂肪酸やコレステロール合成に向かう

この

プーファの リサイクル や 排出 がうまくいかなかったときに、私たちの組織（特に細胞のミトコンドリア）にプーファが入り込む（これが あらゆる慢性病および老化の直接の原因 ）

これらの研究結果を統合すると、飽和脂肪酸やコレステロール合成がいかに私たちとって必須かつ重要かがわかります。プーファとコレステロールおよび飽和脂肪酸のどちらが“必須”なのでしょうか？　みなさん、じっくり考えてみてください

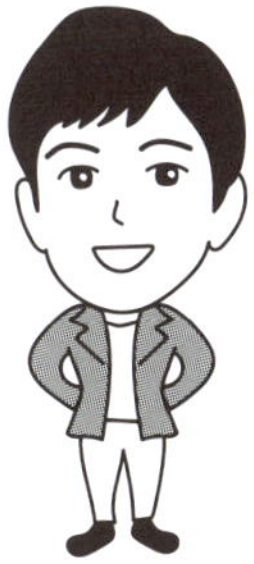

07 EPA/DHA がほとんど体内産生されない理由

では、EPA/DHA は体内でどのくらい産生されているのか

1st Step

EPA/DHA が 体内ではほとんど産生されない という多くのエビデンスが存在する

まずは

EPA や DHA といった長鎖かつ不飽和結合（二重結合）を多く持つオメガ 3 は、健常者の体内では リノレン酸（亜麻仁油に代表される）からは、ほとんど産生されない

参考文献 [112][113][114]

続いて

リノレン酸投与によって EPA および DHA に変換される割合は、男性ではそれぞれ 0.2～8%および 0.01～1%程度。女性ではそれぞれ 21%および 9% と男性より多くなっている

参考文献 [115]

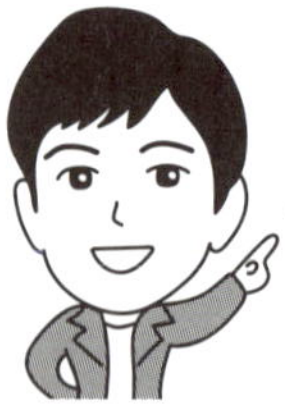

次頁にもエビデンスは続きますが、もっと怖い話も出てきます

さらに

参考文献 [116][117]

放射線標識(目印をつけて、どこに行ったのかを追跡調査)を用いた研究では、リノレン酸投与によって EPA および DHA に変換される割合は、それぞれ 0.2%および 0.05%程度

これは前々頁の結論と同じ

脂肪酸のベータ酸化(FAO)

リノレン酸は、その大半が燃焼されて消えるか、飽和脂肪酸やコレステロール合成に使用される

その理由は

より酸化されやすい EPA および DHA は、大量の過酸化脂質という強毒性(発ガン性)の物質を発生させるから

2nd Step

プーファフリー(プーファ抜き)にするメリット

まずは

オメガ 3 を含めたプーファフリーにすると、エンドトキシン(内毒素)などによるショック状態に対するストレス耐性が高まる

参考文献 [118][119][120][121]

▷ 次頁に続く

これは

エンドトキシンとプーファはお互いを増強しあって炎症を加速させるので、プーファフリーにすればエンドトキシンによる炎症が弱まるから

続いて

プーファフリーでは、
薬剤などの毒性にも耐性が高まる

参考文献 [122]

さらに

プーファフリーにするだけで、自己免疫疾患などの慢性炎症を抑えることができる。
プーファフリーが、最も強力な抗炎症作用があるということ

参考文献 [123][124]

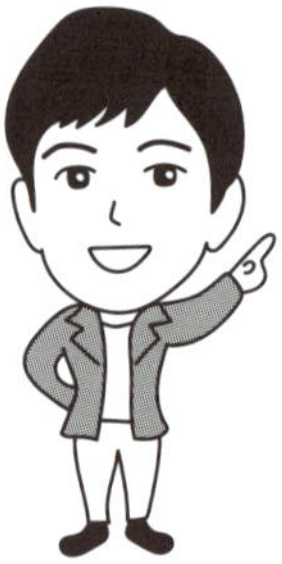

プーファフリーが最も強力な抗炎症作用を持つことがわかりました。
それでは、どのようなときに、リノレン酸からEPAやDHAなどの毒性の強いオメガ3が、体内で産生されるのでしょうか？

EPA/DHAが産生される病気の場

08

EPA/DHAが産生（合成）されるために必要なもの

1st Step

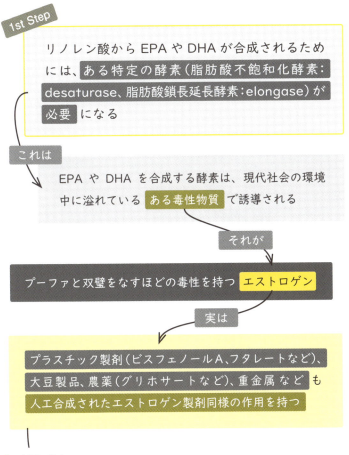

リノレン酸からEPAやDHAが合成されるためには、ある特定の酵素（脂肪酸不飽和化酵素：desaturase、脂肪酸鎖長延長酵素：elongase）が必要になる

これは

EPAやDHAを合成する酵素は、現代社会の環境中に溢れているある毒性物質で誘導される

それが

プーファと双璧をなすほどの毒性を持つエストロゲン

実は

プラスチック製剤（ビスフェノールA、フタレートなど）、大豆製品、農薬（グリホサートなど）、重金属なども人工合成されたエストロゲン製剤同様の作用を持つ

▷ 次頁に続く

つまり

参考文献 [125]

エストロゲンによって 脂肪酸不飽和化酵素（desaturase）および脂肪酸鎖長延長酵素（elongase）が誘導されることで、リノレン酸から EPA、DHA だけでなく長鎖の不飽和度の高い（酸化されやすい）オメガ（プーファ）の合成が高まる

エストロゲンのほかにも

EPA や DHA だけでなく、酸化されやすい長鎖のプーファの合成を高める ストレスが複数ある

ストレス❗ ファスティング

参考文献 [126]

ファスティング（断食）を 24 時間行うだけ で、脂肪酸不飽和化酵素（デルタ 6 デサチュラーゼ：delta-6 desaturase）が誘導され、アラキドン酸（オメガ 6）、EPA/DHA（オメガ 3）の合成が高まる

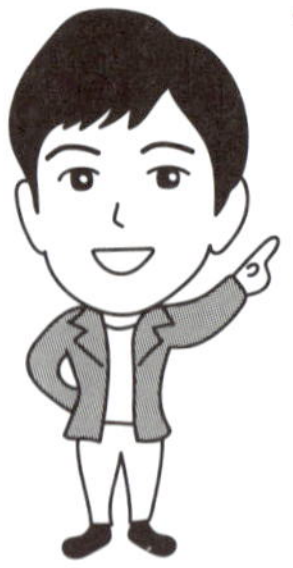

私の知人がファスティングに挑戦しましたが、ファスティング後に持病の喘息と下肢の静脈瘤を悪化させる結果に終わりました。これは、ファスティングによって増加したアラキドン酸や DHA が、リポリシス（脂肪分解）によって血液中に放出されたからです

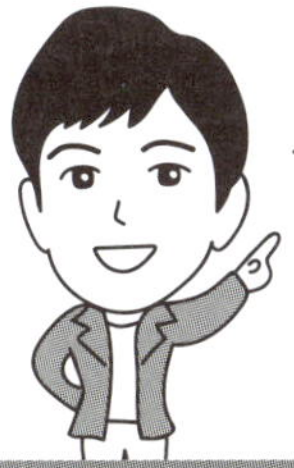

アラキドン酸やDHAは毒性が強いので、必ず“炎症”という形で持病や昔の傷口から排出（消費）されます

細胞実験においても

参考文献［127］

栄養素を欠乏させるファスティングを行うと、脂肪酸不飽和化酵素（デルタ5デサチュラーゼ：delta-5 desaturase）が誘導されて、より酸化されやすい長鎖のプーファ（アラキドン酸、DHA）の合成が高まることが確認される

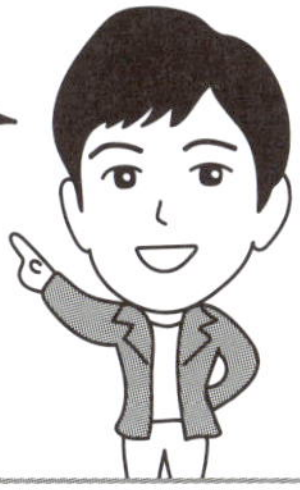

EPAやDHAなどにより酸化されやすい長鎖のプーファの合成を高める2つ目のストレスを見ていきましょう

ストレス❷植物油脂・フィッシュオイル

植物油脂（オメガ6）のリノール酸リッチの食事やフィッシュオイル（EPA/DHA）投与によっても、より酸化されやすい長鎖のプーファ（アラキドン酸、DHA）の合成が高まる。前者ではデルタ6脂肪酸不飽和化酵素、そして後者ではデルタ5およびデルタ6脂肪酸不飽和化酵素が誘導されて、長鎖のプーファの合成が高まる

参考文献［128］［129］

▷ 次頁に続く

ヒトの臨床実験でも

フィシュオイルの投与によって、デルタ 5 脂肪酸不飽和化酵素が誘導されて、長鎖のプーファの合成が高まる。フィシュオイルは EPA/DHA が主体の脂肪だが、それ自体が体内で EPA や DHA の合成を高める作用を持つ

参考文献 [130]

肥満のヒトにおいても、フィッシュオイルの投与によってデルタ 6 脂肪酸不飽和化酵素の活性が高まっていることがわかっている

参考文献 [131]

ほかにも

さまざまな疾患において、脂肪酸不飽和化酵素（desaturase）の活性が高まっていることが報告されている

炎症、高血圧、糖尿病では、すべての脂肪酸不飽和化酵素（desaturase）の活性が高まっている

参考文献 [132][133][134][135][136]

ガン、心臓血管疾患、非アルコール性脂肪肝、統合失調症／双極性障害といった脳神経疾患や多発性硬化症では、特にデルタ 6 脂肪酸不飽和化酵素の活性が高まっている

参考文献 [137][138][139][140][141][142][143][144][145]

▷ 次頁に続く

以上から

シックネス・フィールド（病気の場）においては、ストレスでより**酸化されやすいプーファ（アラキドン酸、EPA、DHA）合成が高まっている**ことがわかる

このことによって

❶ プーファの脂質過酸化反応が増強する
❷ DHAがミトコンドリア内膜に組み込まれる

❶❷により、さらにストレス増強およびシックネス・フィールド（病気の場）を形成することになる

2nd Step

マウスの実験でも多くの結果が出ている

マウスの肥満モデルでは

デルタ 5 脂肪酸不飽和化酵素の活性を抑えるだけで、血糖値の改善（インシュリン抵抗性の改善）、体重減少が認められた

参考文献 [146]

マウスの動脈硬化モデルでも

デルタ 5 脂肪酸不飽和化酵素の活性を抑えることで、動脈の**動脈硬化巣**の減少が得られている

参考文献 [147][148]

【どうみゃくこうかそう】動脈の壁に余分なコレステロールが蓄積してできたもの＝プラーク

ガンにおいても

デルタ５脂肪酸不飽和化酵素の活性を抑えることで、縮小効果が認められている

参考文献 [149][150][151]

このガン縮小・抑制効果は

デルタ６脂肪酸不飽和化酵素の活性を抑えることでも得られている

参考文献 [152][153]

そのほか

デルタ６脂肪酸不飽和化酵素の活性を抑えることで、高齢マウスの心筋細胞の収縮力が高まる

参考文献 [154]

さらに

これらの脂肪酸不飽和化酵素だけでなく、同じくより酸化されやすいプーファの合成を触媒する脂肪酸鎖長延長酵素(elongase)もガンの増大の原因になっていることが近年わかってきた

参考文献 [155][156]

血中のLDL(悪玉)コレステロール(肝臓で生成され、全身の組織にコレステロールを運ぶ脂質の一種)を下げることで、動脈硬化や心筋梗塞、脳梗塞などの予防や治療に効果がある薬

ちなみに

コレステロール合成をブロックする **スタチン製剤** は、フィッシュオイル同様に脂肪酸不飽和化酵素の活性を高める

参考文献 [157][158][159]

その一方で

飽和脂肪酸やトランス脂肪酸（直線構造を持つトランス型の不飽和脂肪酸）は、デルタ５脂肪酸不飽和化酵素の合成を抑えて、アラキドン酸、EPA/DHA などによって酸化されやすい長鎖のプーファ（折れ曲がり構造を持つ）の産生を抑える

参考文献 [160]

さらに

デルタ６脂肪酸不飽和化酵素の活性を抑えると、糖のエネルギー代謝が改善（基礎代謝が上がる）し、血糖値も改善することが示されている

参考文献 [161]

逆に

糖のエネルギー代謝が低下すると、細胞内がアルカリ性、還元状態に傾く

参考文献 [162][163][164]

事態は悪くなる

細胞内がアルカリ性、還元状態になると、今度はデルタ５およびデルタ６脂肪酸不飽和化酵素の活性が高まり、アラキドン酸、EPA/DHA といった毒性の高いプーファ合成が高まる

参考文献 [165]

抗酸化物質の慢性摂取は、糖質制限やファスティングと同様に、細胞内を還元状態にし、脂肪酸不飽和化酵素の活性を高めることで“慢性病の原因になる”ことを再確認しておいてください

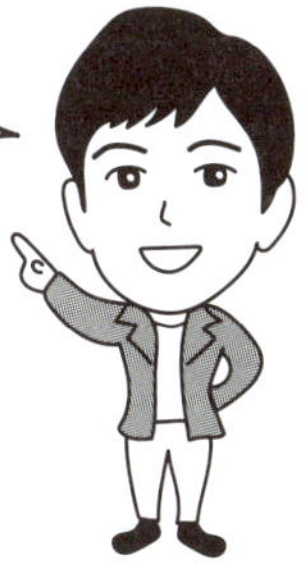

オメガ３に関する研究は、エビデンスレベルの低いものばかりです。そして、長期に渡ってその影響をヒトで調べた研究は皆無でした。2021年にようやく長期間のオメガ３のヒトへの長期投与において、エビデンスとなりうる臨床試験の結果が報告されました

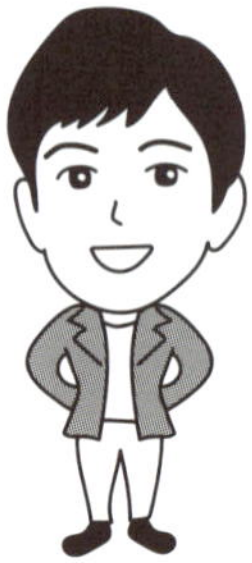

オメガ３脂肪酸（EPA+DHA）を含むカプセル“エパノバ（Epanova）”を販売しているビッグファーマのアストラゼネカが資金を出して行ったランダム化二重盲検プラセボ対照臨床試験（the STRENGTH trial）です　参考文献［166］

1万3,000人を超える心臓血管疾患リスクの高いヒトを対象に42カ月（中央値）に渡ってオメガ３を投与したグループと投与しなかったグループを比較した研究です。
その結果、オメガ３はプラセボと比較して、心臓血管疾患の発症を減少させる効果はありませんでした。むしろ、オメガ３を投与したグループでは、心臓の危険な不整脈（心房細動）や胃腸障害の発生が有意に高かったため、この試験は途中で中止されました。
つまり、エビデンスレベルの高い臨床試験では、長期のオメガ３の投与にメリットがないばかりか、弊害が前面に出てくると判断されたのです

Chapter3

オメガ3が最強の毒物である理由

01 オメガ3が抗炎症、オメガ6が炎症という嘘

オメガ3とオメガ6のエイコサノイドという代謝物

1st Step

巷の健康ポップカルチャーだけではなく、専門家たちも、オメガ3が抗炎症（本当は形態形成維持妨害、免疫抑制）、オメガ6が炎症でバランスを取っているという単純な図式を刷り込まれている

この図式の根拠の1つが

両方のプーファから酵素誘導されるエイコサノイド(eicosanoid)という生理物質の作用

アラキドン酸やその類縁の脂肪酸を原料として合成される生理活性物質の総称（脂質の仲介物質）

一般的に

オメガ3から産生されるエイコサノイドが抗炎症に作用し、オメガ6から産生されるエイコサノイドは炎症性に作用すると信じ込まされている

ところが

この単純な図式は現実の生命現象とあわない

▷ 次頁図に続く

その一例を挙げると　Lipoxin A4：LXA4 と lipoxin B4：LXB4

体内で産生されるプーファの代謝産物で最初に抗炎症作用が認められたのはオメガ6のリポキシンと呼ばれるエイコサノイド

参考文献 [167][168][169][170][171][172]

医薬分野では皮膚疾患の外用薬、鎮痛内服薬として利用されている。美容皮膚科では、ニキビ治療や角質ケアなどにも使われる

サリチル酸の抗炎症作用の1つとして、これらのリポキシンを増やすことがある

アラキドン酸から生成される抗炎症作用のある“脂質の仲介物質”

リポキシンのほかにも

オメガ6のアラキドン酸から抗炎症作用を持ちあわせるエイコサノイドが大量に産生されている

参考文献 [173][174]

15-hydroxyeicosatetraenoic acid：15-HETE

オメガ6のアラキドン酸から酵素誘導されるエイコサノイドがある

プロスタグランディン E2（PGE2）

このエイコサノイドは　参考文献 [175][176][177]

炎症および発がん性が現代医学でも認められているもの

それに対して

オメガ3の EPA（フィッシュオイルに豊富に含まれる）から酵素誘導されるエイコサノイドがある

プロスタグランディン E3（PGE3）

炎症に関して

プロスタグランディンE3（PGE3）

オメガ3のエイコサノイドもオメガ6のエイコサノイドと同じ細胞のアンテナを刺激する。これを部分作用物質（partial agonist）という

参考文献［178］［179］［180］

プロスタグランディンE2（PGE2）

つまり

オメガ3のエイコサノイドも、強度が違うものの、オメガ6のエイコサノイドと同じ作用をする

参考文献［181］

エビデンスも出ている

オメガ6系プーファから産生されるエイコサノイドが強い炎症を引き起こすが、オメガ3系プーファから産生されるエイコサノイドも炎症を引き起こす

また

フィシュオイルの投与によって、アミロイドAタンパク質、インターロイキン6（IL-6）、腫瘍壊死因子アルファ（TNF-α）などの炎症性物質産生のスイッチが入ることも確かめられている

参考文献［182］

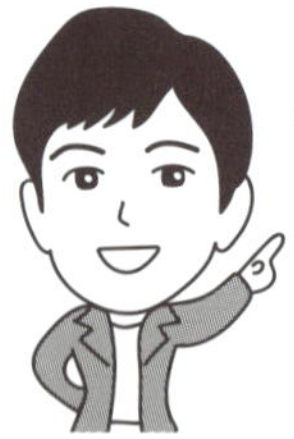

以上のことから、「オメガ3＝抗炎症、オメガ6＝炎症」という単純な図式は、私たちの体内で起こっている生命現象とはあわないことがわかります

▷ 次頁図に続く

エイコサノイドに炎症をストップする作用があるのか？ 02

オメガ3に抗炎症作用はない

1st Step

最近注目されているのが、オメガ3の DHA から誘導されるレゾルビン、プロテクチン、マレシン（resolvins / protectins / maresins）という エイコサノイド（specialized pro-resolution lipid mediators：SPMs）

これらの物質は

炎症をストップする作用があるとされているが、まさに オメガ3の免疫抑制作用（抗炎症ではなく、グローバルな免疫抑制、免疫不全）を担っている

ところが

オメガ3が白血球の食作用をアップさせる という研究結果は、これと 大きく矛盾する

なぜなら

オメガ3に抗炎症作用（免疫抑制作用）があるというなら 白血球の食作用は低下する はずだから

▷ 次頁図に続く

つまり

白血球の食作用が過剰に刺激される
➡炎症が起こる➡この炎症を DHA から誘導される前頁冒頭のエイコサノイドがストップさせるのであれば、白血球の食作用は低下していくことになる

参考文献 [183][184][185][186][187][188]

しかし

これらのオメガ3の抗炎症性（実際は免疫抑制と表現すべき）とされるエイコサノイドも、フィッシュオイルを投与した臨床実験では、健常者および慢性病を抱えた人のいずれも上昇することはなかった

なぜなら

これらのエイコサノイドを産生するには、酵素が必要であり、健常者とされている人であっても……
糖のエネルギー代謝が回っていないと、そもそもタンパク質（酵素）を新たに産生することができない

実際に

動脈硬化や心不全の状態では、これらの抗炎症性と呼ばれるオメガ3から産生されるエイコサノイドは産生されないか、産生されても細胞がそれらの物質を受け取るアンテナ（受容体と呼ばれている）の機能不全があることが報告されている 参考文献 [189][190]

しかし

敗血症（感染症の重症型）で集中治療室に入院した人を対象に 死亡例と生存例のプーファから産生されるエイコサノイドの血液濃度を調べた研究 では、オメガ3から産生されるレゾルビン、プロテクチンなどのエイコサノイドが高いほど、死亡率は高くなった

参考文献［191］

実際の病態においては、抗炎症とされるこれらの物質が有効に機能していないことがわかります

むしろ、これらの免疫抑制（免疫不全）作用によって最重症化するのです

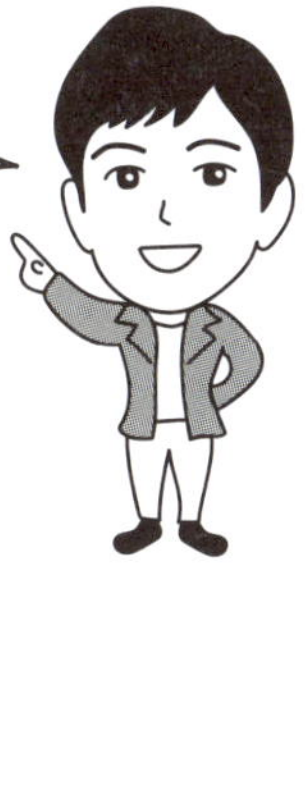

Chapter3

03 炎症を鎮めるのにオメガ3やオメガ6はいらない

飽和脂肪酸やオメガ9は過剰の炎症を鎮める

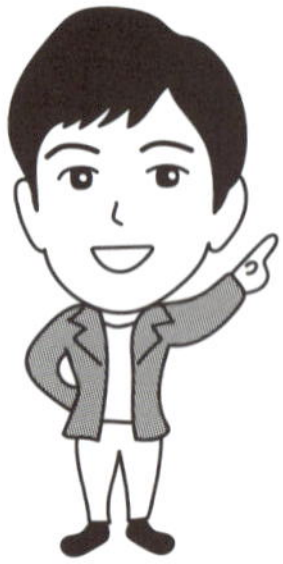

ここでもう一歩引いて、全体を眺めてみましょう

1st Step

私たちの体は、炎症を鎮めるのにオメガ3やオメガ6のプーファを必要としない

なぜか？

私たちの体内では、ブドウ糖や果糖から飽和脂肪酸（パルミチン酸）がつくられる

この飽和脂肪酸から

ミード酸などのオメガ9と呼ばれる不飽和脂肪酸（一価不飽和脂肪酸）が産生される

▷ 次頁図に続く

エビデンス的には

飽和脂肪酸やオメガ9と呼ばれる脂肪酸は、過剰の炎症を鎮める作用を持っている。かつプーファ（オメガ3およびオメガ6）の作用をブロックする

参考文献 [192][193][194][195][196][197][198][199]

結論は

私たちの体は、わざわざオメガ3を摂取しなくても、炎症・抗炎症のバランスを糖質と飽和脂肪酸でしっかりと取っている

「オメガ6を摂りすぎたからオメガ3を摂らなくては……」というのは、プロパガンダにうまく乗せられているということです

「オメガ3とオメガ6の比率」というのは、モンサント（現在はバイエルを隠れ蓑（みの）にしている）が世界中で大量産生しているGM（遺伝子組換え）植物から採取した種子に、複雑な化学処理をして抽出した植物油脂（オメガ6）の消費を継続させるために、持ち出したプロパガンダなのです

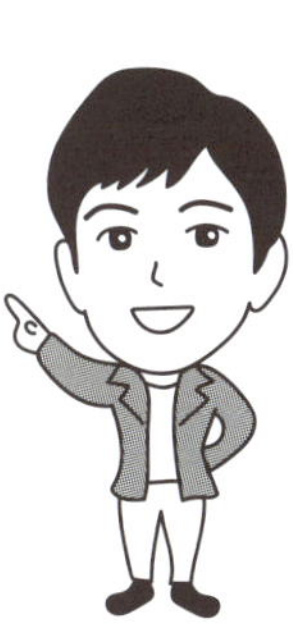

オメガ３神話の真実

2nd Step

ＧＭ（遺伝子組換え）植物油脂による健康被害が、あまりにも大きいことが明るみに出たので、白人中間層の集団訴訟を恐れてオメガ３神話を持ち出した

こうすることで

新たなプロパガンダを広めることに成功する

それが

オメガ３の摂取量を高めることで、オメガ３とオメガ６の比率を是正しましょう、オメガ６の摂取量が多いのなら、その分、少しオメガ６を減らしてオメガ３もしっかり摂取しましょうというもの

そうすれば

私たちにＧＭ植物油脂の摂取を継続させ、かつその健康被害を責任転嫁できる（ほかの原因にできる）

これが最悪の結果を招く

このオメガ３とオメガ６の比率是正というプロパガンダは、植物油脂（オメガ６）だけの害悪のときよりも私たちとってそのダメージは数倍に跳ね上がる。それはプーファ全体の摂取量の継続とオメガ６よりも害悪のあるオメガ３を摂取することになるから

読者のみなさんは、くれぐれも「**オメガ3とオメガ6の比率の是正**」というような意図的な悪知恵による指標に捉われて、生命の本質を見失って迷路に入る事態には十分にご留意ください。「オメガ3とオメガ6の比率」ではなく、プーファそのものをフリーにすることが私たちを救います

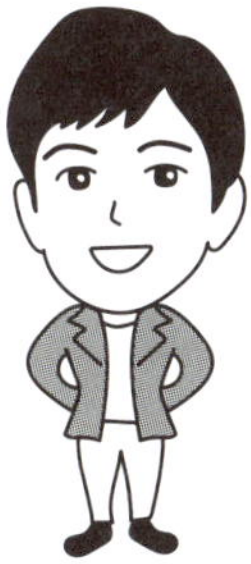

Chapter3

04 「オメガ３サプリメント」はすでに酸化している

オメガ３サプリメントは自動的に酸化する

1st Step

市場に出回っている オメガ３のサプリメント の大半は すでに酸化 している

どういうことかというと

フィッシュオイルのカプセルにはすでに EPAや DHAなどのプーファが酸化 する過程で（酵素なしに自動的に酸化する自動酸化：autooxidation）発生する発ガン物質である 過酸化脂質（アルデヒド：α, β-unsaturated aldehydes）が 含まれている

参考文献 [200][201][202][203][204]

フィッシュオイルに含まれるプーファの自動酸化とは

プーファの二重アリル水素（活性メチレン）からの水素の引き抜きにより開始される ラジカル連鎖反応 によって進行し、１次生成物として ヒドロペルオキシド（hydroperoxide）が生成される

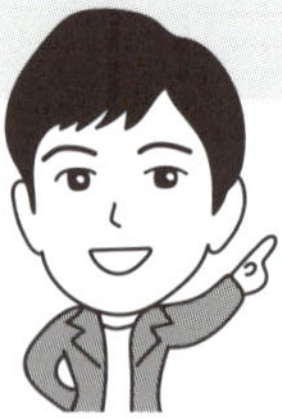

問題なのはヒドロペルオキシドはとても不安定な物質だということです

ヒドロペルオキシドは不安定なため

2 次生成物である**アルデヒド**（カルボニル化合物、reactive carbonyl compounds：RCCs）やそれが細胞内の遺伝子、タンパク質などと結合（重合）した**変性組織（カルボニル化合物）**が形成される（ほかにも炭化水素、アルコール、脂肪酸といった低分子化合物にも分解される）

この 2 つが油脂および油脂食品の品質に大きく影響する

油脂の酸化的劣化度を評価する代表的な方法は 2 つ

❶過酸化物価（Peroxide Value：PV）：脂質ヒドロペルオキシドを定量するもの

❷アニシジン価（Anisi.dine value：AV）：1 次生成物であるアルデヒドやその結合物（カルボニル化合物）を測定する方法

フライ油の酸化的劣化度評価法として、EU 諸国においても使用されている指標

最も一般的な方法

このPVとAVという指標をもとに基準値を出しているのが、フィッシュオイルやEPA/DHAサプリメント生産会社やその関連会社で構成される**グローバル組織（The Global Organization for EPA and DHA Omega-3s：GOED）**です

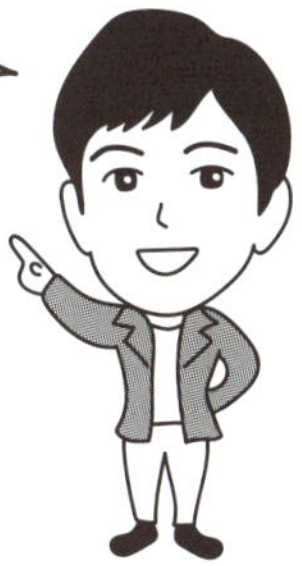

GOED というグローバル組織が基準を決めている

2nd Step

GOED の脂質過酸化指標の恣意的な基準。

・過酸化物価（PV）< 5meq O2/kg

・アニシジン価（AV）< 20

そしてこの 2 つの指標を統合した

・総合脂質過酸化指数（total oxidation value：TOTOX）< 26

判断のしかたは

これらの値を超えると、過剰な脂質過酸化が起こっているフィッシュオイルと判断するということ

恐ろしいことに

この GOED という組織が作成した甘々の基準さえも達成できない劣化したフィッシュオイルが市販されている

エビデンス的には

・2019 年のオーストラリアの市販のフィッシュオイルサプリメント（26 社）を調べた研究では、過酸化物価（PV）、アニシジン価（AV）および総合脂質過酸化指数（TOTOX）で基準値を超えたものが、それぞれ 38%、25%、33%にも上っている。 参考文献 [205]

・2020 年のアラブ首長国連邦（UAE）の市販のフィッシュオイルサプリメント（44 社）を調べた研究では、過酸化物価（PV）、アニシジン価（AV）および総合脂質過酸化指数（TOTOX）で基準値を超えたものが、それぞれ 40.9%、6.8%、27.3%だった 参考文献 [206]

これらの結果をつぶさに見ていくと

フィッシュオイルサプリメントのほぼ 100% が酸化して アルデヒドが発生 していることがわかる

やぶへびのような結果になった

前頁のエビデンスから受ける印象をやわらげるために、フィッシュオイル産業で結成した先ほどの GOED なる組織が、恣意的に酸化劣化の指標値を設定したにも関わらず、その基準値にさえ満たない劣悪なサプリメントが市場に出回っていることが、より明確になった

フィッシュオイルサプリメント内の自動酸化で発生したアルデヒドは悪臭を放つ

3rd Step

フィッシュオイルサプリメント内の悪臭に、なぜ消費者は気がつかないのか？

もちろん

脱臭処理を行っているが、それでも不快な臭いは残っている

理由は

オメガ3を カプセル にすることで、消費者に気づかれないようにしている

どうしたらわかるのか？

▷ 次頁図に続く

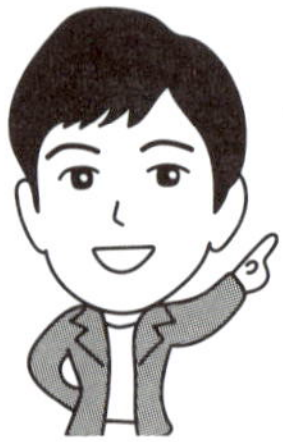

どうしたらわかるのか？　というと、実際にフィッシュオイルの**カプセルに穴を空けてみてください**。すぐに悪臭が漂います

オメガ3サプリメントが酸化している理由

4th Step

それではなぜ、オメガ3のサプリメントはどれもこれもすでに酸化しているのでしょうか？

主な理由は次の４つ

❶フィッシュオイル産業は質の悪い魚：肥料や養殖魚のエサになるメンヘーデン（menhaden：北米の大西洋海域産のニシン科の魚）やカタクチイワシを使用している

❷魚からオイルを分離する工程では、～100℃で数時間加工し、それからプレスして遠心分離する。この過程で、フィッシュオイルは数時間、高温で大気にさらされている

参考文献 [207]

❸精製過程では蒸気をあてて、異臭を除去するが（完全に除去できない）、この過程でアルデヒド（グリセロールと結合：core aldehyde）が形成される

参考文献 [208]

❹保管の間に脂質過酸化が進行している（本来は冷凍・冷蔵庫保存必要）

▷ 次頁図に続く

何をしても無理

ビタミンEなどの抗酸化物質を添加すると、脂質過酸化のスピードが遅くなる可能性があるかもしれないが、基本的に脂質過酸化を止めることはできない

参考文献 [209]

ちなみに

フィッシュオイルには、最も酸化しやすい長鎖のオメガ3（EPA、DHA）以外にも、オメガ6系プーファも含まれている

どうにもならないのが

市販されているオメガ3のオイルには、鉄などのメタルと瞬時に反応してアルデヒドを発生する遊離脂肪酸（FFA、遊離プーファ）が0.05～0.7％含まれていること

参考文献 [210]

つまり

すでにEPAやDHAが単独で遊離して存在しているということ。ほかのプーファは遊離せずに、中性脂肪の形で存在している

ここが怖い

遊離脂肪酸のプーファ（中性脂肪の形でない遊離のプーファ）は、鉄などのメタルとすぐに反応して脂質過酸化反応を開始する

▷ 次頁図に続く

もうひとつ怖いのが

カゼイン は鉄を結合する作用があるので、EPA、DHAと鉄の接触を防いで、脂質過酸化反応を止める作用をする

参考文献 [211] [212]

しかし

カゼイン には、大豆タンパク質や大豆レシチン、ペクチン、ガム類などの リーキーガットや小腸細菌異常増殖症(SIBO)を引き起こす多糖類(バクテリアの餌となる食物繊維)が添加されている場合がある ので注意が必要

参考文献 [213]

実際に

オイル中に遊離脂肪酸 (中性脂肪の形ではないフリーの EPA、DHA)が 0.1%あるだけでもアルデヒド(HHE)の発生を加速する

参考文献 [214]

したがって

市販のオメガ3オイル は、アルデヒドを発生させるのに 十分な量の遊離脂肪酸を含んでいる

さらにどうにもならない事実

中性脂肪の形態 であっても、フィッシュオイルのEPA、DHA の大半は過酸化脂質反応を引き起こす という衝撃的な実験結果が報告されている

参考文献 [215]

フィッシュオイルは私たちの体内で アルデヒド（発ガン物質）を大量に発生させる

5th Step

フィッシュオイルの酸化的劣化を防ぐために、ビタミンEや酸化しない飽和脂肪酸（MCTオイル）などを添加して、ひとつの油滴として乳化させている

しかし

うまく乳化できない場合、つまり、フィッシュオイルのEPA、DHAと飽和脂肪酸が混じらない（乳化できない。ひとつの油滴でなく分離する）場合、やはり脂質過酸化反応は免れない 参考文献［216］

それでもどうにもならない

体温に近い40℃の環境下では、フィッシュオイルはビタミンEを添加したにもかかわらず、時間経過とともにこれらの酸化的劣化の指標が増加する 参考文献［217］

つまり、酸化していないフィッシュオイルを摂取したとしても、私たちの体内に入ったあとは、アルデヒドという発ガン物質を大量に発生させる脂質過酸化反応が進行していくのです

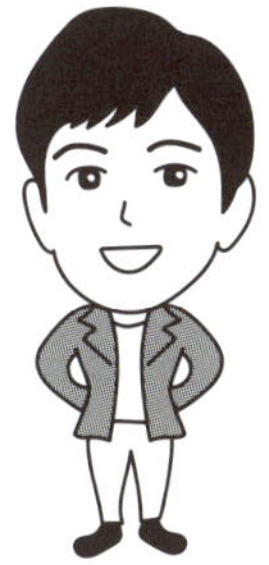

05 生命場を破壊する過酸化脂質（アルデヒド）

過酸化脂質（アルデヒド）に、炎症と抗炎症という単純な図式は通用しない

1st Step

プーファから誘導される エイコサノイド においては、炎症（オメガ６系プーファ）と抗炎症（オメガ３系プーファ）という単純な図式 で、専門家を含めた一般の大衆を惑わすことができた

これがまったく通用しないのが

オメガ３およびオメガ６のいずれのプーファからも発生する 過酸化脂質（アルデヒド）。

なぜなら

プーファからの過酸化脂質（アルデヒド）には、炎症と抗炎症もなく、ただ生命場を破壊していく作用しかない から

驚くべきことに

過酸化脂質さえも「免疫を活性化させる」というような 根本的な誤認 を犯している専門家がまだたくさん存在している

▷ 次頁図に続く

免疫を活性化させていいの？

ワクチンに入っている各種の遺伝子、ナノ粒子、重金属、エンドトキシン（最初のアジュバント）もすべて免疫を活性化させるという名目で混入されている

ワクチンや薬の効き目を高める物質や成分

これは恐ろしい間違い

免疫と呼ばれている形態形成維持システムの部分現象は、決して活性化してはいけない

何が恐ろしいかというと

免疫の活性化とは、過剰な炎症を引き起こすということであり、それがさらに甚大になると、今度は完全な免疫抑制（オメガ３の主作用）へと、死へ向かう赤い絨毯が敷かれていくことになる

体内で起こっている過剰な免疫反応（体内に侵入したウイルスや細菌などの異物や抗原を排除したり、老廃物や死んだ細胞、ガン細胞を処分したりする反応）や炎症反応を抑える

このような誤解を生んだのは、やはり製薬会社がつくった“免疫”という造語に起因しています

さて、次頁から、医師だけでなく、サプリ業界や自然療法家たちが大好きなフィッシュオイルについて、もっと掘り下げていきます

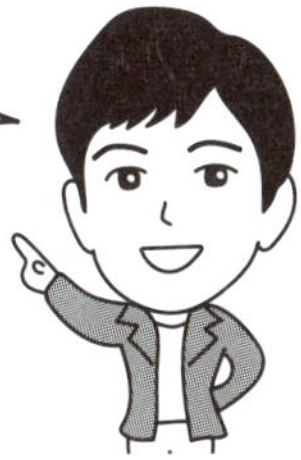

2nd Step

フィッシュオイルには、最も酸化されやすい長い鎖の EPA、DHA というプーファが豊富に含まれている

ちなみに

プーファでも、その構造に 不飽和結合（二重結合）が多いほど 、容易に酸化されて、猛毒のアルデヒドを発生させる

具体的には

不飽和結合（二重結合）の数は、植物油脂 ＜ 亜麻仁油 ＜ EPA ＜ DHA の順に多くなる

怖いことに

DHA の酸化されやすさ は、一価の不飽和脂肪酸（不飽和結合が 1 つ）の オレイン酸 の実に 320 倍 にもなる 参考文献 [218]

参考文献 [219] [220] [221][222]

オメガ 3 は

容易に酸化されて 、アクロレイン（Acrolein）、ヒドロキシヘキサナール（4-hydroxy-2 hexenal：HHE）、イソプロスタン（F3-isoprostanes：EPA から産生）、ニューロプロスタン（F4-neuroprostanes：DHA から産生）、ニューロフラン（neurofurans：NFs）や MDA（マロンジアルデヒド：malondialdehyde）といった……

毒性の強い過酸化脂質を大量に発生させる源になる

これらのオメガ3から発生する過酸化脂質は

ガン、動脈硬化、神経変性疾患、自己免疫疾患の主因となっている 参考文献 [223][224] [225][226][227]

実際に

発ガン性物質の過酸化脂質である アクロレインや MDA は、オメガ6系のアラキドン酸（植物油脂から酵素代謝されて形成）よりも、より不飽和結合（二重結合）が多いEPA、DHAで発生しやすい

参考文献 [228][229]

特に

オメガ 3 から大量発生するアクロレイン は、最も速やかに近傍の遺伝子、タンパク質や脂質と結合して、突然変異や組織変性を引き起こす 参考文献 [230]

もちろん、ほかの過酸化脂質も同じ作用を持っていて

オメガ 3 の過酸化脂質（MDA） と遺伝子が結合すれば、DNA の突然変異が起こり、細胞をガン化させていく 参考文献 [231][232] [233][234][235][236]

ちなみに

オメガ 3 は遺伝子に突然変異を起こすだけでなく、遺伝子（発現）のスイッチも変化させてガン化に導く。遺伝子のスイッチオフの機構には、遺伝子のメチル化（DNA methylation）という現象が知られている。これは、DNA 分子にメチル基（$-CH_3$）が付加するもの。遺伝子のメチル化が起こると、遺伝子の発現が止まる

ガンの多くは

前頁の遺伝子のメチル化が起こって遺伝子の発現が抑えられていることが知られている

参考文献 [237][238] [239][240]

なおさらフィッシュオイルは怖い

フィッシュオイル（オメガ3）を投与した動物実験では、大豆油（オメガ6）を投与した場合より多く遺伝子のメチル化が起こる

参考文献 [241]

具体的には

オメガ3の過酸化脂質と脂質が結合する例としては、エネルギー産生所であるミトコンドリアの内膜にアルデヒドが結合してダメージを与えることが挙げられる。つまり、オメガ 3 の過酸化脂質は糖のエネルギー代謝を低下させる最大の物質

特に

オメガ 3 の過酸化脂質は、脳や脊髄、心臓などミトコンドリアが多い臓器に深刻な影響が出る

参考文献 [242][243] [244][245][246]

そのほか

オメガ 3 の過酸化脂質は、神経を包む鞘であるミエリン（髄鞘：myelin）という脂質に結合して変性させる

参考文献 [247][248] [249][250]

▷ 次頁図に続く

ミエリンが変性すると

ミエリンの変性によって、脊髄損傷や多発性硬化症などの自己免疫疾患が発生する

ちなみに

フィッシュオイルのサプリメントを摂取していると、皮膚表面でも紫外線によって脂質過酸化反応が起こる

参考文献 [251]

これがいわゆるシミ（老人斑）の原因です。シミの原因は、太陽光（紫外線）ではなく、私たちが日常摂取する油にあるのです

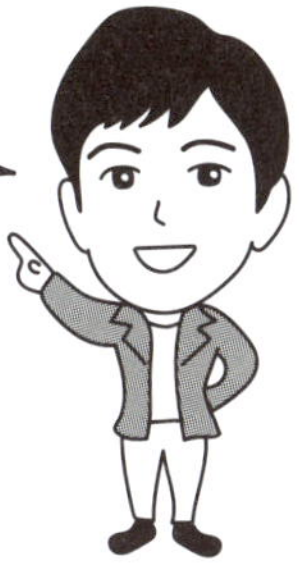

変性タンパク質について

オメガ 3 の過酸化脂質（アルデヒド）とタンパク質が結合するとタンパク質が変性する。この変性タンパク質を終末脂質過酸化産物（Advanced Lipoxidation End-Product：ALEs）と呼ぶ

この変性タンパク質は

激しい炎症を引き起こすため、炎症ゴミと呼ばれる

参考文献 [252]

MDAはというと

DHAなどから発生するMDAは、タンパク質に結合して構造・電荷・溶解性を変化させ、タンパク質を凝集させたり、酵素の働きをブロックしたりして、タンパク質の機能・構造を破壊する

参考文献 [253][254][255][256][257][258]

ちなみに

一度、終末脂質過酸化産物（ALEs）が形成されると、タンパク質のリサイクルがうまくいかなくなる

これは

MDAなどのアルデヒドがタンパク質分解をブロックするから

参考文献 [259]

MDAがタンパク質に結合すると

糖のエネルギー代謝に関わる酵素群、細胞骨格をなすタンパク質、アルブミンなどの運搬タンパク質、コラーゲンなどの構造タンパク質（細胞外マトリックス）、リポタンパク質（LDL、HDL など）がALE化（MDAが結合）することによって、機能・構造を失う

参考文献 [260][261][262][263][264][265][266]

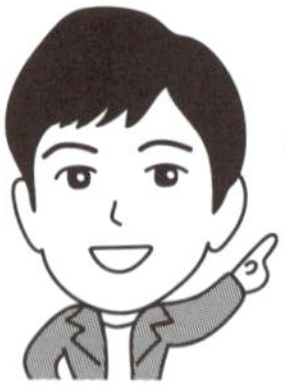

ここで問題が発生します。アルデヒドは、非常に反応性が高いため、純粋に発生量を測定するのが困難なのです

アルデヒドの発生量を測定するのが困難な理由

アルデヒドは、**発生直後にすぐに近傍の遺伝子やタンパク質と結合**して終末脂質過酸化産物(ALEs)となるから

ALEsの主な指標

この終末脂質過酸化産物(ALEs)の指標の代表的なものが、DNAとアルデヒドが結合した**8-OHdG**(8-hydroxy-2'-deoxyguanosine)や**バルビツール酸反応性物質**(Thiobarbituric Acid Reactive Substances:TBARS)

参考文献 [267][268]

バルビツール酸反応性物質(TBARS)は

EPAやDHAなどのオメガ3の脂質過酸化生成物の分解中に生じる**MDAの代表的な指標**でもある

単体のMDAは極めて不安定で、すぐに近傍の生体分子に結合してALEsをつくるので、**バルビツール酸反応性物質(TBARS)の量はALEs産生を反映している**ことになる

では、炎症ゴミ(ALEs)がどんな悪さをするのか次頁から見ていきましょう

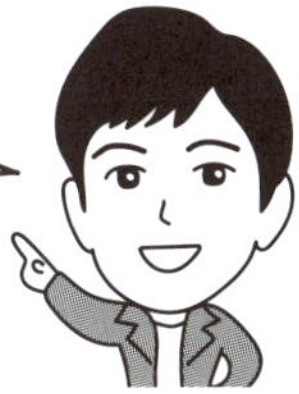

EPA や DHA は、脳内出血を引き起こしやすい

参考文献 [269][270][271]

たとえば

2009 年の脳内出血ラットモデルの実験では、食事中に全体の 1%程度の EPA+DHA を投与することによって、8-OHdG およびバルビツール酸反応性物質(TBARS)の有意な上昇が認めらた。それに伴って、脳内出血の拡大と神経症状の悪化が認められている

この炎症ゴミ(ALEs)は

どの病態でも中心に位置するほど、
その悪影響は計り知れない

具体的には

鉄過剰、メタボリック・シンドローム、糖尿病、動脈硬化、アルツハイマー病、レビー小体病、クロイツフェルト・ヤコブ病、パーキンソン病、ピック病、X 連鎖性副腎白質ジストロフィーなどの発症原因に、終末脂質過酸化産物(ALEs)がある

参考文献 [272][273][274][275][276][277][278][279][280][281][282][283][284][285][286][287][288][289]

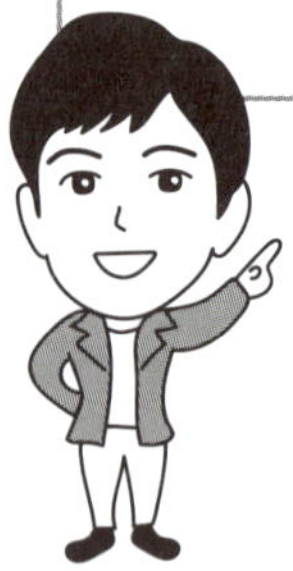

続いて、牛のミルクに問題があるかのような印象操作も見受けられるミルクアレルギーについて見ておきましょう

もうひとつ

近年のミルクアレルギーの急増もALEsが関係しているが、牛のミルクそのものに問題があるわけではない

では、何が原因か

現代の市販のミルクは、牛のミルクにプーファ、アルデヒド(ホルムアルデヒド)や植物性タンパク質(アレルゲン)などを混入した人工ミルクになっていることが問題

参考文献 [290][291][292]

ミルクアレルギーが急増しているのは、プーファ、アルデヒドによってミルクタンパク質が変性（ALEsの発生）し、アレルギーなどの炎症を引き起こすゴミになるからです

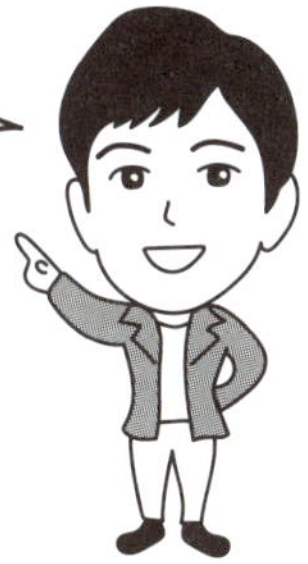

フィッシュオイルによるアルデヒドの問題

フィッシュオイルの摂取による体内でのアルデヒド発生は、ビタミンEなどの抗酸化物質（実際は、酸化、抗酸化の両方に働く）を投与しても防ぐことができない

さらに

血液中に増加した遊離プーファそやのアルデヒド発生による血糖値上昇も、ビタミンE投与によって防ぐことができない

参考文献 [293][294]

▷ 次頁図に続く

そして

高齢女性と若年女性において、血液中ビタミン E 濃度と過酸化脂質 MDA 濃度を調べた研究では、高齢女性のほうが、血液中ビタミンE濃度が高いにもかかわらず、若年女性よりも MDA が高値だった

参考文献 [295]

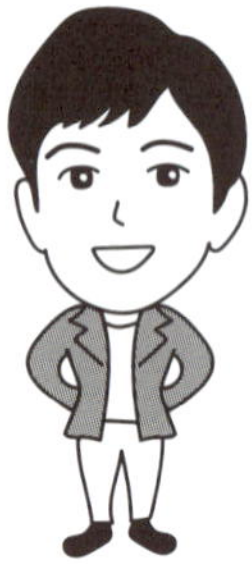

発ガン物質である MDA などのアルデヒドの体内発生を防ぐためには、プーファ・フリーしかありません

オメガ3ダイエットに挑戦 06

エスキモーダイエットは奇形が出現する？

1st Step

エスキモーダイエット（Eskimo diet）とは、何なのか？

100日間オメガ3ダイエット：エスキモーダイエットとは

北極圏の先住民であるエスキモー（イヌイット）の食習慣を参考に、新鮮な生肉や内臓を食べるダイエット法

エスキモーダイエットを実際に試した論文によると

ある研究者がエスキモーダイエットに挑戦した1986年の論文によると、鯨の肉（筋肉）とイワシの油を主食としたエスキモーダイエット開始100日後の結果は、ビタミンEの摂取もむなしく……

血液中のオメガ3（EPA、DHA）の過酸化脂質MDAは正常値の50倍に跳ねあがり、尿中のMDAも20倍近い値になった

参考文献 [296]

MDAは本当に怖い

MDAは催奇形性物質である

参考文献 [297][298]

▷ 次頁図に続く

となると

精子や卵子に入ると、受精卵が成長して胎児となってもさまざまな奇形が出現することになる

では

このエスキモーダイエットを行った研究者は、子どもをもうけることに躊躇したでしょうか？

なんと！

MDA の上昇とともに、精子数がゼロになったことで、その心配すらできない状態になってしまった。精子がゼロということは、テストステロンという保護ホルモン（糖のエネルギー代謝を高めるホルモン）の産生が止まったことを意味する

エスキモーと米国人を比較すると

エスキモーは米国人よりも長生きであり、基礎代謝（糖のエネルギー代謝の指標）も欧米人の標準より10.20%以上高いことが知られている

参考文献 [299][300]

理論とはあわない

エスキモーダイエットでは、EPA、DHA（およびその過酸化脂質）で糖のエネルギー代謝が低下するはず

それでは

なぜエスキモーたちは、基礎代謝が低下しないのか？

その鍵は

本物のエスキモーたちは、欧米人がエスキモーダイエットと定義しているものとは違う内容の食事を摂取しているから

具体的には

魚は頭からすべて食べている。魚の脳は、特に甲状腺ホルモンやプロゲステロン、コレステロール、脂溶性ビタミン(A、D、E、K)が豊富

これらの

糖のエネルギー代謝を高める物質は、
オメガ3の害悪を相殺する作用を持っている

魚を頭から食べることで、脳に含まれる糖のエネルギー代謝を高める物質が、フィッシュオイルなどのオメガ3の害悪を消してくれているわけです

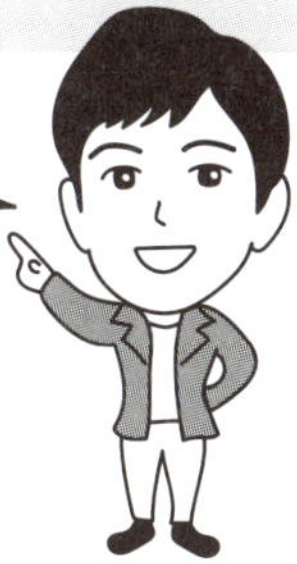

日本人に置き換えてみると

昔の日本人は魚を頭から丸ごと食べていた
(もちろん、陸上動物は筋肉成分以外にも頭からすべて食べていた)。
これが現代の刺身や切り身の魚しか食べていない私たちとの違い

▷ 次頁図に続く

はっきりしていることは

現在は、海に大量に廃棄されている放射性物質、マイクロ・ナノプラスチック、重金属、医薬品などによって……
魚の汚染が深刻なので、魚を丸ごと食べるとしても推奨しない。
明らかに、魚全体を食べていた昔の日本人のほうが、魚食によるオメガ3の害悪は少なかった

もっと言ってしまえば、化学的に抽出されたフィッシュオイル（毒性物質が濃縮）だけを摂取することの異常さを考えてみてください

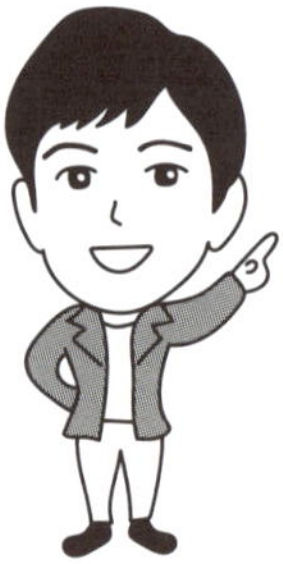

大切なことは、この現実から目を覆い隠さずに、事態をしっかり俯瞰して見ることです

“抗炎症”というネーミングの罠 07

“免疫抑制”の恐ろしさ

1st Step

免疫という言葉自体が専門家を含めた一般の人を惑わす“ネーミング”にすぎない

生命体の基本的な営みとは

私たち生命体は、外界から栄養分を吸収して代謝産物を排泄する。この基本的な営みは、多細胞生物の私たちだけでなく、単細胞生物でもまったく同じ

恐ろしいことに

環境汚染が進行している現代社会では、この栄養分の吸収の際に、不可避に毒性物質も吸収してしまう

私たちヒトの場合

私たちに置き換えると、複数の毒性物質が添加された現代の加工食品、医薬品、サプリメントを摂取することで、不可避に毒性物質が蓄積していく

この毒性物質を取り込んで排出する役割をするのが白血球という単細胞です

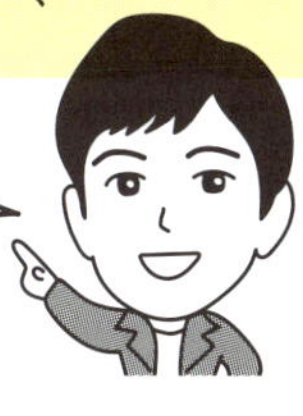

白血球の食作用

私たちの体内では、白血球という単細胞が食作用(phagocytosis：ファゴサイトーシス)を行って、毒物の排出の働きを担っている

まさに

食細胞(マクロファージ)が栄養を吸収して排出する機能そのもの

白血球の毒物排泄の営み

この白血球の毒物排泄の営みを形態形成維持(morphostasis：モーフォステイシス)と呼んだのが、1908年に食作用の研究でノーベル賞を受賞したイリヤ・メチニコフ(Ilya Ilyich Mechnikov)

生命体の根幹をなす機能

形態形成維持システムとは、私たち生命体の根幹をなす機能。

生命場がつつがなく回るために、生命場を撹乱する毒性物質に目を光らせて、それを前もって処理するシステム。

その形態形成維持システムの中心が、白血球の食作用

“免疫”の誕生

この基本的な生命体の形態形成維持システムの一部を切り取って、後に製薬会社の特許のために免疫とネーミングし直した

▷ 次頁図に続く

これが

現代医学の迷路となっている **免疫学(immunology)** なる **偽学問(フェイクサイエンス)**

免疫とか抗体という言葉を使う必要はない

2nd Step

“特許の医薬品”のために、**形態形成維持** という基本的な生命現象を **抗体** などという枝葉末節の免疫学に貶めたのは、奇くしくもメチニコフと同時にノーベル賞を受賞したエールリヒ(パウル・エールリヒ：Paul Ehrlich)だった

エールリヒの犯した罪

エールリヒは、梅毒治療で猛毒のヒ素を原材料とした特許薬を開発し、後年、深刻な薬害を引き起こす

したがって、“免疫(immune)”という意味不明のネーミングをやめて、本来の“**形態形成維持**”という生命現象を体現した言葉に戻すべきです

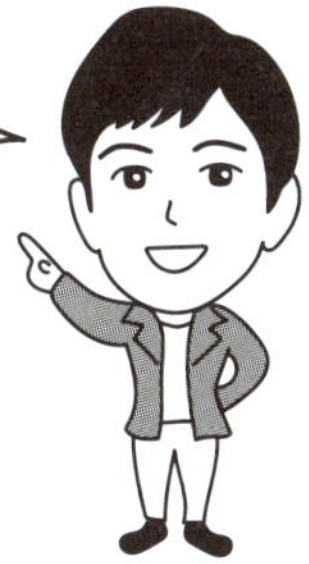

オメガ3と形態形成維持の関係

3rd Step

オメガ3とこの生命の中心システムである
形態形成維持はどう関係しているのか？

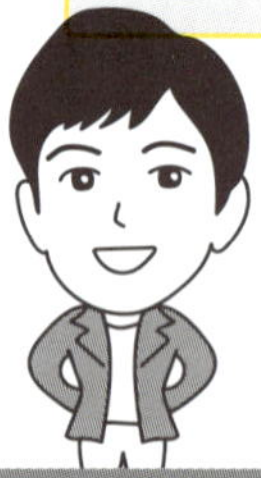

ここからオメガ3の形態形成維持システムに対する怖い一面を見ていきます

オメガ3の恐怖

実は、オメガ3は生命の根幹である形態形成維持の中心となる白血球の食作用をシャットダウンする

参考文献 [301][302][303][304][305]

したがって

オメガ3を摂取することによって、白血球の従属変数であるリンパ球の機能も落ちる

参考文献 [306]

ここではリンパ球が白血球の変化に応じて変化する変数という意味

白血球の食作用をシャットダウンすると

このオメガ3の食作用廃絶作用によって、排出すべき毒物が体内に蓄積していく

これを

抗炎症作用と呼んでいる

プーファがあらゆる病態の中心にある

4th Step

現代医学でも**プーファ（オメガ3とオメガ6）**が**あらゆる病態の中心にある**ことをようやく認めるようになった

問題は

プーファのうち**オメガ3神話が続いている**こと。一般健康ポップカルチャーでもそれに呼応して、惜しまずオメガ3礼賛をしていること

さて

オメガ3を摂取して症状が改善したという話をよく聞かされるが、この手の体験談は逸話（アネクドート：anecdote）であり、専門家の意見と同じエビデンスはゼロである

「オメガ3を摂取して症状が改善した」という、この**“症状の改善”という錯覚**が、後に大きな問題を引き起こすことになります。次頁から、このあたりの話をわかりやすい例を挙げてお話ししていきます

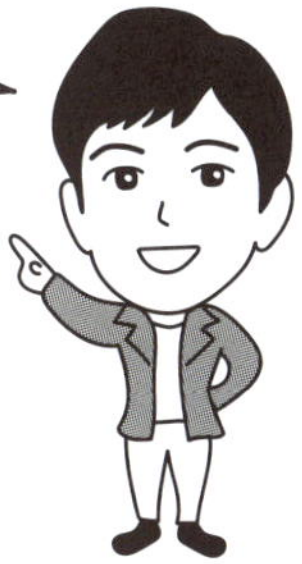

昔は何も知らなかったので、蚊に刺されたときにムヒを塗っていました。ムヒを塗ると、蚊に噛まれて赤く腫れた部位がスーッと引いていきました

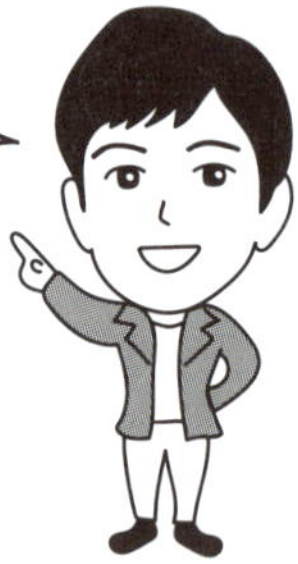

リアルサイエンスを探求してみると

すぐに、あのムヒにステロイド(コルチゾール)が入っていることに気づいた。**ステロイドは蚊に噛まれて赤く腫れた皮膚の炎症を止める**

➡ これを医学用語で**抗炎症作用**という。

➡ これは、**特許の薬を売るために広告会社が考え出したネーミング**にすぎない

実際に

ステロイドは、本来**排出すべき毒の処理**(これが**炎症**と呼ばれる現象)を**ストップ**しただけ

具体的には

皮膚の赤みや腫れは取ってくれるが、蚊の毒は体内に残存したまま。つまり……

炎症を止める ＝ **毒物がそのまま体内に残存する**

ということ

これは

わかりやすく表現すると“臭い物に蓋をする”ということに他ならない。問題の先送りにすぎないが、**蓋をされた不廃物はさらに腐敗が進行してしまう**

この

体内での腐敗の進行あるいは毒性の進行を促すもの
が、現代医学が呼ぶところの 抗炎症作用 物質

使われている用語を変えるところから

一般の人たちをリアルサイエンスから遠ざけるネーミングをやめ、本来の作用を記述する用語に変更しなければ、生命現象はいつまでたっても理解できない。

ステロイドの抗炎症作用＝ 免疫抑制作用 あるいは
免疫不全作用 と呼ぶべき

具体的には

免疫抑制 とは、体内に侵入してきた毒物を排出できない状態。免疫抑制が進行すると 免疫不全 という状態になる。エイズ（AIDS）と呼ばれる病態はその代表

もう少し掘り下げると

免疫抑制 をしてしまうと、炎症だけは治るので、
表面的な症状が改善 する。これを 治った あるいは 病気がよくなった と勘違いしてしまう

しかし

本来は炎症によって排出されるべき毒物が体内に蓄積したままなので、体内は気づくと毒物のゴミだらけになっている（メタボ、自己免疫疾患、神経変性疾患、ガンの特徴）

心身を犯すことになる

この毒性物質を排除できない免疫抑制状態が、炎症を起こす状態よりもさらに進行した心身の不健全状態である（拙著「ハチミツ自然療法の最前線」秀和システム刊）。その中で、形態形成維持の要であるオメガ３の食作用ブロックについても詳述している。

本当に恐ろしい“毒性の高いゴミ”とは？

5th Step

オメガ３の長期摂取によって、風邪（体調不良、易疲労（いひろう））を引きやすくなる

通常よりも疲れやすい状態や体質

このエビデンスに対して

慌てた現代医学は、オメガ３はむしろ白血球の食作用を高めるといいはじめた

これにはカラクリがあって

私たちは、プーファの過酸化脂質に代表される毒性物質によって機能と構造が破壊された細胞の材料をゴミとして認識する。

その中心的役割が白血球であり、その食作用でゴミを回収し、それを分解して排出する。ここまでつつがなく完了してはじめて、形態形成維持の食作用という

▷ 次頁図に続く

ここでひとつ問題が

それは、現代社会で生きる私たちが体内で発生させるゴミは、今までにないやっかいなゴミになっているという事実

もう少し具体的に見てみると

そのやっかいなゴミというのは、白血球が食作用で取り込んだとしても、消化・分解できずに蓄積してしまうほどやっかいなゴミで、やがて白血球自体が死滅してしまうような毒性の高いゴミ。
この毒性の高いゴミは、白血球（そしてその従属するリンパ球も巻き込む）に過剰な炎症を引き起こす

この過剰な炎症を専門用語で“免疫原性：Immunogenicity”という言葉を用いていますが、これも意味不明なまやかしです

正しくは、あらゆる病態をつくる結果となる“炎症”を引き起こすゴミと表現しなければいけません。私はこのような毒性の高いゴミをより実態に沿った言葉を選んで“炎症ゴミ”と呼んでいます

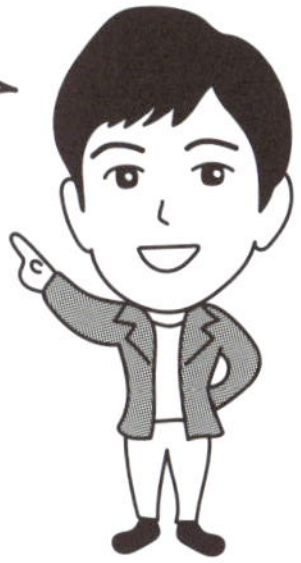

本当に恐ろしい“毒性の高いゴミ”の正体
“炎症ゴミ”を掘り下げてみる

6th Step

オメガ3は容易に酸化されやすいプーファであり、酸化の際にMDAやアクロレインなどの猛毒の過酸化脂質を大量発生させる

炎症ゴミとは？

この毒性の高い炎症ゴミの代表が、これらのオメガ3の過酸化脂質と結合したタンパク質やDNAなどの変性物質

参考文献 [307][308][309][310][311][312]

さて

これらの炎症ゴミは、白血球を過剰に刺激して、いったんは白血球内に取り込まれる。しかし、その炎症ゴミの毒性のために分解することができず、白血球内に蓄積していく。やがて、白血球の過剰興奮による炎症の拡大から、白血球の死滅につながっていく

大きな間違いはここにある

現代医学は、白血球の最初の炎症ゴミの取り込みのフェーズだけを見て、オメガ3は食作用を高めると主張している

重金属やエンドトキシンも同じ結末になる

オメガ3だけでなく、水銀などの重金属、エンドトキシン（内毒素）など、アジュバントとしてワクチンに入れ込まれている猛毒物質も、白血球を過剰に刺激していったんは白血球内に取り込まれる。しかし、オメガ3の過酸化脂質自体が、白血球内でゴミを消化・分解する酵素や物質をブロックするため、炎症ゴミの分解が不可能になる（タンパク質にオメガ3の過酸化脂質が結合して変性させる）

参考文献 [313][314][315][316][317][318]

実際に

フィッシュオイルを投与したヒトの血液では、血液中の食細胞（マクロファージや単球）の食作用が低下することがわかっている

参考文献 [319]

これを「免疫が活性化した」あるいは「白血球の食作用がアップした」とは間違っても言えません。

むしろ、**エイズと呼ばれる病態に代表される"免疫不全状態"を招いている**のです

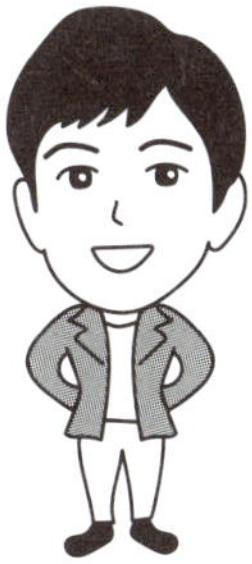

さらには

炎症ゴミが蓄積すると、細胞内の小胞体というタンパク質の維持機能（この小器官がやられると、さらに異常プリオンやアミロイドといった炎症ゴミが蓄積する）を持っている器官にストレス（小胞体ストレス）がかかり、ミトコンドリア障害、活性酸素の過剰発生へと進展する

参考文献 [320]

ちなみに

小胞体ストレスによる異常タンパク質の蓄積は、狂牛病などのプリオン病、アルツハイマー病、パーキンソン病、糖尿病などに代表される疾患の特徴である、あらゆる慢性病で認められる共通因子

忘れてはいけないのが

小胞体ストレスの最大の原因も、オメガ３などのプーファから発生する過酸化脂質

参考文献 [321][322][323][324][325][326]

したがって

取り込んだ炎症ゴミが白血球内に蓄積する一方で、周囲のリンパ球まで動員して炎症が拡大していく（最終的に新型コロナでも有名になったサイトカイン・ストームを引き起こす）。やがて、白血球は泡沫細胞（foam cell）となって死滅していく。動脈硬化の血管の壁を顕微鏡で見ると、この一連の変化の結果が一目瞭然となる。動脈硬化の血管の壁には無数の白血球が泡沫細胞となって死滅した残骸が認められる

参考文献 [327][328][329]

まとめると

これらの白血球は、オメガ3から発生するMDAやアクロレインなどで変性したタンパク質やLDLコレステロールなどの物質を取り込んだあとに、それらを処理できずに死滅したもの

以上から

オメガ3が食作用を高めるというのは、
全体像が見えてない現代のサイエンスの典型的な近視眼的な視点でしかない

本来は

ゴミを取り込んで、そのゴミを分解・処理できてはじめて食作用が完了したことになる

つまり

オメガ3は、このゴミの分解・処理をブロックする

➡私たちがいつまでも炎症ゴミ（毒性物質）を処理することができなくなる

➡やがて、蓄積した炎症ゴミは何らかのストレスがきっかけとなって、"制御不能の炎症"を引き起こす結果に終わる

▷ 次頁図に続く

したがって

オメガ３は、最終的には制御不能の炎症を引き起こすため、抗炎症ではなく免疫抑制＝炎症ゴミの蓄積状態を招く危険な物質であることを再認識しておく

絶対に引っかかってはいけないこと

オメガ３はステロイドと同じく、この免疫抑制を引き起こす代表的な毒性脂質であり、必須脂肪酸というネーミングによる古典的な詐欺に引っかかってはいけない（必須ではないどころか、不必要な毒性脂質）

現代医学や巷の健康ポップカルチャーでは、「オメガ３＝抗炎症」と呪文のように唱えられています

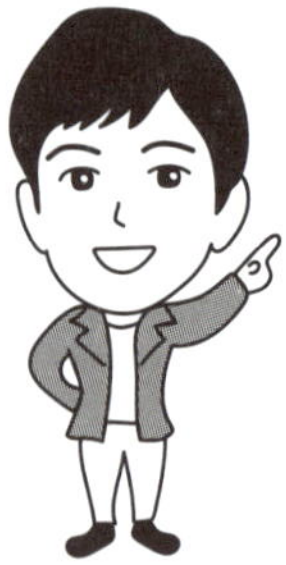

オメガ３の免疫抑制作用、つまり免疫という働きを止めて、毒性物質を排出できなくする悪影響は計り知れません

オメガ３と同じ作用をする新型コロナワクチン 08

新型コロナワクチンも白血球の食作用をブロックする

1st Step

オメガ３と同様に新型コロナワクチンも白血球の食作用をブロックし、免疫抑制（免疫不全）作用を持つ

（拙著「ハチミツ自然療法の最前線」秀和システム刊参照）

新型コロナワクチンを接種して新型コロナに感染

私の知人の中にも、ブースターまで接種した人がいるが、接種後に３回も新型コロナに感染している

ブースター接種：ワクチンの効果を高め、持続させるための追加接種。多くは３回目接種を指す

エビデンスを見てみると

2022年６月にニュー・イングランド・ジャーナル・オブ・メディスン誌に発表された論文で、ファイザーあるいはモデナ（モデルナ）の新型コロナワクチンをフルに接種した人は、未接種者よりも新型コロナ（オミクロン変異型：BA.1 and BA.2 Omicron subvariants）に感染しやすいことが明らかにされた 参考文献 [330]

▷ 次頁図に続く

しかし

新型コロナワクチン接種によって感染率が高まる現象を捉えて、重症化を防いでくれているというナレーションが世間を席巻(せっけん)している

これらの人を調べると、私のブログの過去記事でもお伝えしたように、ウイルス量そのものが非常に多いことが特徴ですが急性の重症化は免れています

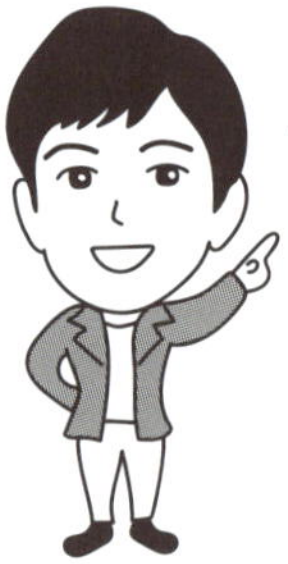

しかし、新型コロナ以外にもインフルエンザなど、ほかの感染症にもかかりやすくなっています。なぜ新型コロナワクチン接種者にこのような現象が起きるのでしょうか？

それは

冒頭でお伝えしたように、新型コロナワクチンに含まれる脂質ナノ粒子や毒性物質は、オメガ 3 と同じく免疫抑制を引き起こすから

▷ 次頁図に続く

では免疫抑制とは何か？

免疫抑制とは、毒性物質が体内に侵入してきたときに、それを炎症などで排除することができずに体内に蓄積する状態

体内に毒が蓄積するとどうなる？

体内に蓄積した毒性物質は、徐々に細胞・組織を変性させて、ガン化させるか個体死を招くことになる（エイズと呼ばれている状態がその代表）。

新型コロナワクチン接種後には、免疫（正確には形態形成維持）が働かないために症状（炎症による）が表面的に出ないだけ

つまり

オメガ 3 や新型コロナワクチンの作用は“臭いものに蓋をしている状態”なので、さらに中で腐敗が進んでいくことは自明の理。この免疫抑制状態は、炎症で症状が出ている状態よりも、実際はさらに重症

世界の事例❶ ポルトガル

全国民の 80%以上の新型コロナワクチンフル接種率を誇るポルトガルでは、2022 年 5 月 24 日～30 日の 1 週間で、新規コロナ感染者 17 万 5,766 名、コロナ関連死亡者 220 名の記録的増加を認めている。同時に入院や集中治療室（ICU）に入る人も急増している

参考文献 [331]

世界の事例❷ イスラエル

国民の数の120%にあたる数の新型コロナワクチンをすでに接種している（赤ちゃんも含めた国民全体の70%以上のフル接種率）イスラエルはどうでしょうか？ **重症のコロナ感染入院患者が2022年6月末の1週間で70%と急増した**

参考文献 [332]

世界の事例❸ カナダ

2022年6月にカナダ当局（Public Health Agency of Canada：PHAC）が発表したデータを解析した秀悦な記事が欧米で話題になった。カナダ当局が出したデータによると、2022年5月1日～6月5日までの新型コロナ感染関連死の9割は新型コロナワクチン接種者であることが明らかになっている。その新型コロナワクチン接種者5人のうち4人はトリプルショット、つまりブースター接種した3回接種者だった。

それよりも目を引いたのが、**新型コロナ関連死亡者における遺伝子ワクチン接種者の割合の推移**。

- 2021年11月13日～12月4日 ――― 42%
- 2021年12月5日～2022年1月15日― 65%
- 2022年1月9日～1月15日 ――― 72%

参考文献 [333]

このように　　　　　ワクチンの大規模な一斉接種

新型コロナワクチンのマス接種が開始されてから、時間を追うごとに、新型コロナ感染関連死亡者数に占めるワクチン接種者の数が着実に増加している

これは　あくまでも新型コロナ感染関連死亡に関してだけの数値。これ以外に、脳内出血、心筋梗塞、腎不全、多臓器不全などの病名で死亡した中に、新型コロナワクチン接種によるもの（直接的にも間接的にも影響をおよぼしている）が隠れている

これらの　公表されているほんの一部のデータを見ただけでも、新型コロナワクチンの免疫抑制（免疫不全）効果が顕著に出ている。

新型コロナワクチンの免疫抑制効果によって、

➡ 当初は感染しても症状が強く出ないが、
エイズのように徐々に体が蝕まれていく

2021 年に世界的に新型コロナワクチンのマス接種が開始され、その 1 年半経過した時点で、重症化や死亡が増えるのは、まさしく新型コロナワクチンがエイズと同じ状態だから。これは、免疫抑制作用によるもの。

新型コロナワクチンが重症化を防ぐのではなく、

➡免疫抑制によって、表面上、当面の症状を消すが、
最重症型をつくる

という重たいエビデンスを証明している

今後は

オメガ 3 や新型コロナワクチンは、風邪を引いても咳や発熱などの不快な症状を表面上消してくれる。ところが、それによって排出できなかった毒が、今度は多臓器不全や死亡という最重症型の形で猛威を振るうようになる強力な毒性物質である。
新型コロナワクチンのマス接種開始後……

➡軽症の新規感染者（ブレイクスルーと呼んでいる）の増加が顕著だった
➡2022 年後半からは重症あるいは死亡が急増するフェーズに移った

拙著「ハチミツ自然療法の最前線」（秀和システム刊）の冒頭に記したように、これから 2、3 年かけてエイズと同じ状態で重症化および死亡する数が増えるトレンドになっていくでしょう

もしまだ理解できないとしたら

この現状をもってしても、新型コロナワクチンを接種すると感染しやすくなるが、重症化を防いでくれると誤解するのは、リアルサイエンスの勉強不足か、あるいは自分の認知的不協和（cognitive dissonance）を解消するためにごまかしているかのどちらか

では認知的不協和とは何か？

人が**自身の認知**とは**別の矛盾する認知**を**抱えた状態で覚える不快感**のこと

つまり

この不快感を解消するために、**矛盾する認知の定義を変更したり、過小評価したりする**（新型コロナワクチンの危険性を過小評価して、効果があると思い込む）ことになる。

これが、**大衆が陥りやすいバイアスのひとつ**

認識の歪みや偏り。偏見、先入観

私たちは、認めたくない不快な事実よりも、快楽・刹那の嘘を選びがちなのです。新型コロナワクチンは、オメガ3と同じ危険な免疫抑制剤だということを認知しましょう

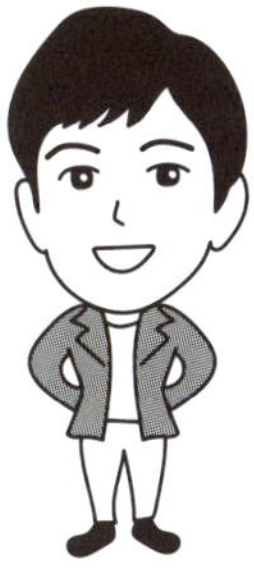

Chapter3

09 糖のエネルギー代謝を止めるオメガ3

生命はエネルギーがあってはじめて成り立つ

1st Step

私たちの生命のフローは、エネルギーと二酸化炭素が源になっている

相互依存というしくみ

私たちの細胞、組織、臓器の構造と機能は、エネルギー依存している。構造が壊れれば機能はなくなるし、機能がなければ構造は維持できない。

この構造と機能の関係を"相互依存"という。その相互依存もエネルギーがあってはじめて成り立つ関係

その源であるエネルギーは糖から生み出される

生命を成り立たせる構造と機能を維持し、さらには向上させるためには、潤沢なエネルギーが必要になってくる。

そして、この私たち生命体の機能と構造を成り立たせるエネルギーは、糖から生み出されるものに限定される。脂肪やタンパク質（アミノ酸）をエネルギー源にすると、長期的に構造・機能が破壊されていく

▷ 次頁図に続く

特に

ガンや自己免疫疾患などの慢性病は、このエネルギー源が糖質から脂肪にスイッチしていることが特徴。これをメタボリック・スイッチと呼ぶ

ということは

私たちの体の構造と機能を維持するためには、糖のエネルギー代謝を高めることが必須になる

この

糖のエネルギー代謝に必須の物質が甲状腺ホルモン

参考文献[334]

理由は

甲状腺機能低下症があらゆる慢性病の中心にあるのも、この糖のエネルギー代謝を低下させることで、構造・機能が破壊されていくから

プーファは

甲状腺ホルモンの作用をブロックすることで、糖のエネルギー代謝を低下させ、メタボリック・スイッチを引き起こす。

プーファの抗甲状腺作用は次の3つに大別される

❶甲状腺ホルモンの合成・分泌をブロック
❷甲状腺ホルモンの血液循環をブロック
❸細胞レベルでの甲状腺ホルモンの作用をブロック

▷ 次頁図に続く

❶甲状腺ホルモンの合成・分泌をブロック

まずプーファは、甲状腺ホルモンの合成に必要な酵素（甲状腺ペルオキシダーゼ：thyroid peroxidase）をブロックする

参考文献 [335]

甲状腺ホルモンは、甲状腺から分泌された不活性型甲状腺ホルモン（T4）が肝臓で活性型甲状腺ホルモン（T3）に変換される必要がある。肝臓での活性型甲状腺ホルモンへの転換（T4→T3）もプーファは阻む

参考文献 [336]

❷甲状腺ホルモンの血液循環をブロック

甲状腺ホルモンは、運搬タンパク質（甲状腺結合グロブリン：thyroxin-binding globulin：TBG）と結合して、血液中を循環している。プーファは、その運搬タンパク質と結合して甲状腺ホルモンの細胞への運搬を阻む

参考文献 [337][338][339][340][341]

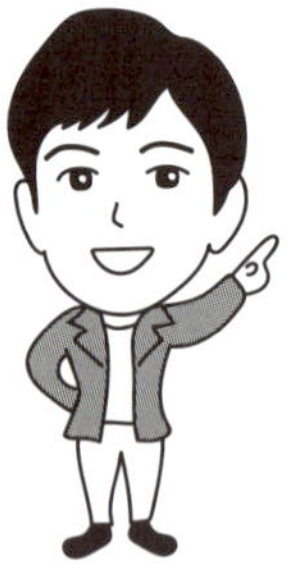

❸細胞レベルでの甲状腺ホルモンの作用をブロック

そして細胞内でも、プーファは甲状腺ホルモンが結合する部位（核内、遺伝子）をブロックして作用を阻みます。その作用は、プーファの中でもとりわけ酸化されやすいオメガ３が強大です。プーファの中でも不飽和結合（二重結合）が多いほど、甲状腺障害が強く出ます。不飽和結合の数は、オメガ６系の植物油脂で２つ、オメガ３系の亜麻仁油などのリノレン酸で３つ、EPAで４つ、そしてDHAでは６つになる。つまり、プーファの中でもEPAやDHAが最も甲状腺障害が強い

参考文献 [342][343]

このようにフィシュオイルに含まれるEPA、DHAは、甲状腺ホルモンを強力にブロックすることで、生命体の機能・構造を成り立たせる“糖のエネルギー代謝”を根本から止めてしまいます

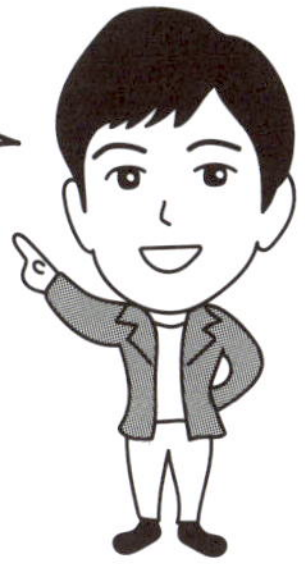

10 毒物のデトックスを止める毒物オメガ3

肝臓では、薬物を含めた毒性物質が代謝される

1st Step

ステロイド、フェノール化合物あるいはビリルビン（赤血球に含まれる黄色い色素）なども肝臓で代謝されて不活性化されますが、そのときに働く重要な酵素がある

その酵素は

UDP-グルクロン酸転移酵素（Uridine diphosphate glucuronosyl-transferase：UGT）と呼ばれる酵素。この酵素は、毒物にグルクロン酸を結合させて水溶性にすることで、胆汁や尿などから毒物の排出を促す作用を持っている

UDP-グルクロン酸転移酵素が働かない場合

新生児でこの酵素が働かない場合は、ビリルビンが脳に沈着して重篤な脳障害を引き起こす

参考文献 [344][345][346][347]

EPA や DHA

プーファはこの酵素をブロックするが、特に EPA や DHA は強いブロック作用を持っている 参考文献 [348]

DHAの抑制効果が数倍強い

天然のステロイドホルモンの代表であるエストロゲンのデトックス効果を調べた研究では、オレイン酸（一価不飽和脂肪酸）、リノール酸（オメガ6系植物油脂）よりも、DHAのUDP-グルクロン酸転移酵素（UGT）抑制効果が数倍強いことが報告されている

参考文献 [349]

腎臓でも

腎臓も肝臓と同じ代表的な毒性物質のデトックス器官。この腎臓でのUDP-グルクロン酸転移酵素（UGT）もアラキドン酸やEPAなどのより酸化されやすい（不飽和結合が多い）プーファほど、その作用抑制効果が増大する

参考文献 [350]

したがって

フィッシュオイルのサプリやDHA入りの加工食品を摂取すると、毒性物質の排出がブロックされることになる。これは生命体の新陳代謝というフローを止める一大事です。ちなみに、**逆にこのデトックス酵素を活性するのは、やはり糖質**である

ブドウ糖について

ブドウ糖は容量依存的（投与量が増えるほど、効果が高まる）にデトックス酵素を活性化する

参考文献 [351]

11 あらゆる慢性病の原因であるメタボリック・スイッチ

メタボリック・スイッチとは何か？

1st Step

メタボリック・スイッチ（metabolic switch）
＝ 燃料の材料を糖から脂肪にスイッチする

（拙著「慢性病の原因は「メタボリック・スイッチ」にあった！」秀和システム刊参照）

ガンの原因はメタボリック・スイッチ

2022 年になって、ようやく ガンの本当の原因 が、脂肪を燃焼する メタボリック・スイッチ にあるとする研究論文が散見されるようになった

さて

食事全体の 21% がプーファ（そのうちオメガ 3 は 8.5%）という 高プーファ食 にトライした臨床実験の結果が、2017 年に報告されている。この臨床試験の結果、糖質の燃焼量は低下する一方で、脂肪の燃焼量が増加する ことがわかった

参考文献 [352]

ここで少し知っておきたい指標

エネルギーおよびCO_2産生の効率の指標

$$\text{呼吸商} = \frac{\text{排出された二酸化炭素モル数}}{\text{吸引した酸素モル数}}$$

respiratory quotient：RQ

この指標はどう見るか？

呼吸商の値が1に近いほど燃焼効率がよく、酸素消費も少なくてすむ。

➡ 糖を完全燃焼した場合の呼吸商の値は1.0
➡ 脂肪を燃焼した場合の呼吸商の値は0.7

つまり

糖から脂肪へメタボリック・スイッチすると、燃焼効率が低下することがわかる

実際に前述した高プーファ食の臨床試験でも、呼吸商を算出すると低下していることが明らかになっている

EPAやDHAの場合

リノール酸やDHAを投与すると、過半数が燃焼される。これは**脂肪の燃焼（メタボリック・スイッチ）が盛んになる**ということ。

➡ 細胞実験において、EPA、DHAの投与は、すでに投与している脂肪の燃焼をも促進させることが明らかになっている

参考文献 [353]

EPAやDHAの場合

EPA、DHAは、私たちの体内の脂肪組織を分解する酵素（cAMP-dependent protein kinase A、hormone-sensitive lipase：HSLおよびperilipin）を誘導することで、脂肪を分解（リポリシス：lipolysis）する

参考文献 [354][355][356][357][358]

そして

その脂肪から放出されたプーファを主体とした脂肪の燃焼のスイッチを押す

ラットの実験でも明確

ラットにフィッシュオイルを与えると、ラットの脂肪組織から脂肪（遊離脂肪酸、プーファが主体）が血液中に放出されて、その脂肪が燃焼されることが明らかになっている

参考文献 [359]

さらに

フィッシュオイルを投与されたラットの脂肪組織、筋肉、肝臓で脂肪の燃焼、つまりメタボリック・スイッチの促進が確認されている

参考文献 [360][361]

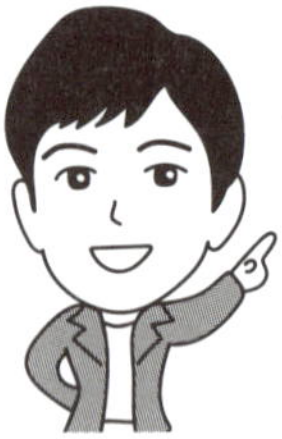

オメガ3は、メタボリック・スイッチを引き起こして、あらゆる慢性病を引き起こすのです。オメガ3が最強の毒性物質であることは論を俟ちません

Chapter4

コレステロールからオメガ3神話を読み解く

Part1

オメガ3神話の崩壊

01 悪玉コレステロールこそ善玉コレステロール

コレステロール神話に騙されるな

1st Step

現代医学のプーファ詐欺の前に準備されていたものがコレステロール神話

では

このウソ情報を現代医学に定着させることで、誰が濡れ手に粟で膨大な利益をあげるのか？

このあたりを意識して読み進めるのも大切

いまだに

オメガ３礼賛と同じく、悪玉コレステロール説という噂話（エビデンスなしの偽情報）の提灯持ち論文ばかりが掲載されている

そのウソの情報・噂話・デマとは？

現代医学とそれに追随する一般健康ポップカルチャーが持ち出したデマは、次のような二元論

disinformation

❶ LDL コレステロールは悪玉
❷ HDL コレステロールは善玉

人類史の支配者たちの得意とするヘーゲルの弁証法

さて

私たちの体は……

○ 構造がしっかりと安定＋機能が発揮される
➡ 形態形成維持システムがつつがなく回る

✕ 構造が壊れる ➡ 機能はなくなる

またその逆も真で……

✕ 機能がなくなる ➡ 構造をキープできない

この構造・機能の両輪が回ることが生命の基本。

そして前述したように、この両輪を回すのが……

糖のエネルギー代謝

ちなみに

悪玉 と糾弾されている LDL コレステロール は、構造 を安定化させるのに必須の物質。細胞の構造、さらには染色体の構造など、基本的な骨格をつくっている。

➡ LDL コレステロールが欠乏すると、構造が維持できないため、機能にも悪影響をおよぼす

さらに

実際に コレステロール（LDLコレステロール）が低値 になると、染色体異常が出る

参考文献 [362][363]

▷ 次頁に続く

ダウン症候群の染色体異常の原因は？

ダウン症候群には染色体異常がある。現代医学ではこれらの 染色体異常や遺伝子変異に対して、よく"先天性(congenital)"という言葉をあてはめるが、それは大間違い。現代医学が先天性(congenital)や染色体あるいは遺伝子異常としているものは、環境中の毒物がもたらした後天性(acquired)のもので、毒性物質による染色体などの構造の破壊によって、機能が低下するのが原因。あるいは、毒性物質による機能の低下が、染色体などの構造の異常をもたらしている

さて

2012～2015 年にかけて、マウスにおいて肝臓のコレステロール合成をブロックした研究では、マウスは死亡した(肝臓だけでもコレステロール合成できないと死亡する)

参考文献[364]

さらに

受精卵で LDL コレステロールを欠乏させると、胚細胞になって胎児になることができなかった

参考文献[365]

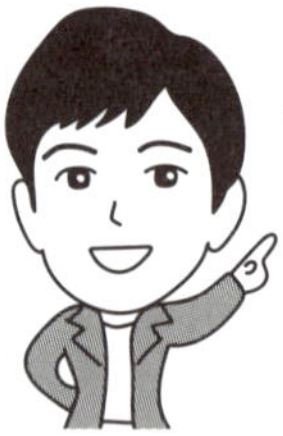

上記の2つは、たかがマウスの実験となめてはいけません。では、ヒトの場合どうでしょうか。次頁から見ていきます

では

ヒトの臨床研究においても、コレステロール値を下げると、ガン、心臓血管疾患、脳卒中、自殺死、自傷行為、暴力、不妊、感染症、あらゆる原因での死亡率が増えるという相関関係が明らかになっている

参考文献 [366][367][368][369][370][371][372][373][374]

また

出生児のころからコレステロールを合成できないスミス・レムリ・オピッツ症候群：Smith-Lemli-Opitz Syndromeという病態がある。成長障害、小頭症、知的障害、視力障害（網膜変性）、特徴的顔貌（狭額症、内眼角贅皮、眼瞼下垂、上向きの鼻、小さい鼻、耳介低位など）、口蓋裂、先天性心疾患、喉頭・気道の奇形や換気障害をはじめとする呼吸器症状、腎奇形（水腎症、片腎、尿細管異常など）などの多臓器にわたる臓器障害が起こる。したがって、臓器障害が大きいほど生命予後は悪い（早期に死亡する）ことが知られている

参考文献 [375][376]

これだけでも、いかにコレステロールが私たち生命体にとって必須の物質かがわかるはずです

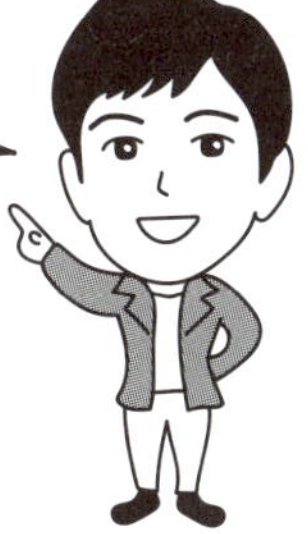

特に

私たちの脳は、その機能・構造を維持するために大量のコレステロールが必要。体重の 2.5%しかない脳が、全体の 25%のコレステロールを占めている

参考文献 [377]

実は

ヒトの脳は、ほかの哺乳類の 10 倍ものコレステロール量を維持している

参考文献 [378]

この

脳の豊富なコレステロールも、ストレスにさらされるとプーファが結合して、フリーのコレステロールが減少する

参考文献 [379]

コレステロールが減少すると

総コレステロール値(LDL＋HDL)が 200mg/dl 以下になると、50 歳を超えると有意に認知症になりやすくなる。

参考文献 [380]

また若年者でも総コレステロール値が 180mg/dl 以下になると、暴力行為あるいは暴力による死亡が増加する

参考文献 [381]

もっと怖いのは

50 歳を超えると、低コレステロールは認知症だけでなく、あらゆる慢性病の死亡リスクと関連してくる

参考文献 [382]

ちなみに

総コレステロール値が 270mg/dl 前後 が 最も長寿

コレステロールが減少すると

1994 年に入院中の患者を対象に コレステロール値と死亡の関連 を調べた研究が報告されている。

・コレステロール値が 100mg/dl 以下の人
➡ 平均値の人と比較して約 10 倍の死亡率だった

・入院患者のコレステロール値が 45mg/dl の場合
➡ 生存者なし

参考文献 [383]

逆に、こんなことも

回虫（線虫）にコレステロールを産生する遺伝子を組み込むと 寿命が131%延長（人間でいうと175 歳！）することがわかっている

参考文献 [384]

また、放射線や熱ダメージの耐性もアップします

ヒトでも遺伝子操作（gene editing）を施して、コレステロール合成を廃絶すれば、マウスと同じく死亡するのは間違いありません。細胞の構造を安定させる LDL コレステロールの重要性を再確認しておきましょう

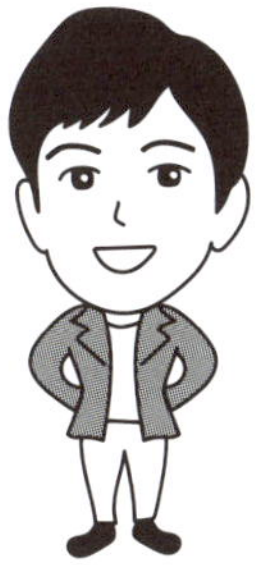

02 悪玉コレステロールが生命にとって必須の理由

LDLコレステロールは何をする物質か？

1st Step

悪玉コレステロールと汚名を着せられているLDLコレステロールは、細胞や組織の構造の安定化に必須の物質

特に

脳神経系では、LDLコレステロールの需要がほかの組織よりも高いので、LDLコレステロールが低下すると脳の構造および機能も低下する

参考文献[385][386]

また

LDLコレステロールは、ホルモンの産生・分泌にも重要な働きをしている

たとえば糖尿病では

LDLコレステロールを低下させるスタチン製剤は、糖尿病のリスクを高めることが知られているが、これはLDLコレステロールの低下によってインシュリンの分泌が低下するから

参考文献[387]

LDLコレステロールは

LDLコレステロールは感染症なる病態から体を保護するように働く 参考文献[388]

これは

LDLコレステロールからビタミンD、プロゲステロン（次頁）などの体を守る物質がつくられるから

新型コロナでは

新型コロナなる病態でもLDLコレステロールが低値になっていることが指摘されている 参考文献[389]

結果的に

ビタミンDの血液濃度が低下すると新型コロナなる病態が重症化するというエビデンスがある 参考文献[390]

つまり

悪玉コレステロール（LDLコルステロール）を退治すると、感染症なる病態に罹（かか）りやすくなる

さらに、LDLコレステロールは、ビタミンDよりも重要なホルモンの原材料となります

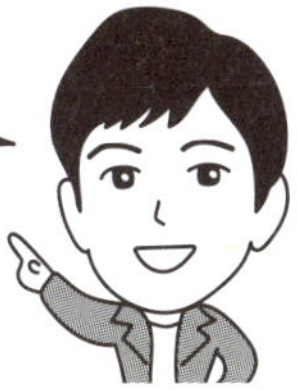

そのホルモンが

私が 保護ホルモン と呼んでいる、私たちをストレスから守る 抗ストレスホルモン 。
保護ホルモンの代表が、プロゲステロン、プレグレノロン、DHEA、テストステロン

そして

これらのホルモン は、エネルギー産生所である ミトコンドリアを活性化 して、糖のエネルギー代謝を高めて炎症を抑える作用を持っている

参考文献 [391][392][393][394][395][396][397][398]

さらに

プロゲステロンやDHEA は、糖のエネルギー代謝の要になる 甲状腺ホルモンの分泌を高める作用もある

参考文献 [399][400][401]

その一方で

甲状腺ホルモン は、ミトコンドリア での プロゲステロンやテストステロンなどの保護ホルモンの合成・分泌を高める

参考文献 [402][403][404]

このように

保護ホルモン と 甲状腺ホルモン の両者を高めあう関係を 正のフィードバック と呼ぶ

また

LDL コレステロールが、ヘビ毒やエンドトキシンのような毒性物質に効果があるのは、これらの保護ホルモンの原材料となるから（LDL コレステロールそのものも抗ストレス作用がある）

そのほか

LDL コレステロールは、脂溶性ビタミンの吸収や毒性物質のデトックスとしても重要な胆汁の原材料になる

そして

胆汁酸は、甲状腺ホルモンを活性化する

参考文献 [405]

このように私たち生命体にとって LDL コレステロールは必須の物質です

プーファを摂取しても、すぐに燃焼・分解してコレステロール合成にリサイクルするのは当然の流れです

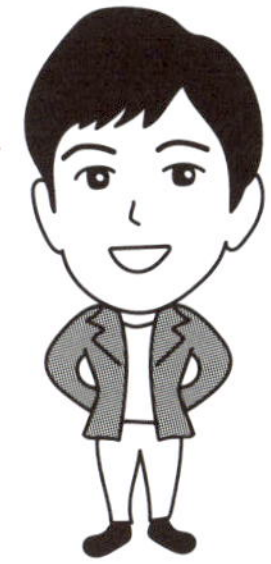

03 オメガ3の濡れ衣を着せられた悪玉コレステロール

悪玉コレステロールと汚名を着せられている LDL コレステロール

1st Step

LDL コレステロール は、細胞や組織の構造の安定化やさまざまなストレスから私たちを守る 必須の物質

なのに

現代医学はこのエビデンスを無視して、どのように LDL コレステロール悪玉説をつくりあげたのでしょうか？

それは

現代医学の持ち出した奇妙な仮説は、LDL コレステロール動脈硬化説 なる奇妙なナレーションだった

きっかけは

心筋梗塞、脳卒中の原因 ➡ 動脈硬化

その硬化した動脈の壁を顕微鏡で覗くと、なんと変わり果てた LDL コレステロールが大量に沈着していた。

このLDL コレステロールが動脈硬化の原因だ！ となり、私たちは先ほど出てきたスタチンなどの コレステロール降下剤の集中砲撃 を浴びることになった

ところが

詳細にその動脈硬化巣(そう)に沈着しているLDLコレステロールを調べると、すべてプーファが結合したエステル化コレステロールだった（ちなみに、プーファはHDLコレステロール（善玉コレステロール）にも結合して炎症ゴミに変性させる）

大切なポイント

コレステロールには、毒性物質をデトックスする作用がある。LDLコレステロールも現代人のように血液や組織に大量にプーファがあった場合、この毒性プーファを連行して、私たちの細胞・組織を破壊しないように結合する

ここに落とし穴が

EPAやDHAなどは極めて酸化しやすいので、LDLコレステロールに結合したEPAやDHAからMDAといった発ガン性のある過酸化脂質（アルデヒド）が発生する。この過酸化脂質で変性したLDLコレステロールは、炎症ゴミとして判断され白血球に貪食(どんしょく)される（形態形成維持）

しかし

前述したように、過酸化脂質自体が白血球の消化・分解を阻むため、今度は白血球が変性し、死滅する

▷ 次頁に続く

つまり

動脈硬化層を顕微鏡で覗くと、この変性した LDL コレステロールを貪食して死亡した大量の白血球の残骸（泡沫細胞：foam cells と呼ばれる）が認められる

参考文献 [406][407][408]

これは

純粋な LDL コレステロール（フリーコレステロールと呼ぶ）が沈着したものではない。あくまでも LDL コレステロールにリノレン酸、DHA、EPA やアラキドン酸が結合して変性した ALEs

ALEs：終末脂質過酸化産物（脂質由来のゴミ）

では

糖のエネルギー代謝が高い人が動脈硬化にならないのはなぜか？

➡ LDL コレステロールに結合する EPA や DHA がほとんどないから（プーファの結合していないフリーの LDLコレステロールしかない）

注意！

プーファでも、特に酸化されやすいオメガ 3 は、この変性コレステロール（コレステロール＋プーファ）の形成を促進する

参考文献 [409]

まとめると

変性したLDLコレステロールが、
➡ 過剰な炎症を引き起こすゴミ(ALEs)となる
➡ 動脈の炎症 ➡ 線維化を引き起こす
この動脈の線維化が動脈硬化と呼ばれている

参考文献 [410]

ようやく

一部の研究者が、このプーファが結合して酸化した変性LDLコレステロール(ALEs化)こそが、動脈硬化の原因か指標になることを認めはじめている

参考文献 [411][412]

変性LDLコレステロールのサイズも問題

この変性LDLコレステロールでもサイズの小さいもののほうが動脈硬化になるリスクが高いことがわかっている

参考文献 [413]

糖尿病でも

糖尿病の人も、変性LDLコレステロールのサイズが小さいことが報告されている

参考文献 [414]

インシュリン抵抗性も

インシュリン抵抗性も変性LDLコレステロールのサイズが小さくなるほどシビアになる

参考文献 [415]

▷ 次頁に続く

サイズが小さいほど悪さする理由

これは、同じ体積であればサイズの小さい変性 LDL コレステロールがたくさんあるほど、その 表面積が大きくなることで酸素と反応しやすくなり、結合しているブーファから過酸化脂質を発生しやすくなる から

参考文献 [416][417]

さらに

小さいサイズの変性 LDLコレステロールほど、血管壁に沈着しやすい ことも指摘されている

参考文献 [418]

また

エストロゲン（ストレスホルモン）が、心筋梗塞などの動脈硬化の原因物質 になっていることが昔から知られている

参考文献 [419][420][421][422][423]

それは

エストロゲン が LDL コレステロールのサイズを小さくする 作用があるから

参考文献 [424][425][426][427]

ちなみに

バターやココナッツオイル に含まれている飽和脂肪酸は、LDLコレステロールのサイズを大きくする

参考文献 [428]

LDL コレステロールそのものは、単独で動脈硬化の原因にならないばかりか、むしろ動脈硬化を修復しようとして動員される抗ストレス物質なのです

つまり、現代医学は動脈硬化の真の原因であるプーファの濡れ衣を LDL コレステロールに着せて、せっせとコレステロール降下剤（ファイザー製のスタチン製剤がその代表）の集中砲弾を浴びせているのです

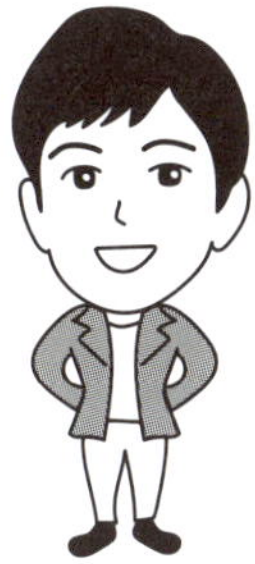

04 終末糖化産物（AGEs）の真実

AGEs（終末糖化産物）とは？

1st Step

甘いものが体を老化させる原因？？？

実際に

一般の健康情報ではこんな風にいわれる。

➡ 糖（甘いもの）とタンパク質がくっつき、AGEsが生まれる

➡ AGEsが体をサビつかせ、老化を早める

➡ つまり 甘いものを控えれば健康になる と誘導されている

AGEsは糖からだけつくられるのか？

AGEsがどこから生まれるのかを正確に理解するために、CML（カルボキシメチルリジン）という物質が重要

➡ これはAGEsの代表的な指標

➡ 驚くべきことに 糖だけではなく脂質（油）の酸化からもつくられる

エビデンスを見てみると

アラキドン酸(脂質:PUFA)とブドウ糖を比較したところ、実験開始 6 日後には脂質(アラキドン酸)からの AGEs 産生量は糖の約 25 倍にもなった

参考文献 [429]

つまり

終末糖化産物(AGEs)の主な原因は、実は糖ではなく、脂質(プーファ:多価不飽和脂肪酸)である

さらに

AGEs よりも深刻な問題を引き起こす ALEs(終末脂質過酸化産物)とは何か?

➡ 油が酸化(腐ること)して時間が経つと、体の中でタンパク質とくっついて ALEs が生まれる

➡ ALEs は体をサビつかせ、病気や老化の原因になる厄介者

なぜ脂質(PUFA)が問題なのか?

3rd Step

酸化しやすい油、たとえば植物油やフィッシュオイルに含まれるプーファが問題の中心

▷ 次頁に続く

これが

体内で酸化すると、次のような悪循環が起こる

❶プーファが酸化 → メチルグリオキサール（MGO）という物質ができる

❷MGO はすぐに ALEs を大量につくり出す（同時にゆっくりと AGEs も産生）

❸ALEs が病気や体の老化を進めてしまう（「奇跡のハチミツ自然療法：ホリスティックライブラリー出版刊」にエビデンスを掲載）

まとめ

多くの人が **糖＝AGEs＝老化** と信じているが、老化や病気の本当の原因は **酸化しやすい油**

❶AGEs の主な原因は脂質（プーファ）

❷ALEs こそが体をサビつかせ、病気や老化を引き起こしている

❸糖が悪いわけではなく、プーファを避けることが重要

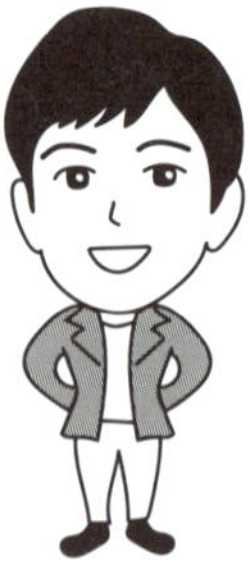

私たちが今できることは次の 3 つです。

❶ PUFA（植物油・フィッシュオイル）を控える

❷油は酸化しないもの（飽和脂肪酸）を選び、揚げ物や酸化した油を避ける

❸健康の常識を疑い、科学的な事実を知る

“糖化”は誤解を招く表現 05

糖化ではなく“脂質過酸化”こそが真犯人

1st Step

糖化という言葉を聞くと、多くの人は
糖が悪さをして体を劣化させるとイメージする

しかし

それは大きな誤解。実は、“犯人”は糖ではなく、
酸化しやすい油(プーファ:多価不飽和脂肪酸)。
糖化ではなく脂質過酸化こそが真犯人

動脈硬化を例に考えてみる

動脈硬化の真の原因は、動脈壁のタンパク質やレスキュー部隊のLDLコレステロールが過酸化脂質と結合して変性することにある。
過酸化脂質は、酸化しやすいプーファが原因で発生する発ガン物質であり、アクロレインやマロンアルデヒドがその代表例

ここで気にしてほしいのがLDLコレステロール

LDLコレステロールは、体内で炎症が起きると、修復のために動員される。ところが現代医学や健康常識では、悪玉コレステロールと罵倒されている

しかし、驚くべき事実が LDLコレステロール は、
抗ストレス物質に変換され、炎症を鎮める 働きがある
ビタミンD やプロゲステロンなど

となると LDL コレステロールが炎症を鎮めるなら、
動脈硬化の真の火種は何か？

➡ まず、問題は現代人の食生活にプーファが過剰に含まれていること
➡ このプーファが LDL コレステロールにくっつくと、簡単に酸化して過酸化脂質が形成される

➡ 過酸化脂質は、炎症を引き起こす動脈硬化の火種（ALEs）となる
➡ LDL コレステロール＝脂質タンパク質→過酸化脂質と結合して ALEs 化する

この現象を 火事の現場に例えてみる

❶ 放火魔 プーファ（過酸化脂質）
❷ 火　事 動脈硬化
❸ 消防隊 LDL コレステロール

➡ 本当の放火魔（プーファ）はすでに姿を消している（過酸化脂質に変身）にもかかわらず
➡ 現代医学は、火事の現場に駆けつけた消防隊（LDL コレステロール）を見て、「こいつが放火犯だ！」と決めつけている
➡ なぜならいつも火事の現場には消防隊がいる（動脈硬化の現場には LDLコレステロールが存在）

AGEs（終末糖化産物）とALEs（終末脂質過酸化産物）の誤解

2nd Step

動脈硬化の現場には ALE sが形成される過程で結果的にAGEsも少し混在してできる

しかし これもまた脂質過酸化反応の付随現象、つまり結果にすぎない。

➡ 火事の現場に集まった野次馬（AGEs）を見て、現代医学や一般健康ポップカルチャーは「こいつが放火犯だ！」と誤解してしまっている

➡ 真の犯人はALEs

まとめ 糖化や糖は悪という考え方は、原因と結果を履き違えたナンセンスな主張。

➡ たとえば、糖尿病はプーファ過剰が原因で、血液中の糖が細胞で利用できない病態

➡ そのため、結果的に高血糖になる

➡ ここでも真犯人はプーファだが、結果の高血糖だけに注目して、"糖が悪い"という主張に終始している（高血糖は消防隊と同じ結果にすぎない）

➡ 本当に目を向けるべきは、私たちの食生活に潜む"PUFA過剰"

➡ 私たちの病態で起きていることは糖化ではなく、むしろ"脂質過酸化"。したがって、AGEs およびALEs の両方をまとめて、"終末脂質過酸化産物（ALEs）"と呼称するのが実態にあっている

06 プーファの結合をブロックすると慢性病は治る

コレステロールとプーファを結合させる酵素の存在

1st Step

LDLコレステロールやHDLコレステロールにプーファの結合を触媒する酵素がある

化学反応において、反応物よりも少量で、それ自身は変化しないで化学反応を促進する物質

その酵素は

アシルCoAコレステロールアシルトランスフェレース(Acyl-Coenzyme A：cholesterol acyltransferase：ACAT)。この酵素が活性化すると……

- ➡ フリー(遊離)コレステロールにプーファが結合
- ➡ 炎症ゴミ(ALEs)が形成される
- ➡ 動脈硬化だけでなく、ガン、アルツハイマー病などのあらゆる慢性病が発生する

プーファ自体が、この酵素を活性化する

植物油脂(オメガ6系)は、飽和脂肪酸(ココナッツオイル)と比較して75%もこの酵素を活性化してコレステロールエステル(コレステロール+遊離脂肪酸)をつくる

参考文献 [430]

さらに

オメガ3

フィッシュオイル（ニシン油）は、飽和脂肪酸（ココアバター）と比較して117％もこの酵素の活性を高めることが報告されている

参考文献 [431]

実は

放射線もアシル CoA コレステロールアシルトランスフェレースを活性化して、フリーのコレステロールへのプーファの結合を促進する

参考文献 [432]

そのほか

ストレスホルモンであるコルチゾール、そして人工新型コロナウイルスのスパイクタンパク質によって増加するアンジオテンシンⅡという酵素もアシル CoA コレステロールアシルトランスフェレースを活性化して動脈硬化を促進する

参考文献 [433][434]

具体的には

新型コロナウイルスに対する新型コロナワクチンの副作用に心筋梗塞や脳内出血などの急性血管障害があるが、新型コロナワクチン接種によってアンジオテンシンⅡが上昇すると、アシル CoA コレステロールアシルトランスフェレースが活性化されて長期的にも動脈硬化へと進行する

さらに

このアシル CoA コレステロールアシルトランスフェレースが動脈硬化だけでなく、**ガンなどのあらゆる慢性病の発生・進行に関与している**のは、動物実験や細胞実験では、この酵素をブロックする治療の有効性が認められているから

エビデンス的には

糖尿病、肥満、ガン、アルツハイマー病やウイルス感染なる病態などでは、**この酵素をブロックする治療が効果を示している**

参考文献 [435][436][437][438][439][440][441][442][443][444]

しかし

アシル CoA コレステロールアシルトランスフェレースをブロックする作用を持つ特許の医薬品は**副作用が伴う**ために、**ヒトの臨床試験では、これまで芳(かんば)しい成果が出ていない**

参考文献 [445]

そこで

副作用の伴う医薬品よりも、**保護ホルモンのプロゲステロン**がアシル CoA コレステロールアシルトランスフェレースをブロックしてくれる

参考文献 [446][447][448]

プロゲステロンは、糖のエネルギー代謝の要になる甲状腺ホルモンの分泌を高める作用があるとお話ししました（Chapter4-02）。
正のフィードバック（Chapter4-02）で、プロゲステロンも糖のエネルギー代謝が高まることで、産生がアップします

つまり、糖のエネルギー代謝を高めることで、アシルCoAコレステロールアシルトランスフェレースの活性を抑えて、プーファ結合コレステロール（炎症ゴミ、ALEs）による炎症を低下させることが可能になります

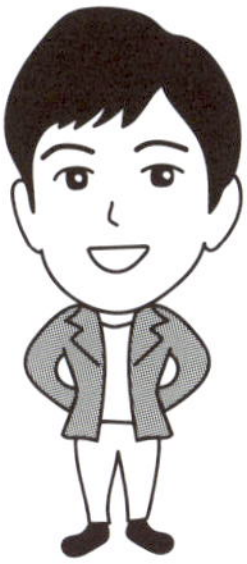

07 なぜ善玉コレステロール(HDL)は賞賛されるのか？

HDL コレステロールは何をするのか？

1st Step

現代医学や一般健康ポップカルチャーからは、HDL コレステロールは善玉コレステロールとして賞賛されている

再確認しておくと

LDLコレステロールは……

- ➡ 肝臓から
- ➡ 皮膚、脳、卵巣、精巣、副腎などの全身のステロイド合成が必要な器官に送られるコレステロール
- ➡ 全身のコレステロールが必要な組織に供給している

HDLコレステロールは……

- ➡ 全身から肝臓へ戻ってくるコレステロール

では

このHDLコレステロールの動線からわかるHDLコレステロールの主作用は何でしょうか？

- ➡ HDL コレステロールは、体内の毒性物質を吸着してデトックス器官である肝臓に運ぶこと

具体的には

体内に毒性物質が多くなるほど、HDLコレステロールの必要性が高まる。つまり、**体内に毒性物質が多くなるほど、HDLコレステロール濃度が高くなる**。これは過去の実験からも証明されている

代表的な毒性物質

HDLコレステロール濃度が高くなる物質の代表的なものを列挙すると……

塩素系農薬、殺虫剤(DDT など)、塩素系抗うつ薬(clomipramine：三環系抗うつ剤)、クロロフォルム、フッ素、フッ素系医薬品(エスシタロプラム：Escitalopram：SSRI)、免疫抑制剤(シクロスポリン、タクロリムス)、抗ウイルス剤、ハチ毒(ホスホリパーゼA2)、アルコール、エストロゲン、プーファ(特にオメガ3)

などがある

参考文献 [449][450][451][452][453][454][455][456][457][458][459][460][461][462][463][464][465][466][467]

どうでしょうか？
まさにHDLコレステロール濃度を高めるのは毒性物質のオンパレードです

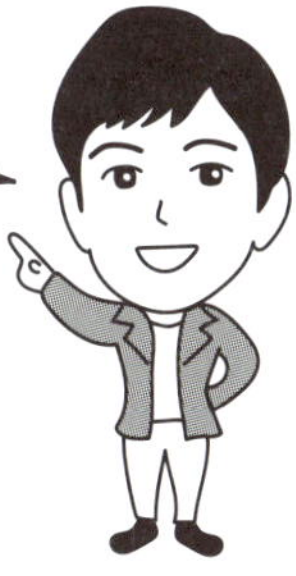

ところで

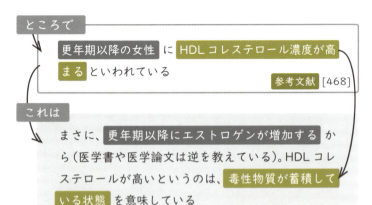

更年期以降の女性 に HDL コレステロール濃度が高まる といわれている

参考文献 [468]

これは

まさに、更年期以降にエストロゲンが増加する から（医学書や医学論文は逆を教えている）。HDL コレステロールが高いというのは、毒性物質が蓄積している状態 を意味している

毒性物質だけではなくストレスも影響する

2nd Step

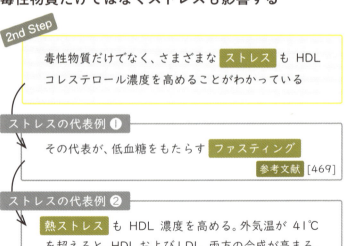

毒性物質だけでなく、さまざまな ストレス も HDL コレステロール濃度を高めることがわかっている

ストレスの代表例 ❶

その代表が、低血糖をもたらす ファスティング

参考文献 [469]

ストレスの代表例 ❷

熱ストレス も HDL 濃度を高める。外気温が 41℃を超えると、HDL および LDL、両方の合成が高まる。さらに、それより高い温度のサウナでは、30 分および 45 分間で総コレステロールおよび LDLコレステロールが低下する一方で、HDL コレステロールが上昇する

参考文献 [470][471]

ストレスの代表例 ③

ファスティングと同じく低血糖をもたらす**長時間の有酸素運動**も危険。エアロビ、サイクリング、ジョギング、スイミングそしてヨガでも長時間行うと、HDLコレステロールが上昇してくる

参考文献 [472][473]

ストレスの代表例 ④

精神的ストレスもHDLコレステロールを上昇させる

参考文献 [474][475]

ストレスの代表例 ⑤

私たちが日常的に使用する**家電製品で発生している超低周波電磁波**(extremely low frequency：ELF、electromagnetic fields：EMF(1 Hz～300 Hz)も**同じ毒性を持つ**

エビデンスを見てみると

超低周波電磁波(60 Hz)に2時間暴露すると、**HDLコレステロールが上昇する**だけでなく、**遊離脂肪酸(リポリシス)増加、総コレステロール低下、プーファの過酸化脂質(MDA)の上昇**が認められている

参考文献 [476]

このように目に見えないストレスも毒性物質と等価であることをHDLコレステロールが教えてくれています

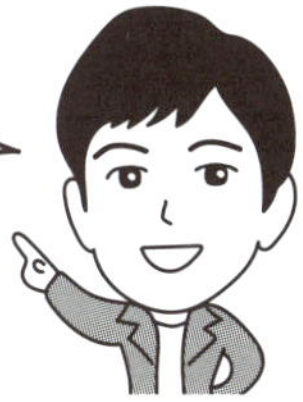

絶対に騙されてはいけないこと

現代医学やマスコミが喧伝するように
善玉コレステロールを増やしましょう！ ×

これが間違いの理由

オメガ 3 やエストロゲン、電磁波といった権力者層が私たちに投下した毒性物質の悪影響（毒性物質はおしなべて HDL コレステロールを高める）知らしめないためのプロパガンダ。つまり……

➡ GMO（遺伝子組換え作物）の植物油脂とフィッシュオイルを守るオメガ 3 神話を維持するために、善玉コレステロールが増えることを称賛しないとつじつまがあわなくなる

結論はどうなる？

善玉コレステロール（HDL コレステロール）の濃度が高いことは、私たちが毒性物質や過剰なストレスに暴露していることを意味している。
つまり毒性物質あるいは過剰なストレスがあるという“結果（状態）”を示しているにすぎない

みなさんも、血液検査で HDL コレステロールの値が高ければ、それは「現在ストレスにさらされている」と解釈するのが正解です

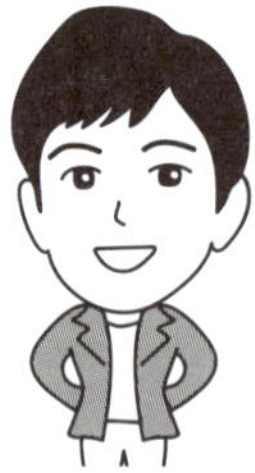

善玉コレステロールと動脈硬化

08

動脈硬化は、HDL コレステロールが原因ではない

1st Step

現代医学は、心筋梗塞などの心臓血管疾患（動脈硬化）では、HDL コレステロールが低いことが原因としている ×

大衆はいつもこの手法で騙される！

いつものように原因と結果を取り間違えている

- ➡ 権力者が支配している製薬会社は、
- ➡ 私たちを自分たちの都合のよい方向へ誘導する古典的手法を頻繁に用いる

大衆洗脳・誘導法

- ➡ 彼らが自前で問題を創作して
- ➡ 私たちをパニック状態に陥れる
- ➡ その問題を解決するために、
- ➡ 通常の状態では私たちが受け入れないような解決法（法律など）を提案して受け入れやすくする

エビデンスを見てみると

問題ー反応ー解決（problem-reaction-solution：PRS）は、大衆を誤誘導するのに有効であることが明らかになっている（social enginerring）

参考文献 [477]

大衆はいつもこの手法で騙される！

新型コロナのパンデミックのときも、ロックダウン、マスク着用、PCR 検査や新型コロナワクチンが“緊急事態”の名の下で認可・強制された

➡ これらは何のエビデンスもないので、通常では認められるものではない
➡ 製薬会社は、この手法をコレステロールにも適応している

問題創作 善玉コレステロール濃度が低いと心臓の血管が詰まる

反　　応 悪玉コレステロールを減らして、善玉コレステロールを増やそう！

問題解決 コレステロール降下剤で悪玉を減らして善玉コレステロールを増やす薬を飲もう

しかし

米国の循環器学会（AHA）も、この製薬会社が押しつけた我田引水には、**しぶしぶとしか同意していない**

我田引水：他人のことを考えず、自分に都合がいいように言ったりしたりすること

なぜなら HDL（善玉）コレステロール濃度が高いと心臓血管疾患死亡リスクが増えることを知っているから

参考文献 [478][479]

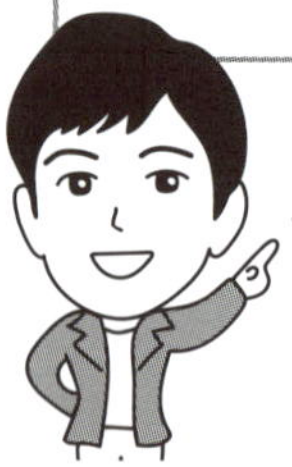

「HDL コレステロール濃度が高いこと＝毒性物質の暴露」という状態を反映しているので、これは当然の結果です

実際は

HDLコレステロール濃度が低い場合も

心臓血管疾患による死亡リスクが高まる

➡ HDLコレステロール濃度が低い
➡ そもそもコレステロール合成がブロックされているから

エビデンスを見てみると

HDLコレステロール濃度が低くても高くても、いずれも心臓血管疾患による死亡リスクだけでなく、あらゆる病による死亡リスクが高まることは複数の研究が示している

参考文献 [480][481][482]

実際は

このエビデンスの片方だけを切り取って

➡ 善玉コレステロールが低いと心臓の血管が詰まると現代医学や一般健康ポップカルチャーは喧伝する
➡ これは、まさに詐欺商法以外の何でもない
➡ そもそも、善玉コレステロールが低い → 心臓の血管が詰まるという因果関係ではない
➡ 血管が詰まる動脈硬化の原因は、善玉コレステロールが低いことではない
➡ お話ししてきたように、動脈硬化の真の原因は、オメガ3に代表されるプーファ（あるいはプーファが結合したコレステロール）

▷ 次頁に続く

➡ 血管が詰まる動脈硬化の状態では、善玉コレステロールが高かったり、低かったりするという相関関係があるだけ（プーファの濃度によって善玉コレステロールの値が左右される）

➡ つまり、**血管が詰まる動脈硬化**では、**善玉コレステロールが高いあるいは低い状態である**という**結果を示すだけ**

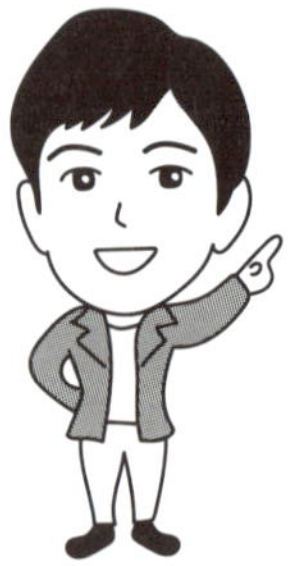

原因と結果を逆にして、かつ都合のよいところだけを切り取って喧伝しているのが、権力者の下僕たる現代医学の実態なのです

09 「LDL コレステロールが高い」の意味

「LDL コレステロールが高い」というのは、どのような状態なのか？

1st Step

前述してきたように、LDL コレステロールの体内合成をコレステロール降下剤などでブロックすると、生命の危機に陥る

ということは

血液検査で LDLコレステロールが低い というのは

➡ 糖のエネルギー代謝が低下することを意味する

➡ コレステロール合成を低下させる毒性物質は、糖のエネルギー代謝を低下させる

➡ あるいは、糖のエネルギー代謝を低下させる毒性物質に暴露していることを意味する

また

善玉とされるHDLコレステロールが高い というのは

➡ 同じく毒性物質あるいはストレスの暴露があることを意味する

▷ 次頁に続く

それでは

LDLコレステロールが高い というのは、どのような状態を反映するのでしょうか？

LDLコレステロールには

LDL コレステロールは それ自身あるいは私たちの体を守る保護ステロイドの重要な抗ストレス作用がある

これは

HDL コレステロールが高い のと同様に、ストレスがかかっている状態である

保護ステロイドに変換

LDL コレステロール がプロゲステロンなどの保護ステロイドに変換 されるときは、甲状腺ホルモンが必須

参考文献 [483][484]

したがって

甲状腺機能低下の状態 では、LDL コレステロールが保護ステロイドに変換されない ので、LDL コレステロール値は高くなる

参考文献 [485][486][487]

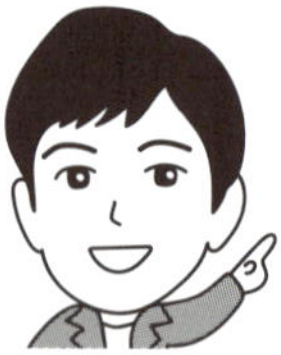

「LDL コレステロールが高い」の意味を捉えられましたか？　次頁に結論をまとめたので確認してください

まとめると

ストレスや毒性物質の影響で
糖のエネルギー代謝が低下する

➡ それに**比例して甲状腺機能も低下**していく

結論

LDLコレステロールが高いというのは、
ストレス状態あるいは**甲状腺機能の低下がある**
と推測できる

このように

HDLやLDLコレステロールが高い、あるいは低いというのは、**ストレスや毒性物質の“結果を反映”**しているだけであって、決して**“原因ではない”**。
コレステロール高値の原因は、

➡ 権力者たちがこしらえた**現代システム（精神的ストレス）**や**オメガ３を代表とするプーファなどの毒性汚染物質**である

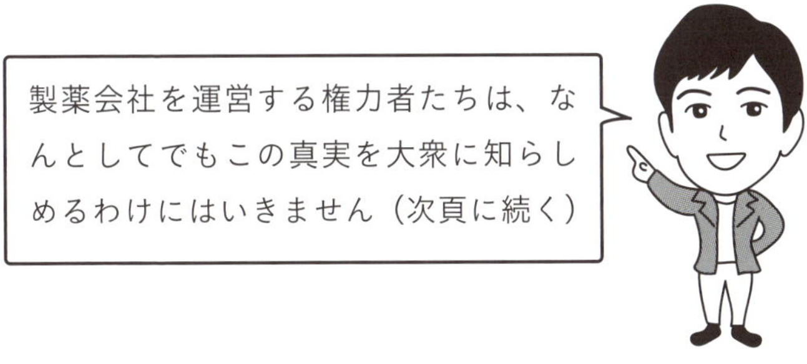
製薬会社を運営する権力者たちは、なんとしてでもこの真実を大衆に知らしめるわけにはいきません（次頁に続く）

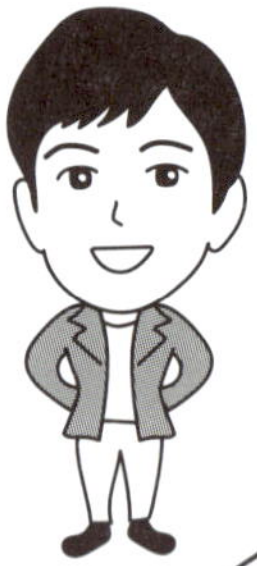

現代医学（正確にはファイザーを筆頭とする製薬会社とそれをコントロールする権力者）は、結果を原因として糾弾して、「悪玉コレステロール！」と連呼して、ひたすらコレステロール値を低下させる毒性薬剤を投与しているのです

ここが怖い

このコレステロール降下剤の代表とされるスタチン製剤は、腹痛・発疹・倦怠感・横紋筋融解症・末梢神経障害・ミオパシー（筋肉障害、心不全）・肝機能障害・間質性肺炎・自己免疫疾患・血小板減少・急性腎不全・白内障・糖尿病・認知機能低下・先天奇形・ガンなど、全身におよぶ無数の副作用が確認されている

参考文献 [488][489][490][491][492][493][494]

また

スタチン製剤は、ミトコンドリアの電子伝達系において電子の受け渡しに重要な働きをするコエンザイムQ10（coenzyme Q10）の産生を低下させて、糖の完全燃焼（糖のエネルギー代謝）をブロックする毒性も持っている

参考文献 [495]

▷ 次頁に続く

さらに

スタチン製剤は ビタミンKを枯渇させることで、動脈硬化（動脈の石灰化）やインシュリン抵抗性（高血糖）をも引き起こす

参考文献 [496]

真実は隠される

統計操作が容易な研究デザインが大半を占める医学論文

これらのエビデンスを覆い隠すようにスタチン製剤の効果や安全性を示す多数の太鼓持ち論文が日夜垂れ流されている。

- ➡ これが 諸悪の根源となるやっかいなもの
- ➡ 現代医学の医師たちは、そのコントロールされた太鼓持ち論文しか目にしないため、コレステロール値を下げることはよいことだと信じて疑うことはない

繰り返すと

コレステロールは 生命の構造・機能を成立させるために必須の物質であり、それに 善玉も悪玉もない

この太鼓持ち論文がどれだけ恐ろしいものなのか、次頁で補足しておきます

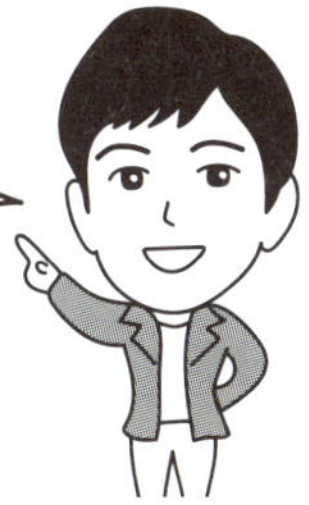

私も脳神経外科学会で、スタチン製剤の脳卒中予防効果の講演に参加し、講演が終わったあとに、演者の医師にエビデンスを示しながらスタチンの危険性を直接お伝えしたことがあります。
そのとき、その医師は興味を示すとともに大変驚いた様子でした

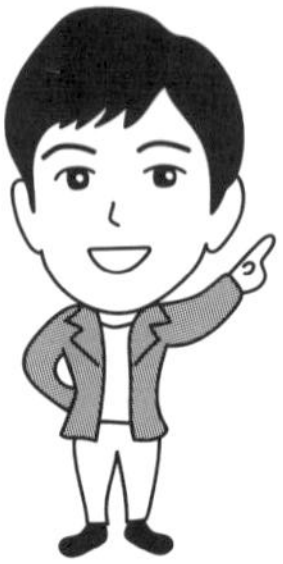

おそらく研究費が製薬会社から出ているので、それに応える結果しか報告しなかったのでしょう

人口削減をモットーとする権力者（優生思想家）たちは、コレステロールを低下させると生命の息の根が止まることを熟知しているからこそ、このような危険や薬剤を喧伝しているのです

すべてリアルサイエンスに基づいて白日の下にさらすと、ドラキュラたちは退散せざるを得ません

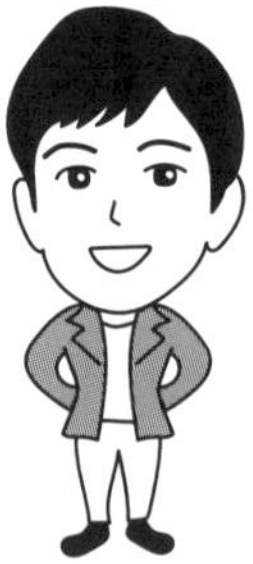

オメガ３がコレステロールを消滅させる！

10

コレステロールが血管を詰まらせるわけではない

1st Step

コレステロールに関する復習とまとめ

復習

❶コレステロールは、私たち生命体にとって欠乏すると生死に関わる必須の物質

❷悪玉コレステロールとされるLDLコレステロールこそ、私たちを守る抗ストレス物質
➡ みなさんの大好きなビタミンDもLDLコレステロールから合成される

❸善玉コレステロールとされるHDLコレステロールは、主に毒性物質を吸着する大切な役割がある
➡ 善玉コレステロールが高いというのは、毒性物質に暴露している状態を示す

❹悪玉コレステロールと呼ばれているLDLコレステロールが高いという状態も、甲状腺機能（糖のエネルギー代謝）が低下しているサイン

❺コレステロールに善玉も悪玉もなく、いずれのコレステロールも私たちの命のフローには必須の物質

▷ 次頁に続く

❻LDL コレステロール、HDL コレステロールのいずれも低いと心臓疾患だけでなく、あらゆる病態による死亡のリスクが高まる

ほとんどの人は、「コレステロール＝血管を詰まらせる」という“パブロフの犬”状態になっていますから、卵や肉などのコレステロールを多く含む動物性食品に悪い印象を植えつけられています

しかし、「事実は小説より奇なり」です。コレステロールの大半は自前で糖（ブドウ糖）から体内産生されています

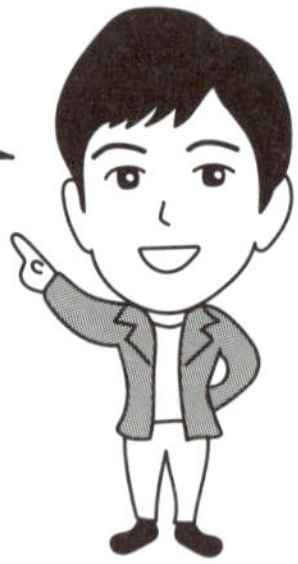

エビデンスを見てみると

コレステロールは、体内合成：食事＝7：3の割合と見積もられている

参考文献 [497]

だから

食事中のコレステロールが減少しても、コレステロール体内合成（De novo cholesterol synthesis）が脳、肝臓、腸管、性腺組織、皮膚などで高まるので、体内でコレステロールが不足することはない

参考文献 [498]

驚くことに

脳にいたっては、全身のコレステロールの 20%を含む最大のコレステロールリッチの組織であるにもかかわらず、食事中のコレステロールをそのまま利用することはなく、すべて脳内でコレステロールを自前で合成している

参考文献 [499][500]

オメガ3が悪さする

リノレン酸や DHA といったオメガ 3 も、前述したようにこの自前のコレステロール合成にリサイクルされている。ところが、この コレステロールの体内合成を根本から止めてしまう毒物 が存在する。その王様が DHA に代表されるオメガ3 である

オメガ 3 の過剰摂取が問題

オメガ3の大半は燃焼されて、途中でコレステロールや飽和脂肪酸へとリサイクルされる が、

過剰摂取するとコレステロールへのリサイクルそのものがブロックされる

やっかいなことに

オメガ 3 は、コレステロールの体内合成過程の複数の箇所でブロックする

参考文献 [501][502][503]

エビデンスを見てみると

プーファの中でも、植物油脂（オメガ 6、リノール酸）よりも、リノレン酸（オメガ 3、エゴマ油、亜麻仁油）のほうが、コレステロール合成ブロック効果が高い

参考文献 [504]

さらに

リノレン酸よりもフィッシュオイル（EPA、DHA）のほうが、コレステロール合成ブロック効果は高いこともわかっている

参考文献 [505][506]

オメガ 3 が悪さする

リノレン酸や DHA といったオメガ 3 も、前述したようにこの自前のコレステロール合成にリサイクルされている。ところが、この コレステロールの体内合成を根本から止めてしまう毒物 が存在する。
その王様が DHA に代表されるオメガ 3

こいつがすごい

遺伝子レベルのコレステロール合成 においては、ステロール調節配列結合蛋白（sterol regulatory element-binding proteins：SREBPs）という転写因子（遺伝子に結合してタンパク質合成を促すタンパク質）が重要

➡ ステロール調節配列結合蛋白（SREBPs）には、コレステロール合成を触媒する複数の酵素を産生する作用があるから

この

ステロール調節配列結合蛋白もオメガ 3 で抑制されることがわかっている

参考文献 [507][508]

ここでも

オメガ 3 の中でも、リノレン酸より DHA のほうがその抑制効果が大きい

参考文献 [509]

DHA は作用が強い

DHA は、リノレン酸の半分の濃度でもステロール調節配列結合蛋白を抑える作用が強い結果が出ている

ここでオメガ 3 の怖さをまとめておきます

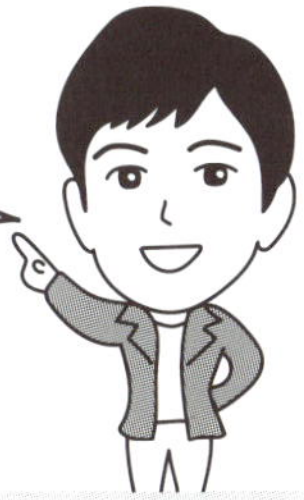

結局、オメガ 3 が悪さする

オメガ 3 が体内に入ってきたら……

- ➡ 私たちの体は毒性物質処理のために HDL コレステロールを増量する
- ➡ ところがオメガ 3 自体がコレステロールの体内合成そのものを止めてしまう
- ➡ やがて HDLコレステロールおよび LDLコレステロールの両方が低下していく

もうひとつ

この生命に関わるコレステロール合成を根元で止めてしまうものは、オメガ３以外にも代表的なものとして、**コレステロール降下剤（スタチン）、放射線、エストロゲン、ファスティング**などがある

参考文献 [510][511][512][513][514][515]

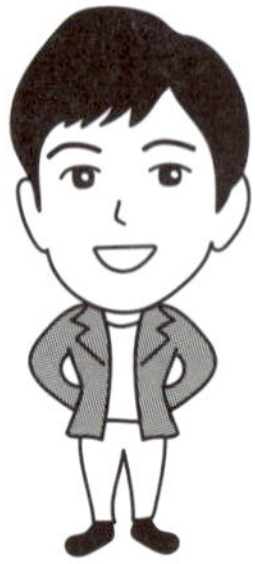

フィッシュオイルに代表されるオメガ3がいかに恐ろしい毒物であるか、少しは見えてきたのではないでしょうか

Chapter5

老化・病気の原因はオメガ3にある！

Part1 オメガ3神話の崩壊

01 オメガ3はガンにとって必須栄養素

正常細胞もガン細胞もオメガ3で死滅する

1st Step

現代医学では、フィッシュオイルに代表されるオメガ3が、ガンやそれに関連した病態に効果があるという喧伝で埋め尽くされている

明らかなのは

これらの研究の大半は、抗ガン剤や放射線療法と同じ過ちを繰り返しているということ。正常細胞であれ、ガン細胞であれ、毒性の強い物質を投下すれば死滅するのは自明の理

問題は

正常細胞も弱るような毒性物質では、遅かれ早かれ個体そのものが死滅してしまう

理由は……

現代医学のガンを攻撃するという3大療法が無残にも散っていった理由は、これらが単なる毒性、ストレスを与えるだけの作用しかないから

明らかなのは

オメガ３も抗ガン剤や放射線療法と同じ毒性で、ガン細胞を含めた、あらゆる正常細胞に悪影響を与えているにすぎない

ところで

ガン細胞では、前述したように盛んに脂肪燃焼（ベータ酸化、FAO）が起こるメタボリック・スイッチが起こっている

参考文献 [516][517][518][519][520]

ガン細胞で

実際に脂肪の燃焼を抑えるとガンが縮小する効果が得られている

参考文献 [521][522][523][524]

前述したとおり

このガン細胞の発生・増殖・転移を促す脂肪の燃焼へのメタボリック・スイッチを促進するのが、オメガ３に代表されるプーファ

とにかくオメガ３が怖い

過剰な炎症を引き起こすオメガ６系プーファ。

その炎症さえ起こせなくする免疫抑制のオメガ３系のプーファ。

➡ 生命体にとってより危険なのが後者の免疫抑制

➡ 理由は、前述したように生命の中心システムである形態形成維持をストップさせるから

実際に

これらの必須脂肪酸と喧伝されている**プーファは、いずれもガンを増大させる**。**その悪影響は、炎症よりも免疫抑制のほうが強い**ことを過去の動物実験が物語っている

エビデンスを見てみると

オメガ3は過去の動物実験でガンの発生・転移を促すことが報告されている

参考文献 [525][526]

エビデンスを見てみると

必須脂肪酸と呼ばれているプーファでも、オメガ3のほうがオメガ6よりもガンの転移を促進した

参考文献 [527]

オメガ3の比率(オメガ3／オメガ6)を高めると、ガンの数および体積の増大が認められている

参考文献 [528]

オメガ3含有量が高くなると、遺伝子の変異（遺伝子にアルデヒドが結合）が増えることと、細胞の無秩序な増殖のスイッチが入ることが報告されている

参考文献 [529][530]

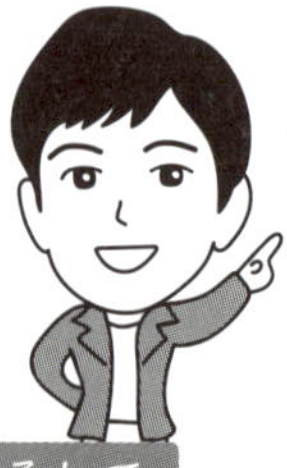

これらは、「オメガ3の比率（オメガ3／オメガ6）を高めると健康によい」とするナレーションに非常に都合が悪いエビデンスです

そして

必須脂肪酸フリーにすると、ガンの転移が抑えられる

摂取しない

参考文献 [531][532][533]

真実は隠される

過剰の炎症も慢性化すると、やがて最終段階である免疫抑制状態へと変化していく。

➡ **免疫抑制**とは**形態形成維持という生命体の根幹システムを機能不全に陥らせる**もの

➡ ガン細胞のように**正常細胞がエネルギー不足で変態した細胞**は、**無秩序に増殖していく**ためにそれらを自然死（アポトーシス）させるか、正常細胞化しないと全身の構造・機能が維持できない

➡ この変態した細胞を自然死させるためには、**形態形成維持を担う食細胞（白血球）の食作用が十分に働く必要がある**

➡ その食作用を止めるのが、**オメガ3系プーファの免疫抑制作用**

➡ つまり、**オメガ3はガンという変態した正常細胞の塊の無秩序な増大を促進する**

次頁では、現代医学の“結果を原因と取り間違える”典型的なサイエンスの誤謬（誤り）について見ていきます

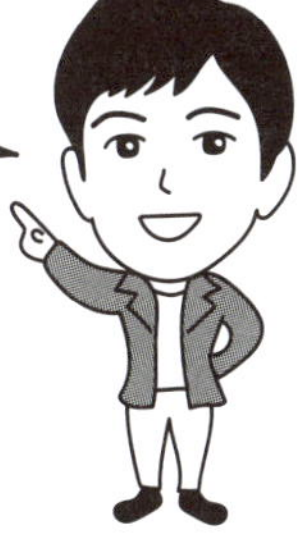

現代医学では

いまだにガンやウイルスの増殖には、免疫回避（immune evasion、immune escape）というメカニズムが作用していると喧伝している。 ✕

➡ 免疫回避＝ガン細胞や変異したウイルス（そもそもウイルスは存在しない架空の病原体）が免疫（形態形成維持機構）から逃れられるという現象

何が間違えているのか？

ガン細胞（変異した細胞）や変異ウイルス（そもそもウイルスは存在しない架空の病原体）は……

➡ 糖のエネルギー代謝が回っていれば、同じ炎症ゴミとして処理される

オメガ 3 系プーファに代表されるように、糖のエネルギー代謝を低下させるものは……

➡ 炎症ゴミの処理という機能を喪失する

➡ したがって、ガン、自己免疫疾患あるいはウイルス感染症なる病態（実際は毒性物質の暴露）へと進行していく

➡ ガン細胞（変異した細胞）や変異ウイルス（そもそもウイルスは存在しない架空の病原体）が、特別に免疫から逃れる特質（免疫回避）を持っているわけではない

つまり、“免疫回避”という言葉そのものが、“病原体仮説”というフェイクサイエンスを基にして創作された思考にすぎないのです

実際の生命現象をつぶさに見ると、あくまでも宿主の状態によって病態の進行が決定されるだけです

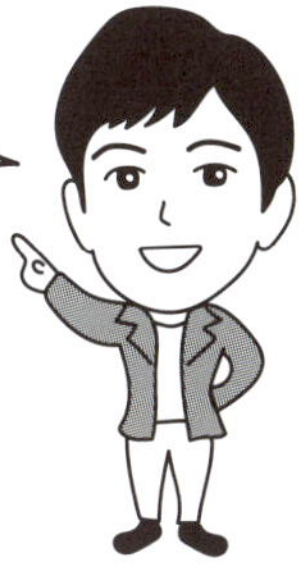

02 DHAは脳と目によいというプロパガンダ

脳に関してDHAの効果はあるのか？

1st Step

何を持ってしてDHAが脳によいとされているのか？

真実か？

2002～2003年の粉ミルクにアラキドン酸とDHAを添加すると、正産期（妊娠37週0日～41週6日）の新生児の視力がよくなったという臨床試験の結果から、粉ミルクにこれらのプーファを混ぜるプロモーションが開始された

参考文献 [534]

さらに

出産前の妊婦へのDHA投与による安全性や効果を示す確固たるエビデンスはないにもかかわらず、2010年から出産前に妊婦にDHA200㎎／日のプロモーションが開始された

参考文献 [535]

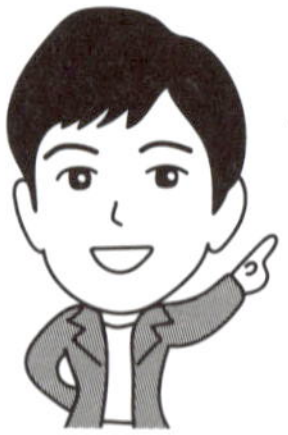

なぜ確固たるエビデンスがないのにプロモーションされたのでしょうか？
では次頁から、脳に関して確固たるエビデンスでひっくり返していきます

ところが

2019 年に発表された論文では、母親の赤血球のリン脂質に含まれる DHA の量の増加と、5～6 歳児の IQ（知能指数）の上昇とが相関していることが報告されている

参考文献 [536]

これは

あくまでも DHA 量が増える

➡ 子どもの知能指数が高くなるという 因果関係 ではなく

2つ以上の要素の間に「原因と結果の関係がある状態」

➡ 単なる 相関関係

2つの要素がお互いに関係しあっている状態

しかし

この研究において、母親の社会経済的地位（socio-economic status：SES：交絡因子）を考慮に入れると、この相関関係さえも消滅することが指摘されている

参考文献 [537]

何が発端になったのか？

このような DHA の喧伝が開始されたのは、いくつかの動物実験において、食事中のオメガ 3 を欠乏させると網膜電位（electroretinogram：ERG）の振幅（amplitudes）が低下したことが発端になっている

参考文献 [538]

▷ 次頁図に続く

しかし

その後の複数の研究で、DHA 欠乏でも網膜の機能に影響はないことが示されている

参考文献 [539][540][541]

もうひとつ

DHA 欠乏によって脳や網膜に異常が起こるという因果関係を示すために、2011 年から継続的に、生後 1,000 日間乳児へ DHA を投与したランダム化比較臨床実験が行われた。その結果は、いずれも脳の発達に関して、DHA 投与群と非投与群（プラセボ群）との間に有意な差は認められなかった

参考文献 [542][543][544][545][546][547][548]

むしろ

母親の抑うつ度、乳児の神経言語発達スコアに関しては、DHA 投与群で悪化している

参考文献 [549][550][551][552][553]

もうひとつ

2002～2003 年の研究では、臍帯血（さいたいけつ）のアラキドン酸、DHA の血液濃度と 4 歳、7 歳時点の認知機能に相関関係は認められなかった

参考文献 [554][555]

2018 年の研究においても、乳児の赤血球中のアラキドン酸および DHA 血液濃度と 5 歳時点の認知機能や視覚機能に相関関係はなかった

参考文献 [556]

母胎のアラキドン酸、DHA の血液濃度（妊娠前期・後期）と 4 歳および 6～7 歳時点の認知機能にも相関関係は認められなかった

参考文献 [557]

このように因果関係はもちろんのこと、相関関係すら成立しないという惨憺(さんたん)たる結果に終わっています

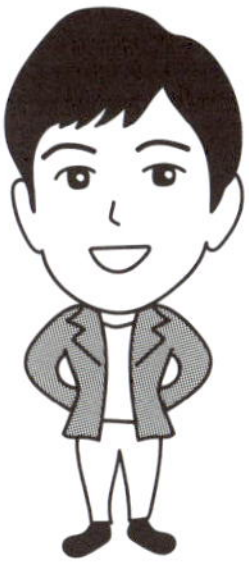

DHAは目に対して効果があるのか？

1st Step

何を持ってしてDHAが目によいとされているのか？

何も変わらない？

変性した網膜に DHA を投与したいくつかの実験が報告されている。マウスの実験では、DHA 投与によって網膜に DHA 含有量を増やしても、光受容体やその機能は向上しない

参考文献 [558][559]

さらに

1997 年の正産期の新生児に 4 カ月リノール酸およびリノレン酸を投与した臨床実験では、血液リン脂質 DHA 濃度が高い新生児で網膜機能は向上しないことが明確に示されている。ちなみに 3.2%リノレン酸を与えた新生児の平均体重は、0.4%リノレン酸を与えた新生児の平均体重を下回るというオメガ3の成長抑制作用も示されている

正産期：妊娠37週0日～41週6日までの出産

参考文献 [560]

▷ 次頁図に続く

ほかにも

2000 年に報告されたランダム化比較臨床試験では、正産期の新生児に 34 週間リノレン酸を増量した結果が出ている。リノール酸:リノレン酸 = 10:1 から 5:1 へとリノレン酸を増量すると、血液 DHA 濃度は中等度上昇したが、視覚機能（visual evoked potential：VEP）や成長を高めることはなかった

参考文献 [561]

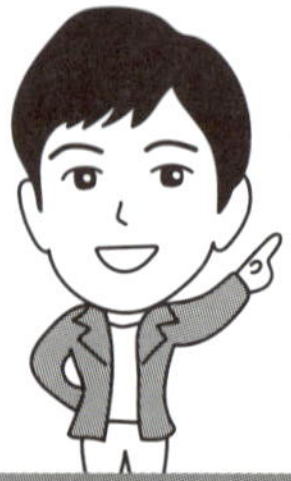

さて、そもそも DHA を粉ミルクに混ぜたり、妊婦に摂取させたりすると子どもの目と脳に特異的に蓄積するのでしょうか？

何も変わらない？

1996 年のサルの研究では、DHA は目と脳よりも肝臓に多く蓄積することが報告されている

参考文献 [562]

2001 年のラットの研究では、DHA ダイエット（4.3%DHA ダイエット:204mg/g）は、脳（網膜）よりも肝臓、内臓、腸、皮下に蓄積することがわかっている

参考文献 [563]

前述したとおり

DHA もリノレン酸同様に、投与してもコレステロールや飽和脂肪酸にリサイクルされていく

▷ 次頁図に続く

そして

DHA は、オメガ 6 系のリノール酸（植物油脂）よりもリサイクルされて消滅する割合が高い

参考文献 [564]

おかしいのは

本当に脳と目に必須であれば、リサイクルされて、ほかに回されることはない

Chapter4 でお話ししたスミス・レムリ・オピッツ症候群を思い出してください

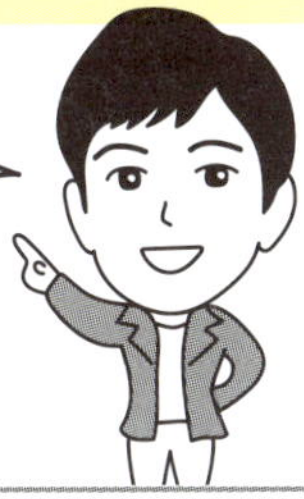

前述したとおり

前述した出生児のときからコレステロールを合成できない スミス・レムリ・オピッツ症候群（Smith-Lemli-Opitz Syndrome）という病態では、脳および網膜障害が必発する。この動物モデルに、高コレステロール食を投与するだけで、網膜機能が部分的に回復することが実証されている

参考文献 [565]

プーファの入っていない（プーファフリーの）食事

プーファがなくても

リノール酸（オメガ 6 系）やリノレン酸（オメガ 3 系）などの必須脂肪酸と呼ばれる プーファ欠乏食を与えても、脳・神経系の髄鞘（ずいしょう）形成（機能・構造）に影響は出ない

参考文献 [566][567]

▷ 次頁図に続く

髄鞘とは

髄鞘（myelin）は、神経細胞の軸索を何重にも取り囲んでいる密な膜構造。脂質に富み絶縁体として働く神経線維を保護するだけでなく、**電気信号をスキップさせて素早く伝達する跳躍伝導（saltatory conduction）というしくみで情報伝達をスピードアップする役割を担っている**。思考、判断などの精神活動を司る前頭葉、側頭葉では20歳ごろまで髄鞘化が行われる

ちなみに

脳・神経系の髄鞘は、コレステロールおよび飽和脂肪酸主体であり、**脳神経内の自前のコレステロールおよび飽和脂肪酸合成によるもの**

参考文献 [568]

網膜（神経細胞）障害においても、危険なDHAはコレステロールや飽和脂肪酸合成にリサイクルされるのは当然なのです

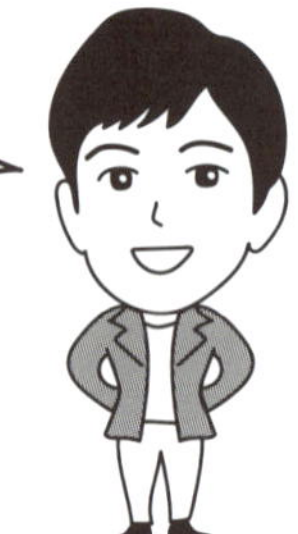

DHA は脳と目にとってむしろ害悪になる

DHA が目に悪い理由

1st Step

DHA には抗炎症作用がある と喧伝されている

➡ 実際は 免疫抑制 あるいは 免疫不全作用 である

実際に

DHA を投与した実験では、この抗炎症作用と呼ばれる作用よりも 過酸化脂質反応が上回る ことで、光受容体の死滅および網膜機能がむしろ低下する

参考文献 [569]

体の中ではどんな反応が起きているのか？

私たちの体内においては……

➡ DHA の抗炎症作用を持つとされるレゾルビン (resolvins)、プロテクチン (protectins)、マレシン (maresins) というエイコサノイド (Chapter3-01、3-02 参照) が産生されるよりも速く、

➡ 脂質過酸化反応による過酸化脂質 (アルデヒド) 発生とそれによって起こる細胞変性が迅速に起こる

黄斑変性症からの失明の原因はリポフスチン

2nd Step

加齢に伴う失明で最も多い病態は、黄斑変性症（おうはん）
(age-related macular degeneration：AMD)

黄斑とは

網膜の中心にある直径1.5～2mm程度の小さな部分

➡ 網膜は、中心（黄斑）では大変よい視力が得られるが、それ以外のところでは正常な目でも十分よい視力は得られない

➡ 網膜の下には、網膜色素上皮（retinal pigment epithelial：RPE）細胞（cell）という一層の細胞があり、その下に脈絡膜という血管に富んだ組織がある

黄斑変性症とは

網膜色素上皮がDHAから形成される過酸化脂質の塊（リポフスチン lipofuscin）を抱えて死滅し、黄斑部に炎症・線維化を引き起こした病態

参考文献[570][571][572][573]

リポフスチンとは

過酸化脂質を中心として脂肪酸、タンパク質（多くはALEs）やビタミンA由来の蛍光物質（pyridinium bisretinoid A2E）などから構成されるALEs複合体

黄斑とは

白血球（食細胞）と同じ作用を持つ網膜色素上皮細胞は、リポフスチンをゴミと認識して貪食する。

➡ 網膜が正しく働くためには、この網膜に生じたゴミ（リポフスチン）をきれいに掃除することが必要

しかし

参考文献［574］

リポフスチンに含まれるMDA（DHA由来）などの過酸化脂質（アルデヒド）のために網膜色素上皮細胞の糖のエネルギー代謝が低下して、食作用がブロックされる

つまり

参考文献［575］

まさに、血管の動脈硬化巣に発生している病態（白血球が変性LDLコレステロール：ALEsを抱えて死滅）と同じことが網膜に起こっている。リポフスチンを抱えた網膜色素細胞は過剰な炎症が引き起こされることによって死滅（atypical necroptosis）する

そして

そこには脈絡膜（みゃくらくまく）から発生する新生血管と呼ばれる異常な血管（脈絡膜新生血管）が発達してくる。

➡ この血管は脆（もろ）いため、血液成分を血管から網膜へリーク（漏れ）を起こしてしまう

➡ この網膜の炎症過程で、最終的に黄斑部が変性し、中心視野が失われる

実際に

DHA の過酸化脂質である MDA を投与 すると、網膜に視力障害を引き起こす 新生血管 が発生する

参考文献 [576]

さらに

DHA から発生する過酸化脂質で形成される リポフスチン は、それ自体が周囲の酸素を消費するばかりでなく、強力な炎症ゴミ となって 細胞にダメージ を与える

参考文献 [577][578]

この

失明を引き起こすリポフスチンの主体は DHA

網膜の細胞が死ぬしくみ

網膜色素細胞内の DHA 由来過酸化脂質（リポフスチンの主成分）は、青〜紫外線領域の光を吸収して脂質過酸化反応を引き起こし、細胞内のライソゾーム（毒物を解毒する細胞内小器官）を破壊、ミトコンドリアダメージを引き起こし、最終的に細胞死を招く

参考文献 [579]

紫外線〜青領域の光が問題

リポフスチン自身も、紫外線領域（360nm）の光を吸収（excitation）し、380〜530nm の紫外線〜青領域の発光 をすることがわかっている

参考文献 [580]

もうひとつ　DHAから大量に産生される過酸化脂質MDAやそれと結合したタンパク質（ALEs）は、紫外線を吸収し、ブルーライトの光を放出する

参考文献 [581][582]

したがって　リポフスチンの光による細胞死の原因は、その主成分であるDHAの脂質過酸化反応であることがわかる

参考文献 [583]

網膜の新陳代謝が鍵　網膜の視細胞は、外節という先端部位を新陳代謝することで機能を維持している。

➡ 視細胞外節は絶えず再生され、古い板状構造（デスク）は脱落する

視細胞が光を効率よく捉えるための特殊な適応構造。この構造により視細胞は微弱な光でも感知することができる

➡ そして、色素上皮細胞によって貪食されている

では網膜とDHAの関係は　網膜によるDHAの取り込みは、網膜のこの速い代謝回転を利用した毒性物質排出機構のひとつ

参考文献 [584]

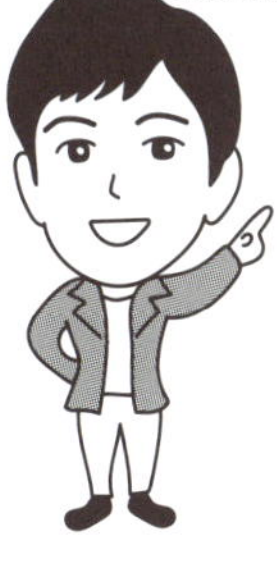

網膜に比較的DHAが多いのは、排出場所として選ばれているということです。したがって、過量のDHAを摂取すると、網膜の排出機構では間にあわなくなり、その悪影響が出てきます

もうひとつ

動物実験では、DHA の投与によって活性酸素種が増加し、寿命が短くなる

参考文献 [585]

何よりもフィッシュオイルが危ない

プーファの中でも、サフラワーオイル（ベニバナ油・オメガ6系）よりもフィッシュオイル（オメガ3系）投与のほうが寿命は短くなる

ヒトの臨床実験では

母体に過剰な DHA を投与すると、早産のリスクが高まる

参考文献 [586]

未熟児に DHAを投与すると、気管支・肺の形成異常が発生する

参考文献 [587][588]

乳児の臨床実験では

アラキドン酸欠乏食を与えた場合

➡ 脳内のアラキドン酸量は減少しない

DHA 欠乏食を与えた場合

➡ 脳内の DHA は減少したまま

参考文献 [589][590]

リノール酸欠乏食を与えた場合

➡ 脳内のアラキドン酸は減少しない

リノレン酸欠乏食を与えた場合

➡ 脳内の DHA は減少する

参考文献 [591][592]

これらの事実からわかることは

DHAは、炎症の火種になると糾弾されているアラキドン酸（生命体が炎症時に使用）よりも、さらに生命体にとって必要とされていない毒性物質であるということ

DHAが健常の脳よりも多い病態がある

ペルオキシソーム形成異常症と呼ばれる病態で、長鎖のプーファが蓄積する。その代表がツェルウェガー症候群（Zellweger's syndrome）。

ペルオキシソームは、ミトコンドリアに似た細胞内小器官で、脂肪のβ酸化（FAO）を行う部位

この部位にダメージが起きると

EPAやDHAを燃焼あるいはリサイクルできずに、蓄積していく

参考文献 [593]

最重症のツェルウェガー症候群では

特徴的な顔つき（額が広い、両眼が離れている、鼻が低い、顎が小さい）、成長障害、脳神経障害（筋力が弱い、乳を飲まない、発達の遅れ、痙攣）、視力障害、肝腫大などを呈し、多くは乳児期に亡くなる

参考文献 [594]

ここまでで、EPAやDHAの毒性がよくよく理解できたかと思います

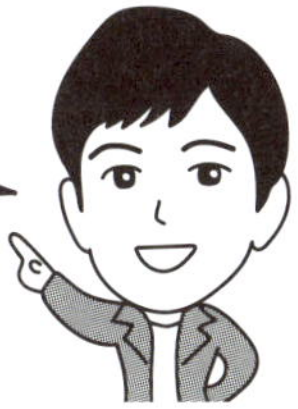

Chapter5

04 何が寿命を決定するのか？

慢性病や老化を決定する因子

1st Step

慢性病や老化を決定する因子 について、現代サイエンスでは数十年の議論が続いている

ちなみに

私が20年以上前に大学院で研究していたときには、まだ テロメア (telomere、染色体末端部にある遺伝子DNA配列)と寿命の関係などが話題になっていた

1960年代初頭には

ヘイフリック(Leonard Hayflick)らが、ヒトの体細胞である線維芽細胞(fibroblast)の培養実験で、細胞分裂に限界(50回まで)がある ことを示した

参考文献 [595][596]

これは

ヘイフリック限界 (Hayflick's limit)と呼ばれ、細胞分裂の際にテロメアが短縮することで起こるとされた。これを テロメア長 (細胞分裂時計仮説：the telomere length mitotic clock hypothesis)と呼び、寿命を決定する因子と現代医学で長い間信じられてきた

そして

テロメアの短縮を防ぐ働きをする テロメラーゼ(telomerase)という酵素が 体細胞(生殖細胞以外)には欠如している ためとされてきた。テロメラーゼには、テロメアを伸長する作用がある

裏付けるように

ガン組織やそのガン細胞培養系では、テロメラーゼの活性が高まっている ことが、細胞の不死をもたらしている とされていた

参考文献 [597][598]

ところが

その後の研究では、不死化した細胞の半分はテロメラーゼが働いていなかった

参考文献 [599]

だとすると

テロメアの短縮が細胞の寿命を決定しているのだろうか?

まず

テロメアの長さが寿命を決定しているのであれば、同じ人のさまざまな臓器(体細胞)において同じテロメアの長さになっているはず

しかし

実際は、同じ人でも組織によってテロメアの長さが違う ことがわかっている

参考文献 [600]

また

若年者と高齢者から採取した細胞の分裂回数も違うはず

これも

若年者、中年者、高齢者のいずれから摂取した細胞（線維芽細胞）でも **分裂回数は変わらなかった（暦年齢と細胞分裂数は関係ない）**

参考文献 [601]

もともと

長寿の研究で用いられる線虫、マウスやラットでは、テロメアの長さやテロメレースの活性と寿命に関係なく、**むしろ環境因子で寿命が決定される**ことがわかっている

参考文献 [602][603][604][605][606]

これはヒトでも同じ

近年の臨床試験では、**食事、運動、睡眠などの生活習慣の改善によって、テロメアの長さが変化する**ことが報告されるようになった 参考文献 [607][608]

逆に

慢性炎症の状態では、テロメラーゼ活性が低下し、テロメアが短縮する

参考文献 [609][610]

そして

テロメアが短縮すると炎症が加速する という悪循環になっている

参考文献 [611]

さらに、テロメアに関しては興味深いことがわかっている

➡ テロメラーゼには、テロメラーゼ逆転写酵素（Telomerase reverse transcriptase：TERT）が含まれている

➡ テロメラーゼ逆転写酵素（TERT）は、細胞の糖の取り込みを活性化させる因子だとわかった

参考文献 [612]

このように テロメアを伸長させる酵素と呼ばれてきた テロメラーゼ は、実際は糖のエネルギー代謝を高める 作用もあった

➡ 生命体は、1つの酵素に1つの機能を割りあてるというような効率の悪いことは行わないことがわかる

エビデンスを見てみると

テロメラーゼが欠損したマウスにおいて、糖質の量をアップさせると寿命が20%延長する

参考文献 [613]

細胞実験においても、テロメラーゼ逆転写酵素（TERT）を発現させると、老化を防ぐことができた

参考文献 [614]

これらの細胞では、テロメラーゼ逆転写酵素（TERT）を発現させていないコントロールの細胞よりもテロメアが短かったにもかかわらず、老化しなかったのです

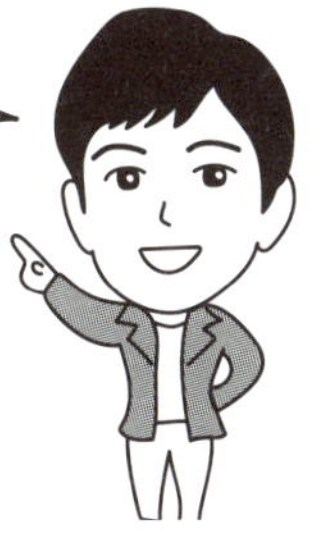

ということは

テロメラーゼが細胞の糖の取り込みをアップさせる作用があるのであれば、**生殖細胞以外の正常細胞でも活性化するはず**

実際に

心臓の筋肉細胞、小腸粘膜細胞、血液細胞（白血球、リンパ球）で、**テロメラーゼの活性**が報告されている

参考文献 [615][616][617][618][619]

これらの細胞では

細胞の新陳代謝が高く、より燃料としての糖が必要なために、**テロメラーゼが活性化**している

以上から

テロメアの長さやテロメラーゼの活性が、いわゆるヘイフリック限界と呼ばれる細胞分裂の限界を決定しているわけではないことがわかる

ちなみに

ヘイフリックが行った細胞実験も、分裂停止が起こったのは、テロメアの短縮にあるのではなく、**培養液など環境因子の影響である**ことが後年指摘されている

参考文献 [620][621][622]

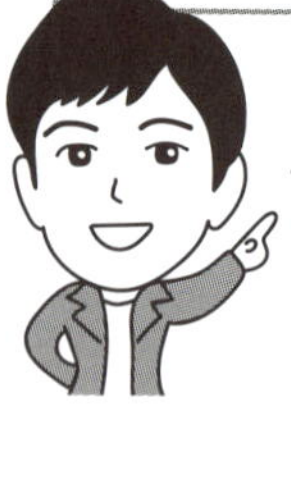

特殊な細胞実験の結果が、生命現象を解明してくれることはないですし、そのようなものに期待してはいけません

では

ヘイフリックの限界やテロメアがなぜこれほどまで現代医学を席巻したのか？

➡ それは優生思想（自分たちだけが神に選ばれた、自分たちは神であるという思想）に強く根づく遺伝子決定論を擁護するものだった から

具体的には

テロメア長（細胞分裂時計仮説：the telomere length mitotic clock hypothesis）は……

➡ 生命体の寿命 はあらかじめ遺伝的（内因的、あるいは神）に決定されていて、ただ時限爆弾が爆発するのを指をくわえて待つだけというもの

➡ これは、少しでも現状の劣悪な環境を改善して健全な場に生きようとする努力を否定するもの

➡ 現代社会の劣悪な環境を私たちに強いてきた権力者層にすれば、遺伝子決定論を隠れ蓑にするしかない（環境が生命を決定するのであれば、その原因をつくってきた自分たちの存在が危うくなる）

➡ しかし実際は、前述した 糖の利用などの環境因子こそが私たちの寿命を決定している

それでは、環境因子でも寿命に最も決定的な影響を与えるものは何でしょうか？　次節で見ていきましょう

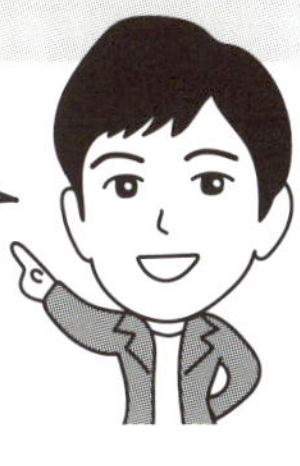

Chapter5

05 生き急ぐものは、早死にするのか？

大きな勘違いがここからはじまった

1st Step

生き急ぐものは、早死にする（Live fast die young）ということわざがある

代謝限界寿命仮説（the rate of living theory）

1908 年にマックス・ルブナー（Max Rubner）は、**生物が消費できるエネルギーの総量はあらかじめ（遺伝的に）決まっていて、その量を超えてしまうと健康が衰え、死に至る**という仮説を提唱した

参考文献 [623]

➡ これは、**代謝が早い生物ほど寿命が短い**とするもの

➡ 実際は、18 世紀にフランスの博物学者ビュフォン（Buffon）が提唱していたアイデアだった

➡ これらのアイデアを剽窃（ひょうせつ）して、代謝限界寿命仮説を大々的に広めたのがレイモンド・パール（Raymond Pear）

参考文献 [624]

剽窃：他人の著作物や論文、論説などを、自分のものとして発表すること

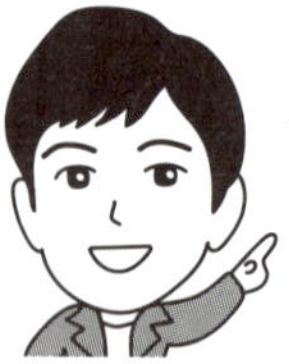

このパールの仮説をもっともらしく装い新たにしたものが、デナム・ハーマン（Denham Harman）の仮説です

ハーマンの仮説とは

1956 年にハーマンが唱えた **老化のフリーラジカル仮説**（“free radical” theory of aging）

➡ これを簡単なイメージで伝えると……
身体活動をすると酸素消費が増える
→酸素消費が増えると活性酸素種が増加し、遺伝子などにダメージをおよぼす
→寿命が短縮される

➡ ハーマンの仮説は、酸化ストレス仮説（“oxidative stress” or “oxidative damage” theory）とも呼ばれている

➡ この仮説も、生物は遺伝的にエネルギー総量が決まっているとするルブナーやパールたちと同じで、遺伝的に抗酸化物質の総量が決まっているとする遺伝子決定論

いずれも代謝が高いと早死にするという、リアルサイエンスでは目を疑うような奇妙奇天烈な主張です

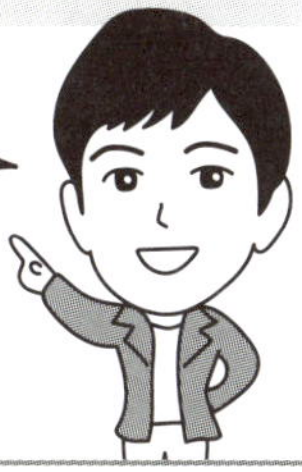

これらの仮説は

近年の次のような研究によって完全に否定されている

➡ 自発的な運動、そしてそれに伴う基礎代謝の上昇によって寿命が短縮されることはない（ヒト、ラット）

➡ 鳥類は同じサイズの哺乳類より基礎代謝が格段に高いが、寿命はむしろ長い

▷ 次頁に続く

➡ 同じ種内でも、基礎代謝が高いと寿命が短縮するという相関関係が認められない（マウス、ミバエ）

➡ カロリー制限で寿命が延長する場合は、基礎代謝が下がっているわけではない（むしろアップしている）

➡ 最大寿命と老化の関係が明らかでない

参考文献 [625][626][627]

近年の研究でも

爬虫類、両生類、鳥類、哺乳類を含めた四足動物（tetrapod）で基礎代謝（BMR）と寿命との相関関係はまったく見いだされなかった

参考文献 [628]

さらに

ハーマンの仮説が正しければ、抗酸化物質の投与で寿命が伸びるはずだが、抗酸化サプリメントによって寿命が伸びないだけでなく、むしろ寿命が縮まり、発ガンの危険性が高まることが動物実験、臨床試験の両方で明示されている

参考文献 [629][630][631][632][633][634][635]

その後

1978 年に心臓組織のリン脂質に DHA が多いほど、脈拍数が速くなることが示された。脈拍数は、代謝限界寿命仮説の代表的な指標であり、脈拍数が速い動物ほど早死にする

さらに

脈拍が速くなる原因が DHA にあることが報告された

参考文献 [636][637]

以上から

心臓のリン脂質に DHA が少ないクジラやヒトほど、DHA の多いマウスやラットよりも心拍数が少なく、寿命も長いというクリアーカットな相関関係が認められた

この

リン脂質における DHA の含有量が多い（＝過酸化脂質指数が高い）ほど短命になる傾向は、心臓だけでなく、ほかの筋肉・肝臓・脳組織などでも認められた

参考文献 [638][639]

さて

リン脂質は細胞膜に豊富とされていることから、寿命を決定するのは細胞膜の DHA 量（＝過酸化脂質度）であるとする老化の細胞膜ペースメーカー仮説（membranepacemaker theory of aging）として提唱されることになる

参考文献 [640][641]

これは

私たちの細胞の構造・機能を破壊する主因が、過酸化脂質およびその結合物質（ALEs）であることから、老化の真の原因を詳（つまび）らかにしてくれたとされていた

しかし

近年になって、鳥類においては肝臓のリン脂質の DHA 量と寿命との相関関係が乏しいことが報告されている

参考文献 [642]

これで

→ 老化の仮説が振り出しに戻ったのが現状

Chapter5

06 老化のミトコンドリア内膜ペースメーカー理論

結局、何が寿命を決定しているのか？

1st Step

寿命を決定している因子について、過去の研究を詳細に検討してみると……

驚くことに

細胞膜のリン脂質（細胞内のリン脂質）ではなく、各臓器の細胞内ミトコンドリア内膜のリン脂質のDHA量だった

参考文献 [643]

これが

私が提唱する老化のミトコンドリア内膜ペースメーカー理論（Mitochondrial membranepace-maker theory of aging）

ではなぜ

ミトコンドリア内膜に DHA が多く含まれることが老化や慢性病につながるのでしょうか？

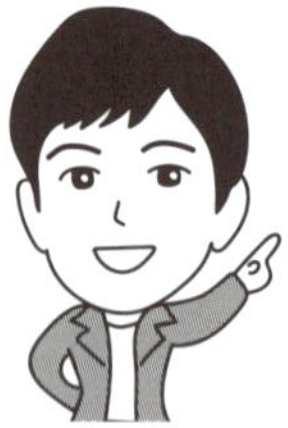

次頁からエビデンスを見ていきましょう。このエビデンスの流れがすべてといっても過言ではありません

エビデンスを見てみると

ミトコンドリア内膜には……

➡ 糖からのエネルギーをATPというエネルギー通貨と二酸化炭素に変換する電子伝達系（electron transport chain：ETC）という重要な場所が存在している

➡ また、ミトコンドリア内膜にはカルジオリピン（cardiolipin）という重要なリン脂質がある

➡ このカルジオリピンは、電子伝達系（ATP産生）の酵素（複合体I.V）と結合して、飽和脂肪酸とともに構造を安定させる作用がある

➡ このミトコンドリア内膜の構造を安定させることで機能が回る

➡ ミトコンドリアのエネルギー産生を高めて、活性酸素種の過剰な発生を防ぐことが可能になる

参考文献 [644][645][646][647][648]

さらに

このカルジオリピンにDHAなどの不飽和結合が多いプーファが組み入れられると……

➡ 親水性が高くなり（水を通す）、ミトコンドリア内膜の構造が不安定になる

➡ その結果、ミトコンドリア内膜から漏電が起こり、過剰な活性酸素種が発生する

参考文献 [649]

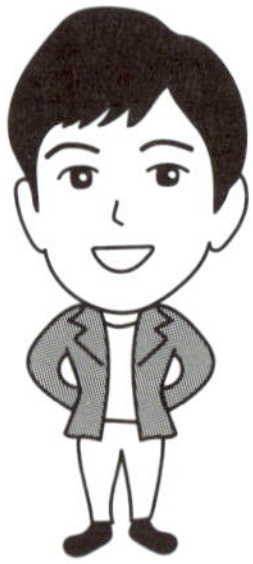

前頁の最後の結果を現代医学では“膜の流動性が高まる”という表現をして、あたかもよいことのように喧伝していますが、実際はその逆です

実際には

フィッシュオイル投与によって、ミトコンドリア内膜のリン脂質カルジオリピンのリノール酸（オメガ6系プーファ）がDHAに置き換わると漏電し、過剰の活性酸素を発生することが報告されている

参考文献 [650][651]

また

フッシュオイル投与によって、ミトコンドリアの内膜のリン脂質カルジオリピンのアラキドン酸がDHAに置き換わることによっても漏電し、過剰の活性酸素が発生する

参考文献 [652][653]

これらの

過剰な活性酸素種は、DHAの脂質過酸化反応を促進してミトコンドリア内膜の構造を破壊していく。さらに、過剰の活性酸素種発生によって細胞内でホスホリパーゼA2が活性化し、リン脂質からDHAが遊離する（細胞内リポリシス）

▷ 次頁に続く

そして

DHAから発生する過酸化脂質(peroxidized fatty acyl chains)は、ミトコンドリアにダメージを与える

参考文献 [654]

これによって

複数のミトコンドリアに深刻なダメージがおよんだ場合、細胞は自ら死滅することを選ぶ

参考文献 [655]

この

DHAがミトコンドリア内膜に入り込むことによって、エネルギー産生所である電子伝達系そのものがダメージを受ける

マウスでも

2018年のマウス心筋細胞の実験では、フィッシュオイル投与によって、ミトコンドリアの内膜のリン脂質カルジオリピンのリノール酸(オメガ6系プーファ)がEPAおよびDHAに置き換わると、電子伝達系の酵素(複合体I.V)がダメージを受けることが明示されている

参考文献 [656]

筋芽細胞でも

2020年の筋芽細胞(myoblast)にEPA+DHA(50μm)を7日間投与した実験では、ミトコンドリアの生合成に関わる遺伝子がすべて抑制されることが明らかにされた

参考文献 [657]

フィッシュオイルの害悪は糖代謝もストップさせる

2nd Step

フィッシュオイルの害悪は、電子伝達系にとどまらず、糖のエネルギー代謝に必須のTCA回路の酵素のすべてがブロックされる

ALEsが怖い❶

ミトコンドリア内膜にDHAが多いほど、MDAなどのアルデヒドが発生し、このように酵素などのタンパク質を変性（ALE化）させるため、MDAによるALEs濃度が高いほど寿命が短くなる

参考文献 [658]

ALEsが怖い❷

同じALEsであるリポフスチンの量も多いほど、寿命が短縮する

参考文献 [659]

逆に

長寿の動物ほどミトコンドリア内膜のプーファの不飽和度が低い

参考文献 [660][661][662]

つまり

フィッシュオイルのDHA、EPAがミトコンドリア内膜に組み込まれることが、老化・慢性病の直接の原因ということ

それでは

細胞膜（細胞内）リン脂質のDHA、EPAなどのプーファが老化と相関関係がなかったのはなぜか？

肉を切らせて骨を断つという慣用句がある。

➡ 自分も痛手となるが、それ以上に相手に打撃を与えるという意味から、こちらも痛手があるがそれ以上のメリットがあるときに用いる

実際には

私たちの細胞内に毒性の強いEPA、DHAが侵入してきたときに、細胞成分のリン脂質に組み込むという“肉を切らせて”、細胞のミトコンドリア内膜を守るという“骨を断つ”（最重要の部位を守る）次善策をとる

参考文献 [663]

体はなぜそのようなことをするのか？

細胞成分のリン脂質に組み込まれるよりも、ミトコンドリア内膜（カルジオリピン）にDHA、EPA、アラキドン酸などのプーファが組み込まれることのほうがダメージは大きいから

参考文献 [664][665][666][667][668][669]

近年になってこの生命の実に精緻なしくみを傍証（ぼうしょう）している話題があります。次頁で見ていきましょう

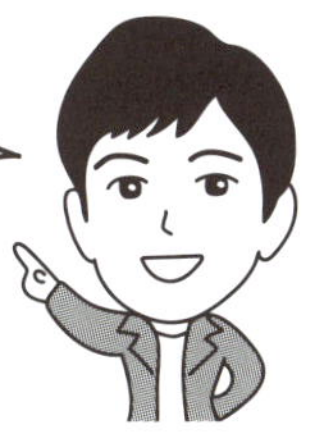

それは

プラズマローゲン（plasmalogen）と呼ばれるリン脂質の低下とアルツハイマー、パーキンソン病や多動症の発症リスクとの相関関係が報告されるようになっている　参考文献 [670][671][672]

補足

プラズマローゲンは、体内で最多（約 20%）のリン脂質。脳、心臓、肝臓といったミトコンドリアの多い重要な臓器に豊富に存在している　参考文献 [673]

この

リン脂質は、指摘されているとおりプーファ、特にアラキドン酸とDHAを結合している。したがって、炎症の場では、ホスホリパーゼ A2 という酵素で分解されることによって、細胞内リポリシスが起こる（フリーのアラキドン酸や DHA が細胞内に放出される）　参考文献 [674][675][676]

DHAが細胞内に放出されると

➡ 過酸化脂質が大量発生し、細胞（およびその構成成分）の機能・構造が破壊される

➡ コレステロール合成酵素をブロックして、コレステロール産生が低下する

➡ その一方で、抗酸化作用を持つとされているが、実際はプーファの脂質過酸化反応の悪影響が低下するというのが実態

▷ 次頁に続く

➡ それは、細胞内のリン脂質が、エネルギー産生所であるミトコンドリアの内膜（カルジオリピン）への DHA やアラキドン酸の結合を緩和するために存在しているから

➡ リン脂質にこれらの毒性の強いプーファを結合させることで、ミトコンドリア内膜の構造・機能をキープしている

プラズマローゲンはというと

➡ プラズマローゲンがよい働きをする理由は？

➡ あくまでも DHA やアラキドン酸のミトコンドリア内膜への組み入れを緩和するから

➡ プラズマローゲンが減ると、神経変性疾患のリスクが高まるという相関関係も、より脳のミトコンドリアに DHA やアラキドン酸が組み入れられることによるもの

➡ しかし、そのプラズマローゲン自体もストレス下では炎症のもとになるので（DHA が遊離される）、プラズマローゲンを外部から投与することによるプーファフリーが根本治療となる

➡ 以上から、寿命や健康を決定しているのは……

➡ 各組織の細胞内リン脂質の DHA 量ではなく、ミトコンドリア内膜カルジオリピンの DHA 量であるというのが、「老化のミトコンドリア内膜ペースメーカー理論」

現代は、オメガ3を頭目に、免疫抑制（免疫不全）をもたらす毒性物質で環境が汚染されています

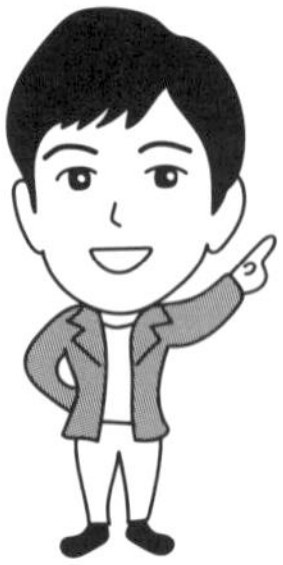

すでに新型コロナワクチンという強力な人工的免疫抑制物質を大半の人口が接種した世界では、免疫抑制を引き起こす、つまり糖のエネルギー代謝を低下させる毒性物質からいかに自分の身を守るかに焦点が移っています

今後、支配者層が執拗に繰り出す毒性物質の暴露から身を守るためにも、みなさんのミトコンドリア内膜にこれ以上のDHAが組み込まれないようにプーファフリーを徹底していきましょう

また、すでにミトコンドリア内膜に組み込まれたDHAは炎症時に細胞死という形で処理されていくので、すでに免疫抑制状態にある高齢者など以外は、症状を抑える（免疫抑制を加速させる）アロパシー（対症療法）に頼るのではなく、自分の治癒力を信じて治癒過程に身を委ねてください

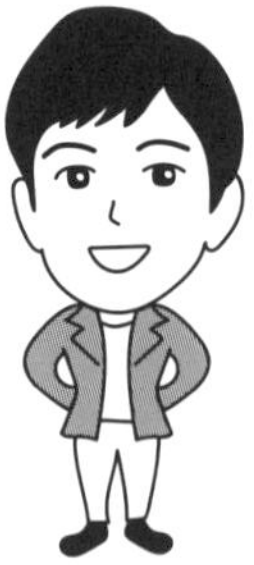

Chapter6 人類にとっての最大の惨事 プーファ

Part2 プーファに侵食される

01 過酸化脂質（アルデヒド）が慢性病を引き起こす

人体解剖で出くわした猛毒“アルデヒド”

日本では、医学部の３年生のときに解剖実習があります。私は、この解剖実習が嫌でしかたがありませんでした。人体を解剖することに激しい抵抗があったわけではなく、解剖実習の部屋に入ると気分が悪くなったからです

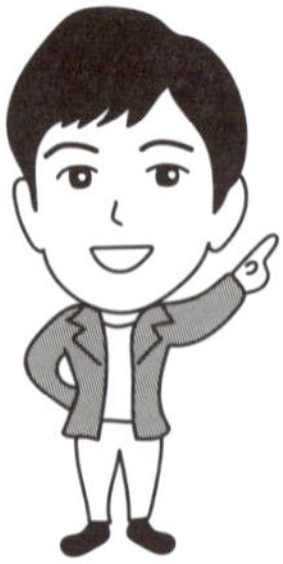

そして大学院のときには、病理解剖という死因を特定するための死体解剖を経験してきました。このときは、学生時代とは比較にならないほど気分が悪くなりました

いずれの理由も、臓器を保存するためにホルマリンという溶液に漬けるのですが、この物質が揮発して目や気道の粘膜に激しい刺激をもたらしたからです

病理解剖の部屋を出て一両日中は、両目の痛みが続いて充血していました。おそらく、毎日この溶液に接している人は、かなり健康を害していたのではないかと思います

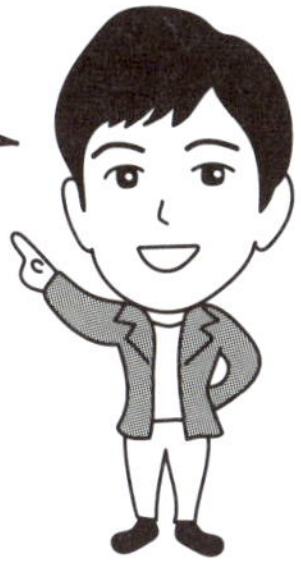

1st Step

ホルマリンは、**ホルムアルデヒド（過酸化脂質の一種）という猛毒の物質の溶液**。なぜ、ホルムアルデヒドが臓器標本の保存溶液として使用されるのか？

それは

ホルムアルデヒドが持つホルミル基（-CHO）が、タンパク質のアミノ基（-NH2）と結合して、**タンパク質を次々と凝固させていくから**（架橋反応）。標本を“固定”するには都合のよい物質

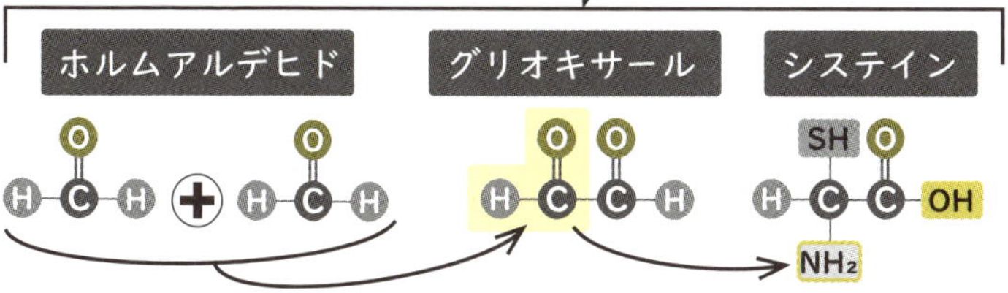

ホルムアルデヒドが結合してグリオキサール（アルデヒド誘導体）になる

ホルムアルデヒドのホルミル基（-CHO）が、タンパク質のアミノ基（-NH2）と結合してシステインとなり、次々と結合していく

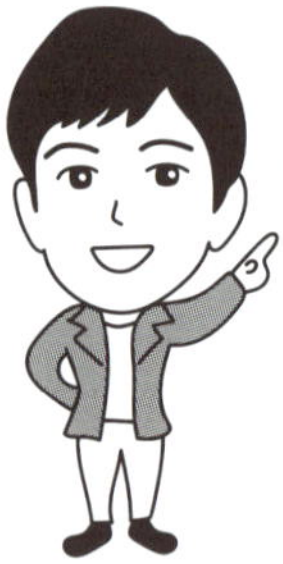

実際には、これらの過酸化脂質（アルデヒド）は、タンパク質だけでなく、細胞内のあらゆる構成要素を変性させる毒性の強い物質です

シックハウス症候群

ホルムアルデヒドは、最も単純なアルデヒドという物質の化合物で、シックハウス症候群の原因物質でもある

気になるのが

国際ガン研究機関（IARC）の評価では、ホルムアルデヒドは堂々のグループⅠ（GroupⅠ）にランクインされる物質

参考文献 [677]

グループⅠ（GroupⅠ）とは

ヒトに発ガン性があると"公式"に認められているカテゴリー

➡ 支配者にコントロールされている公的な科学機関さえも発ガン性を認めている

➡ それだけ危険ということ

二日酔い

二日酔いも、この過酸化脂質（アルデヒド）の一種であるアセトアルデヒドが原因。

➡ 私のようなお酒を一滴も飲めない下戸は、アルコールが代謝されてできたアセトアルデヒドを分解する酵素（アセトアルデヒド脱水素酵素）がほとんど誘導されないので……

➡ 過酸化脂質（アルデヒド）の一種であるアセトアルデヒドが蓄積してしまう

➡ そうすると、激しい吐き気、頭痛、頻脈、めまいといったプレショック（準ショック）状態に陥る

➡ 毎年春になると、学生たちが歓迎会などの宴会で急性アルコール中毒によって命を落とす事件が起きる

➡ これは、過酸化脂質（アルデヒド）が蓄積して、全身、特に脳に急激な糖のエネルギー代謝障害を起こすから

ちなみに

お酒を飲んですぐ赤くなる人や気分が悪くなる人は、アルコールを避けるのが賢明

車の排気ガスやタバコの煙

車の排気ガスやタバコの煙などにも、この過酸化脂質（アルデヒド）の一種である猛毒のアクロレインが含まれている

参考文献 [678][679]

ダブルパンチ

バーや居酒屋などで、お酒を飲んでタバコをプカプカふかしている人たち……

➡ わざわざお酒とタバコの過酸化脂質(アルデヒド)のダブルパンチを食らっているようなもの

過酸化脂質(アルデヒド)は体内でも産生される

2nd Step

過酸化脂質(アルデヒド)は、お酒を飲まない人やタバコを吸わない人でも、日々蓄積している

そして

これが老化、呼吸器疾患、糖尿病などのメタボリック・シンドローム、自己免疫疾患、アルツハイマー病などの神経変性疾患やガンといった慢性病(慢性炎症)の原因になっている

ガン・アルツハイマー病

日本人(そして東アジア)に食道ガン、上咽頭ガン、胃ガン、肝臓ガン、大腸ガンさらにはアルツハイマー病などが多いのは、このアセトアルデヒドを分解する酵素(アセトアルデヒド脱水素酵素:ALDH2)が少ない、あるいは“ない”ことが関係していると報告されている

参考文献 [680][681][682][683]

▷ 次頁図に続く

特に

日本人に胃ガンが多いのは、熱いおかゆを食べる習慣（実際に犬に高温のお湯を飲ませて胃ガンができるかどうかの実験がなされていた）や食べてすぐ働くからだといわれてきた。しかし前頁でお話ししたように、過酸化脂質（アルデヒド）が関係していると考えられる

02 農耕革命＋牧畜革命は“過酸化脂質（アルデヒド）暴露革命”

穀物の過剰摂取＝プーファの過剰摂取

1st Step

約１万年前に 農耕革命 が起きてから、人類の心身の健康状態はかなり悪化 した

その原因は

穀物、豆類の過剰摂取にある。

➡ それは穀物・豆類に含まれている脂質（油）成分が過酸化脂質（アルデヒド）に関係している

➡ その脂質こそが多価不飽和脂肪酸（プーファ）

人類の食の歴史を遡ると

約１万年前までの生活は、狩猟採集形態だった。

➡ 私たちの祖先が食べたものは、主に陸上の哺乳類や果実

➡ 陸上の動物の脂肪成分は飽和脂肪酸が主体（プーファは、4%程度しか含まれていない）

➡ 果実にも穀物・豆類のように、プーファが豊富には含まれていない

▷ 次頁図に続く

➡ つまり、狩猟採集時代に人間が摂取するプーファはごく微量だったということ

➡ しかし、約1万年前に農耕革命が起きたことで、穀物・豆類の摂取が開始される

➡ この年代以降の栽培作物には、プーファが豊富に含まれている

➡ 脂質という側面でこの人類の革命を概観(がいかん)すると、"飽和脂肪酸→プーファ主体"にスイッチしたことになる

これは

それまでの人類が遭遇しなかったエポックメイキング(画期的)な出来事

考古学・人類学で明らかに

人類の心身の健康状態(寿命、体格など)が大きく悪化した最大の原因が、約1万年前に起こった農耕革命による穀物の過剰摂取だったことが、考古学・人類学の調査で明らかにされている

参考文献 [684][685][686][687]

そして

この人類の健康状態の悪化の最も大きな原因は、プーファの過剰摂取だった。そのほか、小麦などの麦類の過剰摂取によるリーキーガット症候群もその原因となっている

リーキーガット症候群：腸の粘膜に隙間が生じ、腸内の有害物質が体内に漏れ出す状態

食事の変化が心身の変化とライフスタイルを変える

2nd Step

先ほど 心身 としたのは、心(思考)と体(身体)はいずれも同じエネルギー代謝(糖のエネルギー代謝)で成り立っていて、その 糖のエネルギー代謝にプーファがダイレクトに影響を与えている から

さらに

心身の状態が変われば、必ずライフスタイルも変わる。逆にライフスタイルが変われば、心身も変わる。

➡ 心身の状態とライフスタイル は 相互依存関係 にあって、サイエンスの世界ではすでに証明されている

➡ 現代医学でさえ、心身に影響を与える遺伝子は、環境によって影響を受けているとしている(専門用語で エピジェネティックス :epigenetics と呼ばれている)

このように

食べるもの、思考、そしてライフスタイルはすべて密接に結びついていて、しかも不可分。
つまり、それぞれを切り離して考える現代のサイエンスはまったく意味をなさない

この

環境が遺伝子と呼ばれる私たちの素地におよぼす影響は、細胞レベルでも詳細な研究結果が蓄積されている。周囲の環境との密接かつ不可分の相互作用によって、細胞の性質機能まで180度変わってしまう（場の理論）

参考文献 [688][689][690][691]

特に

農耕・牧畜革命が起きてからは、世界各地で戦闘（大量殺りく）や拷問などが行われたことがわかっている

参考文献 [692]

日本でも

弥生時代（農耕革命）に入って、はじめて戦闘に備えるべき櫓（やぐら＝城郭）などがつくられている

また

農耕革命が開始されてからは、定住生活および集団生活へとライフスタイルが変化した。

➡ ここで、最初の生活保護を貪る輩である権力者・聖職者層（働かない人類・生産者に寄生する人類）が登場してくる

➡ この真の生活保護者たちである支配層の誕生によって、その後の人類の歴史がどうなったかは、すでにたくさんの書物が出ているが……

➡ そのような書物を読まなくても、みなさんが今の現実を俯瞰してみればよくわかるはず

このように

狩猟採集時代から農耕革命への変化と、食事の内容が変わった。

➡ 飽和脂肪酸→プーファに変化したことが、これほどまでに人類のライフスタイルを激変させてしまった

➡「まさか食事内容が変わったことくらいで、心身の機能やそれが生み出すライフスタイルまで変わるとは大袈裟な」と思うかもしれない

➡ ここが現代の学問、教育を受け、現代のライフスタイルにどっぷり浸かっている人の思考の限界

ちなみに

凄惨な戦闘や拷問をはじめた理由は……

➡ 人間の脳機能を中心とした心身の機能が約1万年前を境に劇的に変化したから

本書を最後まで読めば、多くの人にとってこの突拍子もない（にわかに信じがたい）因果関係が少しは腑に落ちてくるはず

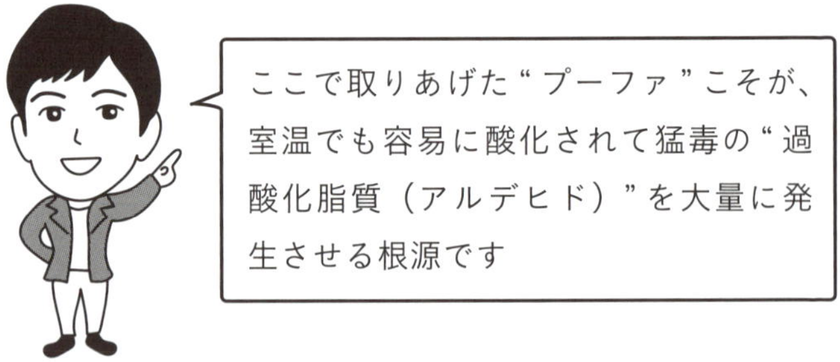
ここで取りあげた“プーファ”こそが、室温でも容易に酸化されて猛毒の“過酸化脂質（アルデヒド）”を大量に発生させる根源です

調理・加工食品革命とプーファ

加工食品革命によって、プーファはどこからでも入ってくる

1st Step

調理方法の変化と加工食品の大量生産という現代のライフスタイル(食事法)の革命によって、プーファの代表格である**植物油脂(vegetable oils)の世界的な普及**が起こった

ちなみに

植物油脂(オメガ6系、リノール酸)とは、次のような油

キャノーラ油、なたね油、サフラワー油(ベニバナ油)、大豆油、コーン油、セサミオイル(ごま油)、亜麻仁油など

これらの

植物油脂は、コンビニやスーパーで販売されているほとんどの加工品に使用されている

➡ いまや飽和脂肪酸が豊富な牛乳からつくられる**生クリームでさえ、植物油脂が主成分**に混ぜ込まれた"偽生クリーム"に変貌を遂げている

▷ 次頁図に続く

➡ 街中のカフェでコーヒーを注文すると「お砂糖とミルクはお使いになりますか？」と聞かれる

➡ 出てくるものは“コーヒーフレッシュ”といわれる植物油脂（プーファ）の塊で、本当のミルク（牛乳）ではない

➡ ケーキに使用されている生クリームも、植物油脂が主成分になっている

➡ チョコレートなどの菓子類も同様、ほとんどのものに植物油脂というプーファを使用している

➡ 大量生産されているパン類も植物油脂まみれの物質になっている

さらにお米も

コンビニやスーパーで、おにぎりはお米だから大丈夫だと思っても、つや出しのためにプーファでコーティングされている。悲しいことに一部の学校や病院給食でも、お米にプーファを混ぜている施設がある

注意！

これらの加工食品以外にも実際にコンビニやスーパーへ行って成分表示を見てみると、たくさんの商品に“植物油脂”という言葉が見て取れる

こういったプーファだらけの食材は、生産過程でプーファの酸化が進んでいるため、無視できない量の過酸化脂質（アルデヒド）がすでに食品中に含まれていることになります

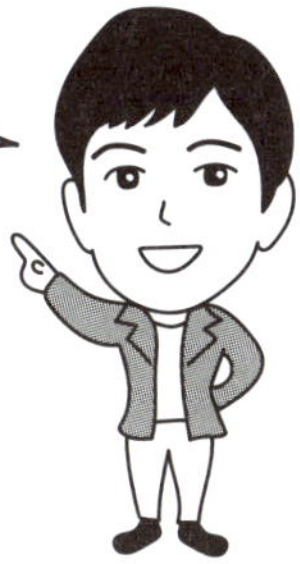

植物油脂が、調理方法に最悪の革命を起こした

2nd Step

植物油脂（プーファ）の普及が調理法の革命を起こした

どんな革命が起きたのか？

ほんの数十年前までの調理法は、網焼きなどのグリル、煮るなどの**油を使わない調理法が主体**だった。

➡ それが、植物油脂というプーファの普及により、フライパン上に植物油脂を引いて炒めるという“炒めもの”や食材を植物油脂の中に入れて揚げるという“揚げもの”といった調理が発明される

これらの

新しい調理法に使用される植物油脂（プーファ）は、後に**クッキングオイル**と呼ばれるようになる。

➡ 洗脳するにはとてもキャッチーなネーミング

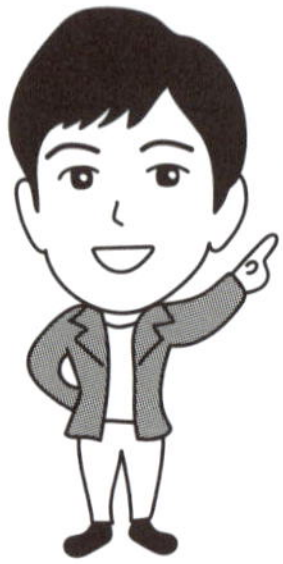

クッキングオイルは、具体的には、 先ほど紹介したキャノーラ油、なたね油、コーン油、大豆油、サフラワー油などのプーファが使用されました

使う油を変える

フライパンによる油を使った炒めものや揚げものといった調理も、その油に牛脂やバターあるいはココナッツオイルといった飽和脂肪酸を使用すれば、大量の過酸化脂質（アルデヒド）の発生を防ぐことができる。

どういうことかというと

牛脂やバターあるいはココナッツオイルといった飽和脂肪酸は熱を加えても酸化しない。
つまり、過酸化脂質（アルデヒド）が発生しない

実際に

最初は揚げものの調理にも飽和脂肪酸であるココナッツオイルが使用されていたが、1940年代ごろから多価不飽和脂肪酸（プーファ）である大豆油などの植物油脂に置き換えられていった

参考文献 [693]

▷ 次頁図に続く

揚げものは危険すぎる

揚げもの料理は炒めもの料理よりも高温で、しかも大量の植物油脂（プーファ）を使用するため、そこから発生する過酸化脂質（アルデヒド）の量は半端なものではない

エビデンスを見てみると

クッキングオイル（プーファ）を180℃で使用した調理では、大量のアクロレインという“猛毒”のアルデヒドが形成され、空気中にも拡散することがわかっている

参考文献 [694][695]

空気中への拡散が怖い

香港などの都市では、中華料理などの外食産業で大量にクッキングオイルを使用するため、1年に7.7トンものアクロレインが空気中に放出されていると見積もられている

➡ これは香港の1年の車の排ガスに含まれるアクロレイン（1.8トン）の4倍以上になる

居酒屋、チェーンの外食産業や中華料理のお店などでは、炒めものや揚げものに大量の脂（プーファ）を使用している

➡ それらのレストランが密集した場所でよく気分が悪くなるのは、この植物油脂（プーファ）から大量発生するアクロレイン（アルデヒド）のせいだったことが今になってよくわかる

▷ 次頁図に続く

調理場で、天ぷら、から揚げなどの調理を長時間行っていると、気分が悪くなることがよくある

➡ 揚げものに使用される植物油脂（プーファ）の酸化が、加熱によって進行することで発生するアクロレインなどの過酸化脂質（アルデヒド）を吸い込むことが原因

この症状は“油酔い”といわれている

調理の過程で大量に産生された過酸化脂質（アルデヒド）は、容易に蒸発（揮発）して充満する。これを吸い込むことで、血液中の過酸化脂質（アルデヒド）濃度が高くなり気分が悪くなる

これは客席でも起こる

日本でも揚げものをしているレストランやファストフード店の店内にいると、同じように気分が悪くなることがある。

➡ これも調理場から客席まで、過酸化脂質（アルデヒド）が揮発して空気中に充満しているから

もちろん

揚げものそのものにも揮発していない大量の過酸化脂質（アルデヒド）が含まれるので、それを食べた人の血液中過酸化脂質（アルデヒド）濃度は高くなる

青魚の揚げものは悲劇としか言いようがない

3rd Step

プーファを使用した調理法が生んだ最悪の悲劇が、**イワシなどの青魚の揚げもの**

ちなみに

私が小学生から中学生だった当時の給食にもよく出ていました。病院食や介護施設の食事などにも供与されています

これらの

イワシには**最も酸化されやすい**（最も過酸化脂質：アルデヒドをつくりやすい）プーファである**オメガ3が含まれている**。

➡ イワシなどの青魚に含まれる油（プーファ）は、揚げものなどの高温調理では過酸化脂質（アルデヒド）の塊になる

この

イワシの油（プーファ）が酸化してできる過酸化脂質（アルデヒド）も組織に酸化ストレスを与えて炎症を加速し、細胞・組織の構造にダメージを与える

参考文献［696］

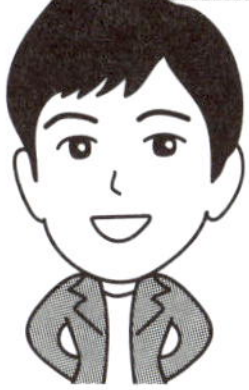

さあ、もうおわかりでしょうか。何が最悪の悲劇なのでしょうか？
答えを次頁にまとめておきます

つまり

植物油（オメガ 6 系）そのものとイワシの油（オメガ３系）の２種類のプーファ由来のダブルの過酸化脂質（アルデヒド）が、イワシの揚げものには負荷されている。このダブルの過酸化脂質（アルデヒド）を大量に含んだ食材を食べることは悲劇としかいいようがない

プーファの酸化が進んでできる過酸化脂質（アルデヒド）は発ガン物質でもある

4th Step

ポテトフライに含まれる発ガン物質の アクリルアミド については、糖とタンパク質の反応でできる というのは嘘ではないとしても 事実とはいえない

実際は

揚げものをするときに使用される 植物油（プーファ）の過酸化脂質（アルデヒド）とタンパク質の結合反応 から形成される

参考文献 [697][698]

もちろん

調理した人は、その揚げものを食べなくても揮発した過酸化脂質（アルデヒド）の気体を吸い込むことで、同じように血液中のアルデヒドが急激に増える（油酔い：前々頁）

疫学的調査では

中国人女性の高い肺ガンの罹患率は、中華鍋を使用した料理（クッキングオイル使用）と関連していることが示唆されている

参考文献 [699]

ちなみに

アルデヒドの一種である猛毒のアクロレインは、同じプーファでもクッキングオイル（植物油脂）であるオメガ６系（リノレン酸）よりも亜麻仁油やフィッシュオイルなどのオメガ３系から発生しやすい性質がある

参考文献 [700][701]

再確認しておくと

プーファには植物油脂といわれるオメガ６系とフィッシュオイルなどのオメガ３系がある

また

膀胱ガンや不妊を引き起こすことで有名なサイクロフォスファマイド（シクロフォスファミド）という抗ガン剤がある。

➡ この抗ガン剤の代謝産物は、アクロレインやクロロアセトアルデヒドなどの過酸化脂質（アルデヒド）

➡ これらの過酸化脂質（アルデヒド）が膀胱ガンや不妊の原因ではないかと疑われている

参考文献 [702][703]

Chapter6

04 現代人に蓄積するプーファ

豚や鶏もプーファまみれという現実

1st Step

私たちが日常的に摂取している 豚、鶏など は 現代穀物（遺伝子組換え作物と呼ばれるグリホサートまみれの人工産物）で育てられている ため、その畜産物もプーファが豊富に含まれている

つまり

家畜を食べても 私たちの体内に プーファが蓄積していく

たとえば

大豆を給餌されている豚の脂には 、なんと 30%以上もプーファ（リノール酸、オメガ6）が含有されている

参考文献 [704]

豚の脂は植物性？

動物（家畜）の肉といっても、穀物やドライフィッシュ（魚を乾燥させたもの）などを与えられている家畜の畜産物はプーファまみれ。

➡ 豚には、プーファまみれの給食の残飯などが与えられている始末

▷ 次頁図に続く

➡ いまやラード（基本的に豚の背脂）は、動物性脂肪ではなく、植物油脂（プーファ）といっても過言ではない

➡ 現代では、これにフィッシュオイルなどのオメガ3サプリメントが推奨され、拍車をかけている

植物油脂の体内への蓄積は1960年代ころから増加

2nd Step

人にとってプーファ（植物油脂：リノール酸、オメガ6）の必要量は、総エネルギーの約0.5～1.5%程度と見積もられている

参考文献 [705]

これには

もちろん異論があり、プーファがゼロ（プーファフリー）であっても体内で何も問題は起こらない。

➡ むしろプーファフリーで糖のエネルギー代謝が向上し、ガンなどの慢性病の予防ができる

➡ 2003年当時の北米を例に取ると、植物油脂の1日摂取量は総エネルギーの約8%と見積もられている

➡ これは、必要量の5～16倍量（8%÷1.5%～8%÷0.5%）の植物油脂（プーファ）を摂取していることになる

▷ 次頁図に続く

前頁のデータは

20年以上前のデータなので、現在はもっと大量の植物油脂（プーファ）を摂取している。次図は**植物油脂（プーファ）の人体蓄積量の年次推移**を示したグラフ。グラフを見ると、**チンパンジーがずっと水平なのに対し、ヒトは1960年代ころから一直線に右肩上がりになっている**ことがわかる。これは次頁でお話しする**プーファの市場普及の経過と恐ろしいほど一致**している

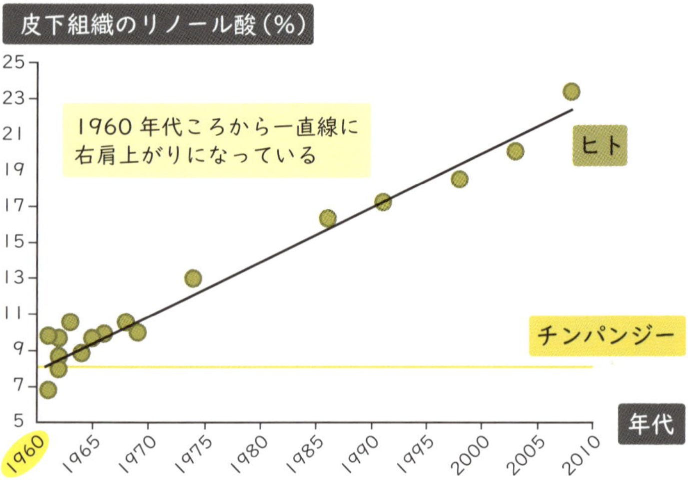

参考文献 [706][707][708][709][710][711][712]

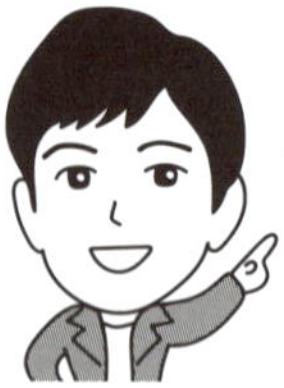

人の体の中に、なぜプーファが入り込んできたのか、その原因を掘り下げていきましょう

プーファが人体に蓄積する原因は何か？

次図は「植物油脂（プーファ）の普及の年次推移」のグラフ。

➡ このグラフを見ても、1960 年ごろから急激に植物油脂（プーファ）がマーケットに普及していることがわかる

➡ 植物油脂（プーファ）の普及は、前図のようにダイレクトに人体の蓄積となって表れている

➡ 前図では、比較対象としてチンパンジーの植物油脂（プーファ）の体内蓄積量も図表上に示しているがチンパンジーの体内植物油脂（プーファ）は1960 年以降も一定である

➡ つまり、人工的な植物油脂（プーファ）の普及が人体への蓄積の原因であることがわかる（自然環境の変化が原因ではない）

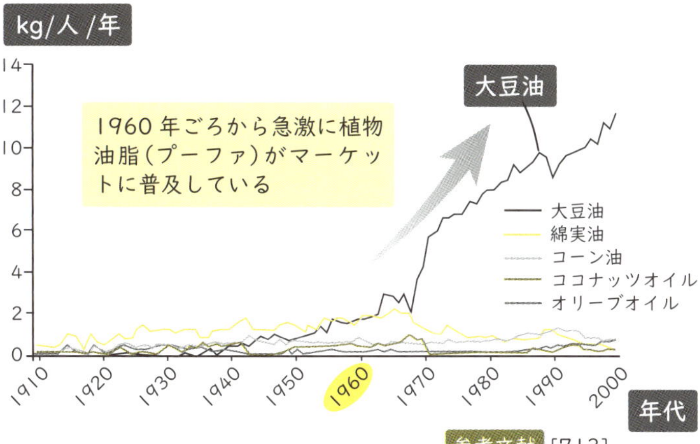

参考文献 [713]

慢性病はここ数十年で急激に増加した

3rd Step

ガン、心臓・脳血管疾患、自己免疫疾患、アルツハイマー病、神経難病、糖尿病、アトピー性皮膚炎、喘息といった病態は、すべてここ数十年で急激に増加した

次図を見れば一目瞭然

次図は米国の心臓血管疾患の年次推移のグラフ。ここでもやはり、植物油脂(プーファの普及やそれによる人体蓄積と同じく右肩上がりであることがわかる

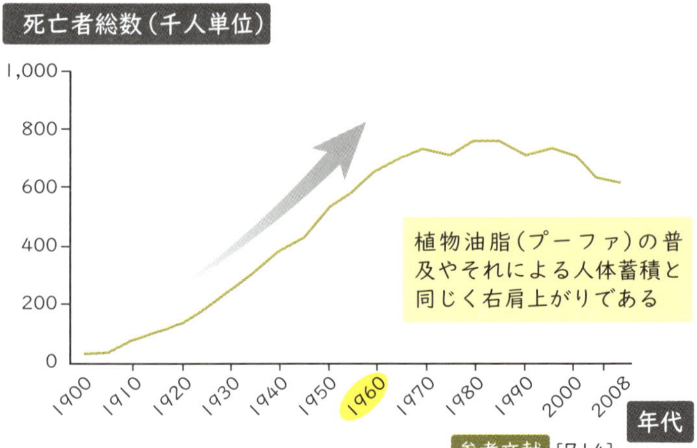

参考文献 [714]

前図のここが怖い

前々図の数値に、さらにオメガ3系の油（リノール酸、EPA、DHA）が負荷されているので、現代人は過剰なプーファに苛（さいな）まれているといえる

現代社会では

プーファの過剰蓄積は 5 歳ごろからすでにはじまっていることが報告されている

参考文献 [715][716][717]

さらに

日本人は、北米の人とほぼ同じ植物油脂量摂取に加えて魚の消費量が多いことから、世界でもトップレベルのプーファリッチ（プーファが豊富）な国民

それにも関わらず

2016 年のデータでは、日本の平均寿命は、84.2 歳 となっている。その平均寿命よりも大切な指標である 健康寿命（元気で暮らしている期間）は、74.8 歳 となっている

参考文献 [718]

ちなみに

日本の平均寿命が長いというデータ（2024 年には、香港に次いで２位となっている）がある

参考文献 [719]

▷ 次頁図に続く

ところが

このデータには、かなりの虚偽と誤解がある。これは海外ではすでによく知られた事実で、ニューヨークタイムズでも記事になっている 参考文献 [720]

どこが気になるのか

この平均寿命と健康寿命の差の10年近くは、何らかの障害を抱えてすごしているということになる

では、その虚偽とは何か？

家族が年金をもらうために、死体を自宅に安置しているケースがかなりの数に上っている。

- ➡ 2010年の時点で、100歳を超える高齢者23万人の生存確認が取れないまま統計を出している
- ➡ これは海外でもまだ話題にはなっていないが、日本は先進国では行われていない延命治療（経管栄養）が堂々と行われている
- ➡ その数の正確な調査は、もちろん厚生労働省では1度も実施されていない
- ➡ この数も含めると(最終的に差し引くことになる)日本の平均寿命や健康寿命は先進国でも同等か低レベル(乳児死亡率の差を除くと米国と同じ程度)であることが白日の下にさらされるはず

▷ 次頁図に続く

それでも

日本が間違った統計を出し続けているのは、単に役人の怠惰だけとは言い切れない深い意図があるのかもしれない。

➡ それは、世界でもトップクラスのプーファリッチな国民が健康であるということにしておかないといけない理由があるから

➡ 日本の宗主国（そうしゅこく）である英国がコントロールする米国において大きな影響力を持つ多国籍企業（シードオイル産業＝穀物メジャー、フィッシュオイル産業）がどれだけ大きな力を持っているかは、私たちの想像をはるかに超えるもの

宗主国：ほかの国に対して強い支配権を持つ国のこと

どこが気になるのか

ここ数十年の慢性病の急増の様子は、この数十年における植物油脂の普及やフィッシュオイルの摂取増大（次図「魚の摂取量の増大」やサプリメント摂取量増加）のグラフによく一致している

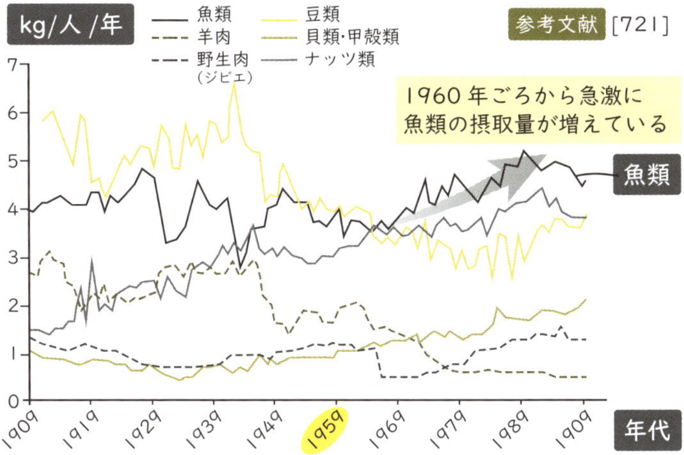

さて

プーファが体内に摂取されると、必ず酸化されて一部は変性していく。この体内でプーファが酸素に触れて（酸化）変性したものを、内因性の過酸化脂質（アルデヒド）という

どんなものがあるのか

体内で形成される代表的なアルデヒド（＝内因性アルデヒド）には、先ほど登場したアクロレインをはじめ、ハイドロキシノネナール（4HNE）、ハイドロキシヘキサナール（4HHE）マロンダイアルデハイド（MDA）などがある

参考文献 [722]

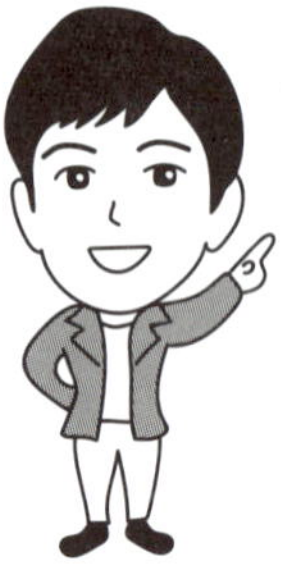

難しい名前が出てきましたが、要はアルデヒドと同じ毒性物質です。これらのプーファの酸化から形成される過酸化脂質（アルデヒド）のことを“反応性カルボニル化合物：RCCs（reactive carbonylcompounds）”とも呼びます

さらには

プーファからできるアルデヒド誘導体以外の過酸化脂質として、アイソプラストン、ニューロプラストンなどの毒性物質がある

参考文献 [723][724]

ちなみに

植物は、熱帯・温帯地方で育つもの以外、種子も含めてすべての成分の油はプーファが主体。だから、これらの過酸化脂質は、私たち動物だけでなく、植物でも熱、重金属などのストレスが加わることで形成される

参考文献 [725]

植物も人間と同様、過酸化脂質（アルデヒド）が多すぎると光合成の機能がダメージを受けて枯れてしまう

参考文献 [726]

その理由は？

寒冷地の植物を温かい場所に移すとすぐに枯れてしまう理由……

- ➡ 寒冷地の植物内にあるプーファの酸化が進んで大量に過酸化脂質（アルデヒド）が発生するから
- ➡ この過酸化脂質（アルデヒド）が植物のタンパク質などの構成成分と結合してその構造・機能を変性させる
- ➡ 基本的に寒冷・亜寒冷地の植物に含まれる油はプーファ
- ➡ これらの植物を私たちが食事として摂取すると、体温で容易に過酸化脂質（アルデヒド）をつくり出してしまう

次頁に私たちの体がプーファまみれになるしくみをまとめておきます

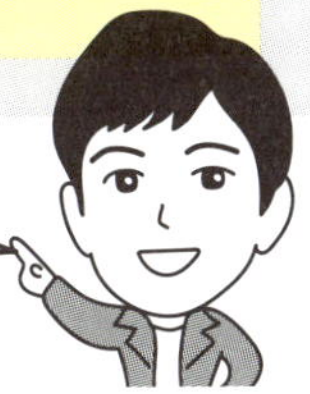

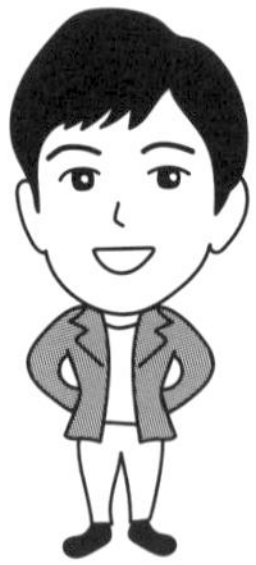

穀物・豆類、そしてそれを給餌された家畜を日常的に摂取すること（＝過剰摂取）と、さらにはその調理法（植物油脂による炒めもの、揚げもの）、および植物油脂リッチの加工食品の摂取によって、私たちの体内には日々プーファが蓄積し、過酸化脂質（アルデヒド）がたくさん形成されています

糖のエネルギー代謝をストップさせる過酸化脂質 05

なぜ過酸化脂質（アルデヒド）が発ガン物質といわれるのか？

1st Step

過酸化脂質（アルデヒド）の代表的な溶液であるホルマリンが、人に対して明確に発ガン物質と認められているが、なぜ過酸化脂質（アルデヒド）が猛毒であり、発ガンを促すのか？

私たちの体の機能と構造について知る

私たちの体の機能・構造は相互依存している。

➡ 機能を具体的にいうと、消化・代謝・デットクス・ゴミ処理・細胞内の活動（タンパク質、脂質、糖質合成や細胞内水の整列）などを指している

➡ 私たちが意識していなくても体の形態を維持するために日々働いている（形態形成維持：morphostasis：モルフォスタシス）

➡ この機能がダイナミックに回ってはじめて体の構造……細胞（ミトコンドリア、核など）や細胞外マトリックス）が安定してくる

▷ 次頁図に続く

➡ そして構造が安定して、はじめて機能が回るという相互依存関係が成立する

➡ この相互依存関係にある"機能ー構造"こそが生命の本質

➡ 機能と構造という相互関係が破綻をきたした代表が、みなさんがよくご存知の"ガン"

➡ ガンは、機能も構造も崩れたなれの果ての状態

➡ "機能ー構造"という相互依存を成立させるもの、それがエネルギー

では

私たちのエネルギーとは何なのでしょうか？

➡ 私たちの体内でつくり出すものは、原発や石油からできるような環境に負荷のかかるエネルギーではない

➡ それは、"糖"を資源としたクリーンなエネルギー

➡ 例外は、❶安静時の筋肉は脂肪酸をエネルギー源とする場合と、❷分裂が盛んなガン細胞が脂肪酸やアミノ酸をエネルギー源とする場合

➡ 私たちは、摂取した糖質から熱とATP（アデノシン三リン酸）と呼ばれる物質を細胞内のミトコンドリアという小器官で産生する

この糖質の代謝からミトコンドリアで発生した熱（近赤外線）が細胞内の水にエネルギーを蓄える役割をします。この水に蓄電されたエネルギーによって、私たちの細胞内で活動に必須のさまざまな化学反応が起こります

一方の ATP は、細胞内の水を整列させる重要な役割を担っています。現代のサイエンスは、私たちのエネルギー源が ATP としてきましたが、実際にはミトコンドリアで産生される熱が主要なエネルギー源になっています

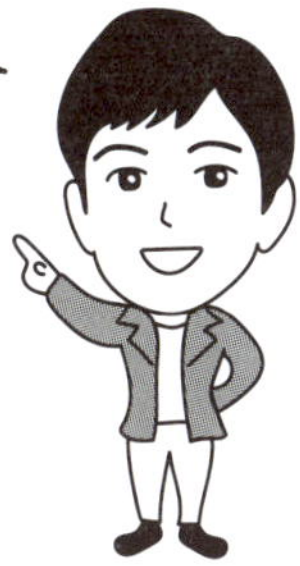

このあたりの話は「水と命のダンス 生命の根源に迫る水の驚異的メカニズム」（ホリスティックライブラリー出版刊）で詳しく解説しています

実は

過酸化脂質(アルデヒド)はこの体内のエネルギー産生(=糖のエネルギー代謝)をダイレクトにブロックする

参考文献 [727][728]

具体的には

私たちの体内のエネルギー産生所であるミトコンドリアの機能にダイレクトにダメージを与えて(サイトクロムCオキシデースという酵素をブロック、およびミトコンドリアの膜を変性)、熱やATP産生を低下させる。

➡ エネルギー産生が低下すると、すべての機能そしてその相互関係にある構造までが崩れてくる

➡ ガン細胞は、正常細胞の機能・構造を維持できなくなって変態した自分の細胞

➡ 過酸化脂質(アルデヒド)は、ミトコンドリアにおける熱やATP産生を低下させることで、正常細胞をガン細胞に変態させる作用がある

さらに

植物油脂やフィッシュオイル由来の過酸化脂質(アルデヒド)は、細胞内のタンパク質・リン脂質などの生体分子と結合して、構造を変化させ機能をダメにする

参考文献 [729][730][731]

過酸化脂質(アルデヒド)は、細菌(バクテリア)をも破壊する

参考文献 [732]

過酸化脂質（アルデヒド）に打つ手はあるのか？

2nd Step

人体には、この猛毒の過酸化脂質(アルデヒド)を排泄する機構(酵素)が備わっている

どんな酵素か

アルコール脱水酵素(ADH:dehydrogenase)、アルデヒド脱水酵素(ALDH:aldehyde dehydrogenase)、アルドケトレダクターゼ(AKR:aldo-keto reductase)、あるいはグルタチオン(glutathione)といった酵素

参考文献 [733]

しかし

この過酸化脂質(アルデヒド)を処理する酵素さえ、過酸化脂質(アルデヒド)がある一定濃度以上になると、これらの酵素の一部に過酸化脂質(アルデヒド)が結合して機能―構造を不可逆的に変化させてしまう

参考文献 [734]

つまり

これらのデトックス酵素の機能が損なわれれば、猛毒の過酸化脂質(アルデヒド)には手のほどこしようがなくなる

もちろん

過酸化脂質（アルデヒド）が細胞のさまざまな成分と結合して機能にダメージを与えることで構造変化が起こる結末は、ガンだけではない

多くの慢性病の原因に

プーファから形成される過酸化脂質（アルデヒド）によって体全体の機能ー構造が崩れていくということは、糖尿病や脳･心臓血管疾患、自己免疫疾患、自閉症、神経難病、アルツハイマー病、消化器疾患といったあらゆる慢性病や老化の最大の原因にもなっている

参考文献 [735][736][737][738][739][740]

Chapter7

私たちの食べている脂肪とは？

Part2

プーファに侵食される

01 食事から摂取する脂肪のほとんどが“中性脂肪”

中性脂肪は悪くない

1st Step

ここで、少し脂肪について整理してみる

まず

食事で得る 脂肪 とは具体的には何を指すのか？
答えは次図のようになる

90%以上は中性脂肪
（トリアシルグリセロール：トライアシルグリセロール）

そのほか

コレステロール（およびコレステロールエステル）、リン脂質、遊離脂肪酸

つまり

食事で得る脂肪のほとんどが中性脂肪 といっても過言ではない。コレステロールの値を心配する人がたくさんいるが、食事から摂取できるコレステロールはむしろ少量で、実は もっぱら体内におけるコレステロール産生に頼っている

中性脂肪は悪いイメージ？

中性脂肪というと悪いイメージがあるが、これは英語の誤訳（誤解を生じる意訳）によるもの。

- ➡ 中性脂肪とは、トリアシルグリセリド（triacylglyceride）の和訳
- ➡ もともと トリ（tri-） とは、3つの という接頭語
- ➡ グリセリド は、グリセリン（グリセロール） という糖とアルコールが結合した物質に 脂肪酸 がくっついているという意味（脂肪酸エステル）

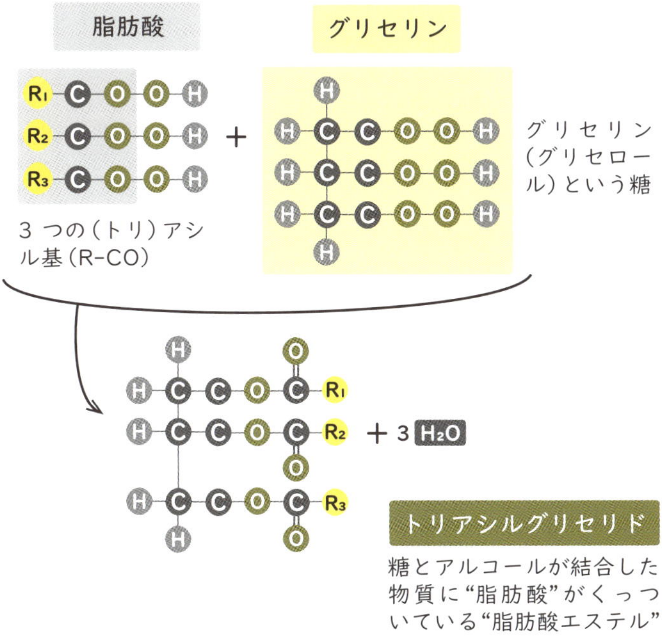

前頁図を見てのとおり

グリセリンというアルコールに3つ(tri-)の脂肪酸がくっついている物質のことを、なぜか原語からはとても想像できない中性脂肪という意訳·誤訳をしてしまった

➡ グリセリン(グリセロール)と脂肪酸のカルボキシル基が結合すると、カルボキシル基のマイナスチャージが中性になる(エステル化)ことから中性脂肪と名づけられた

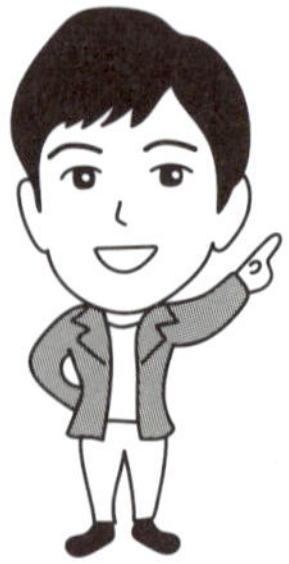

中性脂肪は化学構造式どおりに、
“トリアシルグリセリド”と、
きちんと呼び直すべきです

中性脂肪の脂肪酸には“飽和脂肪酸”と“不飽和脂肪酸”がある

2nd Step

脂肪酸とは、炭素をバックボーン(連なったもの)として、水素(および酸素)が結合しているもの

▷ 次頁図に続く

脂肪酸の種類

脂肪酸には、飽和と不飽和がある（次図）。

➡ **飽和脂肪酸** 炭素が水素と余すことなく結合しているもの

➡ **不飽和脂肪酸** 炭素と水素との結合の手が余っているもの

飽和脂肪酸

融点が高い ➡ 酸化されにくい

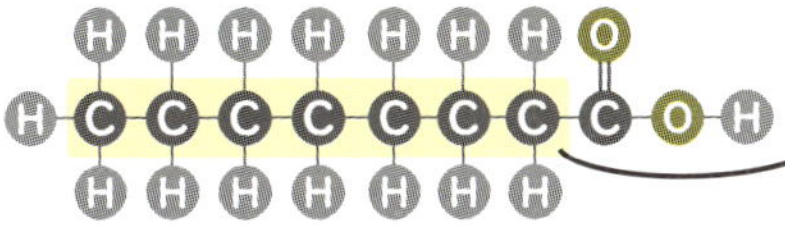

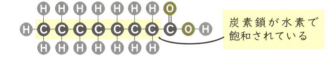

炭素鎖が水素で飽和されている

不飽和脂肪酸（プーファ：長鎖不飽和脂肪酸）

融点が低い ➡ 酸化されやすい

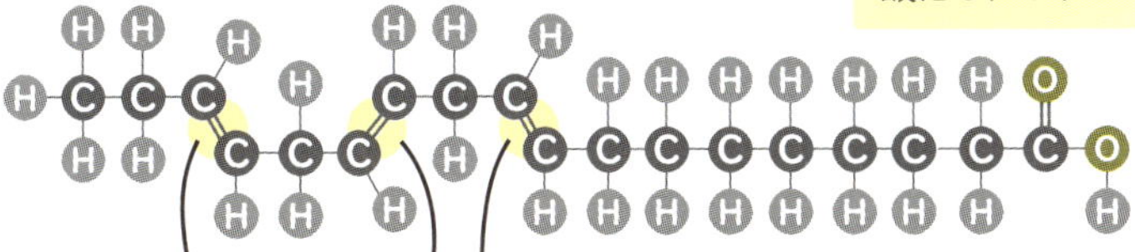

C（炭素）同士の二重結合（不飽和結合）がある

二重結合がひとつのもの
➡ 一価不飽和脂肪酸
（オリーブオイル）

二重結合が２つ以上のもの
➡ 多価不飽和脂肪酸
（亜麻仁油、フィッシュオイル）

前々頁図とあわせて

中性脂肪（以下、トリアシルグリセリド）には、３つの脂肪酸（前々図 R1、R2、R３：パルミチン酸、オレイン酸、α-リノレン酸など）がくっついた飽和脂肪酸、不飽和脂肪酸のさまざまなパターンがある

02 飽和脂肪酸とは何か？

炭素の鎖の長さで分類される

1st Step

飽和脂肪酸は、炭素の鎖の長さで長鎖中鎖短鎖という分類をする

それぞれ次のような特徴がある

❶短鎖脂肪酸　C（炭素）の数＜6。バターの酪酸（らくさん）、プロピオン酸に含まれる

❷中鎖脂肪酸　C（炭素）の数＝6～14。ココナッツオイルや母乳（不飽和脂肪酸の摂取量が少ない母親）に豊富に含まれる。ラウリン酸、カプリル酸、カプリン酸が代表。アルツハイマー病に効果がある

❸長鎖脂肪酸　C（炭素）の数＝14～22。ココナッツオイル、バター、牛脂などの反芻動物の油に豊富に含まれる。パルミチン酸、ステアリン酸が代表。細胞の骨格や細胞成分の材料に欠かせない

❹超長鎖脂肪酸　C（炭素）の数＞22

これらの

飽和脂肪酸の特徴は、自動的に酸化されないことに尽きる。脂肪のバックボーンの炭素が水素と余すことなく結合しているため、酸素の入る余地がない

息を吐いたとき、肺がつぶれないのは飽和脂肪酸のおかげ

2nd Step

短鎖、中鎖飽和脂肪酸 の使われ方として、まず 優先的にエネルギー源 として使用される

ただし

分裂盛んな細胞やガン細胞などは別として、健常状態における エネルギー源の中心は"糖" なので、短鎖、中鎖飽和脂肪酸が長期的に糖の代替のエネルギーになることはない

脂肪酸の種類

長鎖飽和脂肪酸は、エネルギー源だけでなく、細胞の構成成分として使用される。

➡ 肺は肺胞という小さい風船が多数集まった組織。この風船が空気の出し入れで膨らんだり、しぼんだりする

➡ 肺がしぼむときにぺしゃんこにつぶれないのは、肺の"サーファクタント"と呼ばれる重要な物質が働いているおかげ

➡ 具体的には、サーファクタントが肺胞の表面に薄い膜をつくり、表面張力を減らすことで、肺胞が簡単に広がり、空気がスムーズに入り込むように助けている

▷ 次頁図に続く

➡ 完全に肺胞がつぶれた状態は、ちょうど完全に空気が抜けた風船の状態

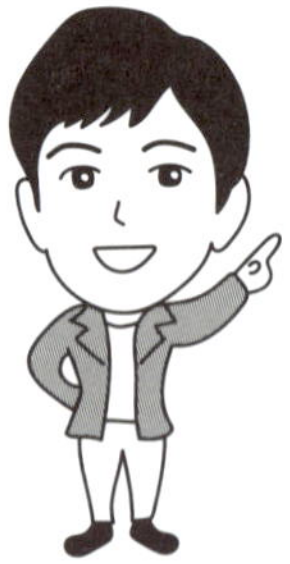

それでは、なぜサーファクタントが風船の形状を保つことができるのか見ていきましょう

風船の形状を保てる秘密は

飽和脂肪酸の構造にある。何よりも飽和脂肪酸は構造がとても安定している（次図）

参考文献 [741]

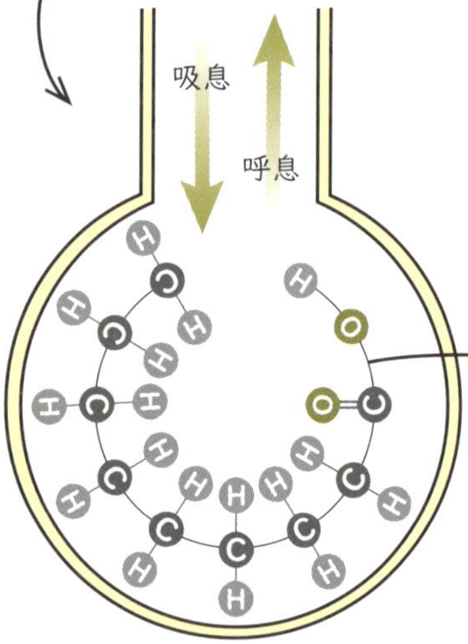

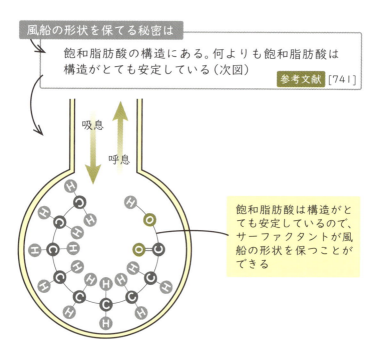

飽和脂肪酸は構造がとても安定しているので、サーファクタントが風船の形状を保つことができる

飽和脂肪酸だから守られる

長鎖飽和脂肪酸は、バター、ココナッツオイル以外にも牛脂などの反芻動物の油に豊富に含まれている。

➡ これらの飽和脂肪酸は自動的に酸化しないので、猛毒のアルデヒドを産生することがない

➡ 飽和脂肪酸は、私たちの体の中で安全で有益な脂肪といえる

たとえ飽和脂肪酸だったとしても

過剰摂取すると生命体のエネルギー源の柱である糖の利用を妨げるので、高脂肪食はストレスとなる（プーファが少ないものでも）

参考文献 [742]

もし、プーファだったら肺がつぶれてしまう

3rd Step

もし、これが飽和脂肪酸ではなく、亜麻仁油やフィッシュオイルに代表されるプーファ（多価不飽和脂肪酸）だとしたらどうなるのか？

とても恐ろしいことになる

プーファは不安定で折れ曲がる構造をしている。

➡ プーファが風船のサーファクタントであれば、空気が抜けたあとは完全に虚脱して（ぺしゃんこになって）しまう（次図）

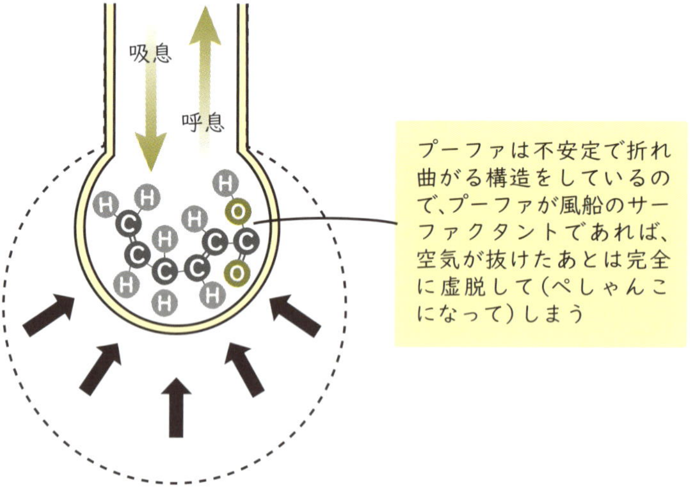

実は

これは人体で起こり得る事態。**生まれたばかりの赤ちゃんの肺胞がつぶれることで呼吸ができなくなる病態**がある。これを**新生児呼吸困難症**（Neonatal Respiratory Distress Syndrome：NRDS）という。これは母体からの過剰なプーファの供給で、赤ちゃんのサーファクタントが飽和脂肪酸からプーファリッチに変わったことで起こるもの

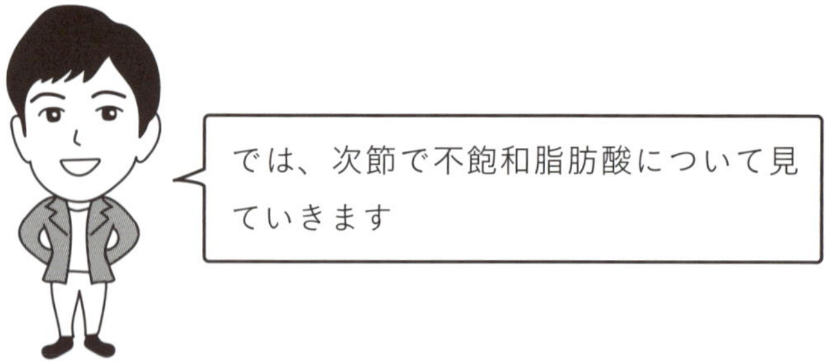

では、次節で不飽和脂肪酸について見ていきます

不飽和脂肪酸とは何か？ 03

プーファは長鎖の多価不飽和脂肪酸

1st Step

植物油脂 や **フィッシュオイル** などは、炭素数が18 個以上ある長鎖。つまり、**多価不飽和脂肪酸といえばプーファ** のことを指す

脂肪酸の種類

プーファの分類のしかたは、炭素の手が余っている場所（炭素同士が二重結合している位置）によって、呼び方が変わる。

➡ 具体的には、カルボキシル基から最も離れた端の炭素から数えて何個目に炭素の二重結合があるかで決まる

➡ “n-3 不飽和脂肪酸”“n-5 不飽和脂肪酸”“n-6 不飽和脂肪酸”“n-9 不飽和脂肪酸” など（次図）

➡ n-3 はギリシャ文字を使用してオメガ3（ω3）、n-6 ならオメガ6（ω6）とも表記する（次図）

このあたりは“そういうものなんだ”と、感覚的に見ておいてください

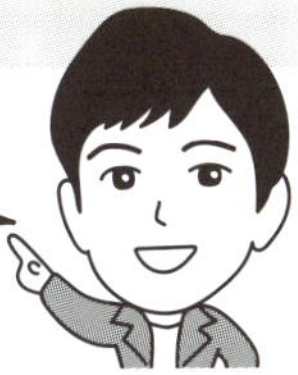

オメガ3（ω3）・n-3：α-リノレン酸

紫蘇油、亜麻仁油、フィッシュオイル

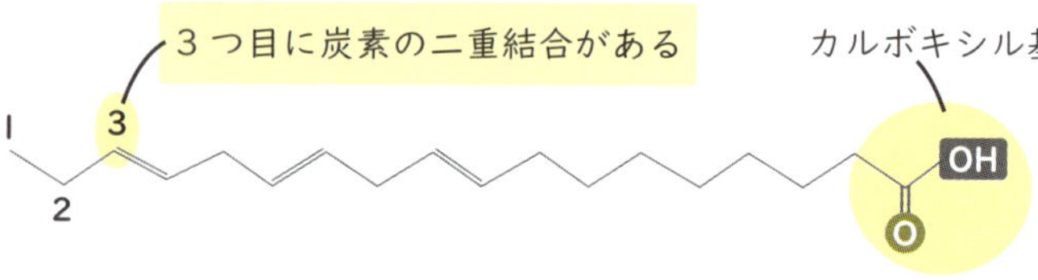

オメガ6（ω6）・n-6：リノール酸

植物油脂：高リノール紅花油、高リノールひまわり油、大豆油、菜種油、月見草油

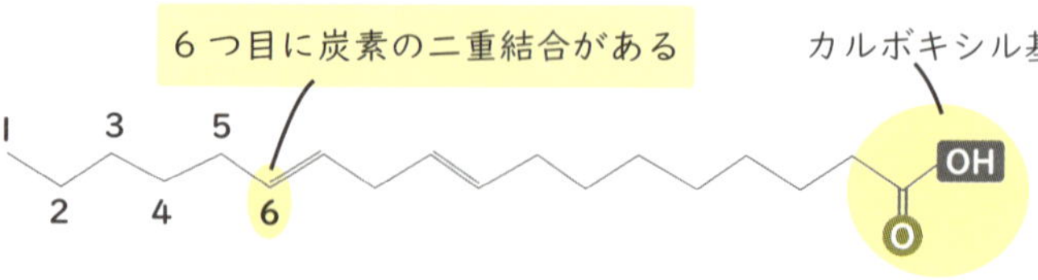

オメガ9（ω9）・n-9：ネルボン酸

脳糖脂質、オリーブオイル

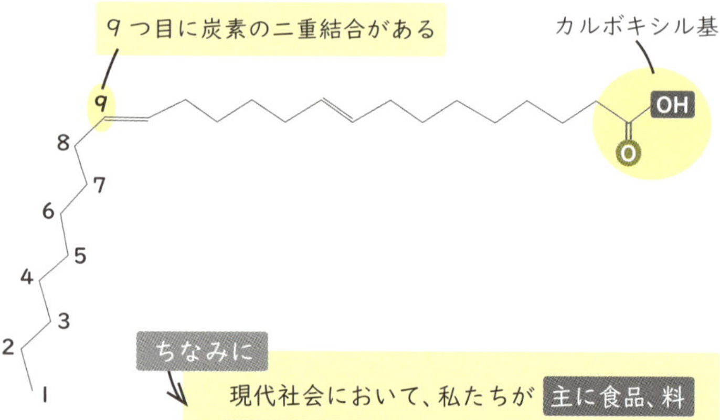

ちなみに

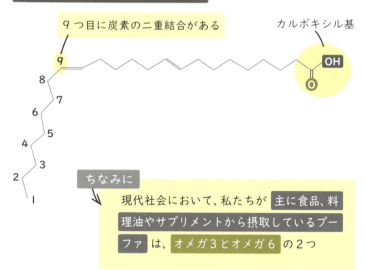

現代社会において、私たちが**主に食品、料理油やサプリメントから摂取しているプーファ**は、**オメガ3とオメガ6**の2つ

なぜ脂肪酸に飽和と不飽和があるのか？

04

地球には熱帯地域と寒冷地域がある

1st Step

脂肪は、温度や湿度に非常に敏感。飽和脂肪酸は熱帯地方の植物や哺乳類、鳥類などの温血動物の油。飽和脂肪酸は融点が高いので、温度が高くても酸化することなく安定している

もし

熱帯地域の植物の油がプーファ(多価不飽和脂肪酸)だとしたらどうなるか？

➡ 温度が高いとプーファは急激に酸化が進み、大量の毒性の強いアルデヒドを産生する

➡ これは、私たちのような温血動物の体にプーファがある場合も同じで、大量のアルデヒドが生じてしまう

➡ 対して、プーファ(多価不飽和脂肪酸)は寒冷地域の植物や魚類、爬虫類などの冷血動物の油

もし

寒冷地域の植物の油が飽和脂肪酸だとしたらどうなるのか？

➡ ココナッツオイルの冬の状態を思い浮かべれば一目瞭然で、固まってしまう（種子も）

➡ これでは、寒い春先に芽を出すことはできない

これは

寒冷地の魚の油が飽和脂肪酸である場合も同じで、固まって動けなくなってしまう

まとめ

地域と脂肪酸・油の種類についてまとめると、次のようになる。

寒冷地域 多価不飽和脂肪酸（シードオイル）

温帯地域 一価不飽和脂肪酸（オリーブオイル）

赤道付近 飽和脂肪酸（ココナッツオイル、パームオイル）

エビデンスを見てみると

生き物は住んでいる場所の温度によって、都合のよい油を選んでいる。これを裏づけるのが、昆虫や植物は環境の温度によってつくる油を変えているという事実

参考文献 [743][744]

ちなみに

より暖かい温度では、昆虫も植物も飽和脂肪酸をつくる。寒冷地域の植物もより高い温度で育てると種子には飽和脂肪酸が増える

アジアの昆虫食、アマゾンの魚は良質なタンパク質・脂質源になる

1st Step

アジアの貧しかった国には 昆虫食 がある

アジアの昆虫食は

よく考えると飽和脂肪酸なので、よいタンパク質・脂質の摂取源として重宝されてきた。

➡ ただし、昆虫食自体は昆虫の外骨格にアレルゲンが存在するため、炎症を引き起こす

➡ したがって、熱帯地方の昆虫であっても、昆虫食は勧められない

➡ 増してや、ロシアなどの寒い地域の昆虫は油がプーファになるので、食べないほうがよい

では、熱帯地方の魚類はどうでしょうか？　次頁で見てみましょう

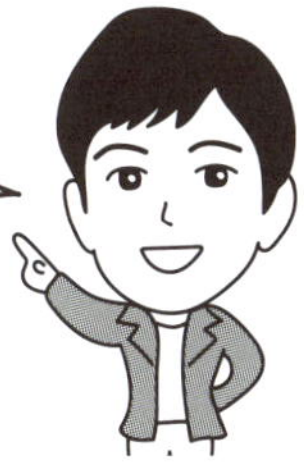

熱帯の魚類は

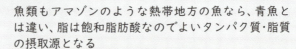

魚類もアマゾンのような熱帯地方の魚なら、青魚とは違い、脂は飽和脂肪酸なのでよいタンパク質・脂質の摂取源となる

➡ ただし、深刻な河川・海洋汚染の問題があり、実際には魚の摂取は推奨しない

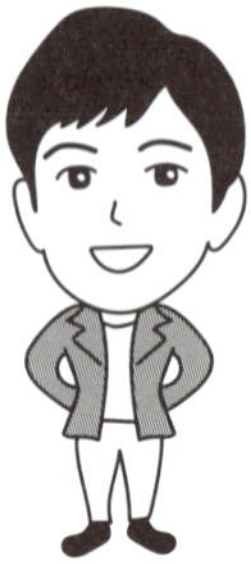

昆虫食を食べてはいけない理由を、エビデンスを見ながらもう少し掘り下げてみましょう

昆虫は脊椎動物ではなく、外骨格を持つ生命体です。この外骨格に豊富に含まれている物質にキチン（chitin）があります。このキチンは、昆虫以外にも原生動物、真菌、線虫などにも含まれています（いずれも大衆への配給制食材の候補）

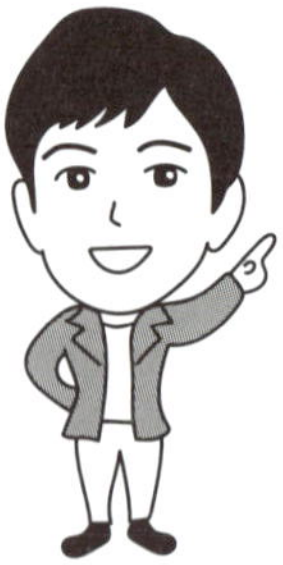

キチンは、哺乳類では炎症ゴミ（PAMPs）として認識されて、過剰な炎症を引き起こします。キチンの派生物であるキトサン（Chitosan）も同じ炎症ゴミです 参考文献 [745][746]

さらに、昆虫にはバクテリアの芽胞（バクテリアの休止型で、状況が好転するとバクテリアとして出現）が含まれていることに警鐘が鳴らされています

参考文献 [747]

ビル・ゲイツなどの支配層は、アフリカにゴキブリやバッタの昆虫牧場（insectfarms）をつくっています。その家畜化されている昆虫に、人体に悪影響を与えるバクテリアなどの寄生生物のコンタミネーション（混入）が指摘されています

参考文献 [748][749]

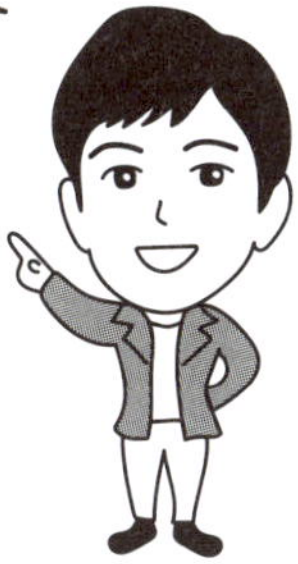

したがって、昆虫食を配給する制度ができると、私たちは慢性炎症を患って寿命が縮まるだけでなく、生きていても心身が不健全なゾンビ状態に置かれることになります

これでは、支配者たちの思う壺です。彼らの配給制に頼るのではなく、自給自足していく心構えが必要です

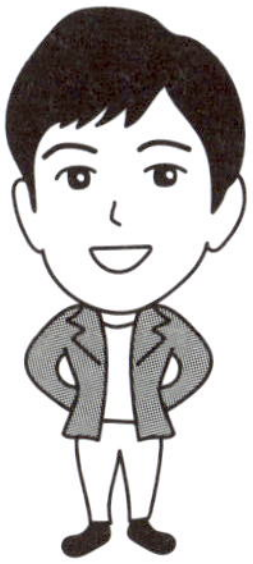

この油と温度の性質を利用した興味深い実験

ブタにセーターを着せて体内の温度を高めると、ブタのラードは、より飽和脂肪酸の含有量が多くなった

参考文献 [750]

続いて

油と湿度の関係を見てみると、これも大変興味深いものがある。

➡ 水と親和性が高い（水になじみやすい）のは、プーファや一価不飽和脂肪酸

水と油のように混じりあわないものを混ぜあわせる作用がある

➡ したがって、プーファは界面活性剤の役割を持っているといえる

➡ 砂漠のような乾燥地帯に生息するサボテンなどの植物の油は、プーファや一価の不飽和脂肪酸で構成されている

➡ 飽和脂肪酸だと、乾燥地域では重要な水分をはじいてしまい、水が蒸発して乾燥してしまう

➡ ホホバオイル、アルガンオイル、カクタスオイルといった砂漠地帯の植物の種子を絞った油がプーファや一価の不飽和脂肪酸で構成されているのは、生息地の環境の乾燥対応に必要だから

つまり

このように、**飽和·不飽和脂肪酸は、温度·湿度によって適した場所で使用されている**

「適した場所（温血）で適した油（飽和脂肪酸）を使用していない」ことが、現代の慢性病の蔓延を招いています

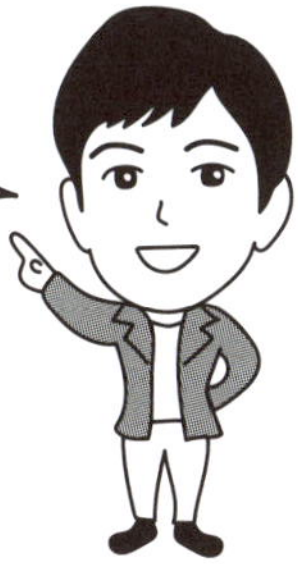

Chapter7

05 プーファの２大横綱、オメガ３とオメガ６

プーファが自動的に酸化するしくみ

1st Step

オメガ３とオメガ６にはどのような油が分類されるのか

オメガ３とオメガ６の分類

オメガ３ 紫蘇油、亜麻仁油、フィッシュオイルなど

オメガ６ 高リノール紅花油、高リノールひまわり油、大豆油、コーン油、菜種油、月見草油などのいわゆる植物油脂（vegetable oils）

さて

オメガ３とオメガ６はいずれも室温でも容易に酸化され、アルデヒド（過酸化脂質）を形成する。特に、炭素のバックボーンに結合の手が余っている**オメガ３は酸化が激しいプーファ**

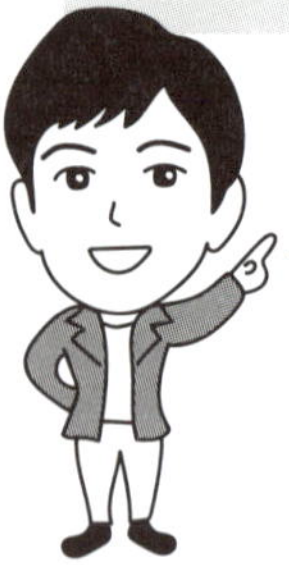

次頁以降、これらのプーファが自動的に酸化するしくみについて見ていきます

もし

二重結合（不飽和結合）の炭素（C） の **間に挟まれる** **炭素（C）** に **結合している水素**（次図）。

- ➡ この水素は、「熱・光・フリーラジカルズ（体内では常時発生している）・重金属（特に鉄）」の存在下で、容易に引き抜かれてしまう（次図）
- ➡ 特に生体内では、鉄の存在下で発生するハイドロキシラジカル（•OH）がプーファの自動酸化には重要な役割をする
- ➡ この反応ごとにアルデヒドが発生するので、連鎖反応が終わるまで延々とアルデヒドが発生し続けることになる

次図は「プーファが自動的に酸化し続けるしくみ」です

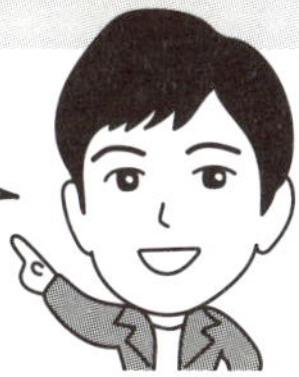

プーファ

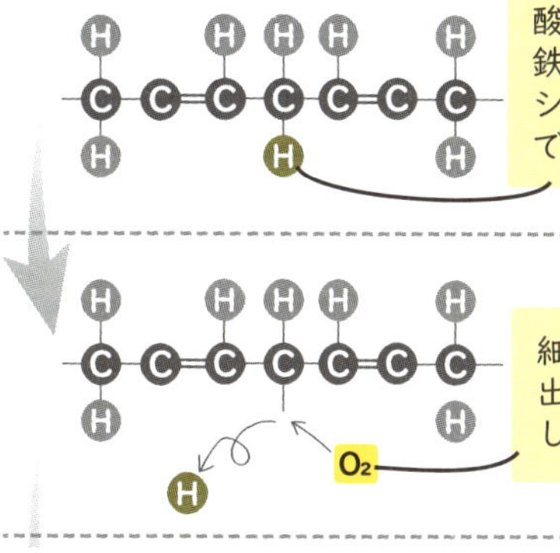

熱・光・フリーラジカルズ（活性酸素：不対電子）・重金属（特に鉄の存在下で発生するヒドロキシルラジカル（•OH））の存在下で、容易に引き抜かれる

細胞中の酸素がちょっかいを出すと、水素は簡単に離脱してしまう

▷ 次頁図に続く

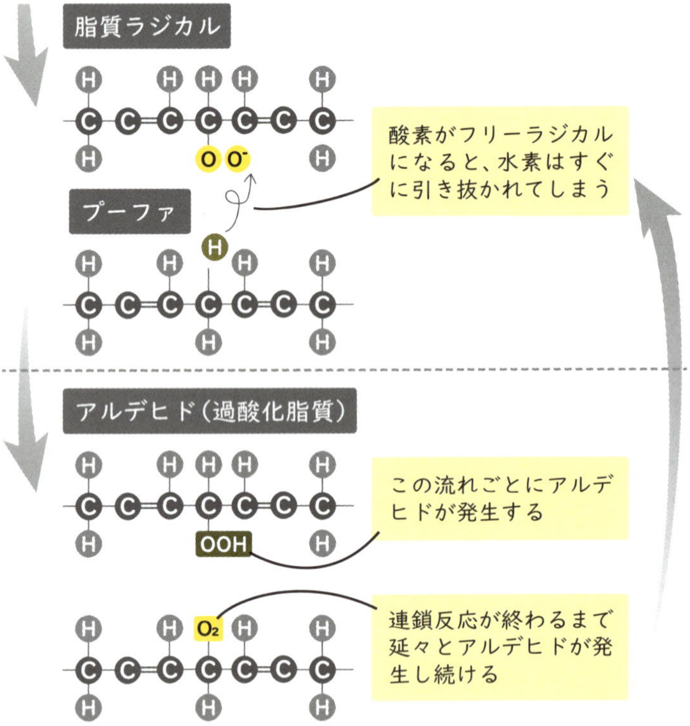
脂質ラジカル
酸素がフリーラジカルになると、水素はすぐに引き抜かれてしまう
プーファ
アルデヒド（過酸化脂質）
この流れごとにアルデヒドが発生する
連鎖反応が終わるまで延々とアルデヒドが発生し続ける

続いて

プーファ（オメガ 3、オメガ 6）からアルデヒドが発生する流れの詳細を見ていくと……。

➡ オメガ3は酵素反応なしで、自動的にハイドロキシヘキサナール（4HHE）などの過酸化脂質（アルデヒド）を形成する（次図）

➡ オメガ6は酵素反応なしでも酵素反応ありでも、ハイドロキシノネナール（4HNE）などの過酸化脂質（アルデヒド）を形成する（次図）

オメガ3

酵素反応なしで
自動的に酸化する

オメガ6

酵素反応なしでも酵素
反応ありでも酸化する

中間体

エポキサイド、ヒドロペルオキシド etc.

最終産物（二次産物）

アルデヒド誘導体

・ホルムアルデヒド
・アセトアルデヒド、グライオキサール
・アクロレイン、MDA、4-HHE、4-HNE

アルケイン

ケトン体

アルデヒド結合体

リノレン酸について

オメガ3の大元は、リノレン酸（α-リノレン酸）。
亜麻仁油はその代表。

➡ このリノレン酸が、私たちの体で代謝されて合成されるのがフィッシュオイルに含まれる“EPA（エイコサペンタエン酸）、DHA（ドコサヘキサエン酸）”

➡ DHA→EPA→リノレン酸の順に酸化されやすく、過酸化脂質（アルデヒド）を形成しやすくなる

リノレン酸 → EPA → DHA と代謝されるにしたがって、不飽和脂肪酸の炭素のバックボーンの結合の手余りが増える（化学式では炭素同士の二重結合が増える）

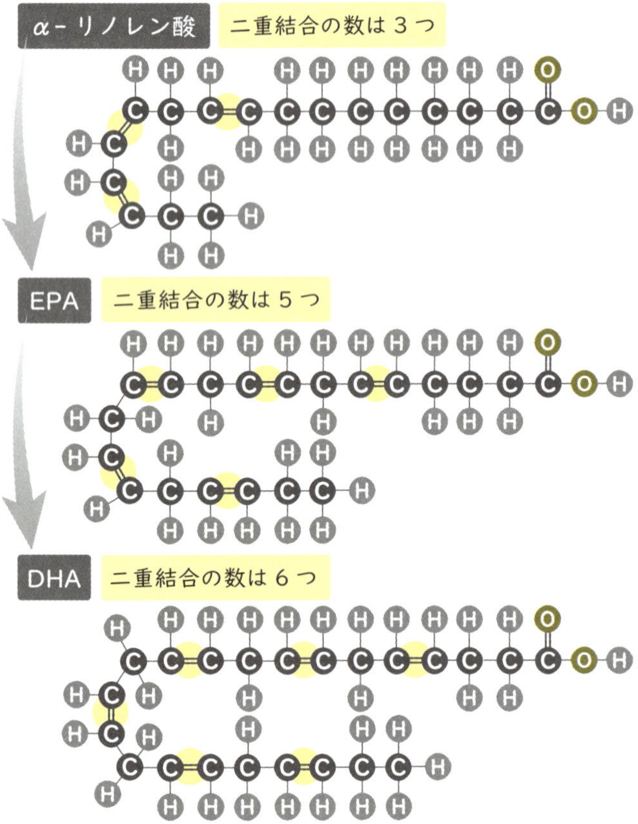

このように

過酸化脂質（アルデヒド）を形成しやすいプーファほど、私たちの体の酵素の働きをブロックする作用が強いことがすでに報告されている 参考文献[751]

フィッシュオイルに含まれるEPA、DHAが最も酸化しやすい 06

オメガ3系プーファがガンや自己免疫疾患の発生につながる

1st Step

頭によいと喧伝されたDHAは、なんとプーファの中でも最も酸化が激しい物質

その理由は

二重結合（不飽和結合）が多いほど猛毒の過酸化脂質（アルデヒド）を形成する物質だから

"二重結合（不飽和結合）が多いと……

炭素数がX個：炭素と炭素の二重結合の数がY個という意味

DHA（22:6、n-3）はオレイン酸（18:1、n-9）より320倍酸化を受けやすく、リノール酸（18:2、n-6）より8倍酸化されやすい。つまり、DHAはオレイン酸やリノール酸よりも二重結合の数が多いので、過酸化脂質（アルデヒド）を形成しやすい性質を持っていることになる

参考文献［752］

オレイン酸が恐ろしい！

アルツハイマー病 の動物モデルでは、
脳へのオレイン酸の蓄積が発病に関与している
ことが示唆されている

参考文献 [753]

もっと恐ろしいのがDHA！

そのオレイン酸より、320 倍も過酸化脂質（アルデヒド）をつくりやすい DHA が脳に蓄積するとどうなるのか？

➡ 想像しただけでも恐ろしいことになる！

➡ フィッシュオイルに含まれる EPA や DHA が酸素と接触すると、自動的（酵素を必要としない）に過酸化脂質（アルデヒド）が産生される

➡ もちろん炎症が起こっている場所などに、EPA や DHA といったオメガ３系のプーファが存在すると、さらに過酸化脂質（アルデヒド）が大量産生することになる

１番怖いのはこれ！

フィッシュオイルに含まれる EPA や DHA といったプーファから自動的に産生される過酸化脂質（アルデヒド）には、Chapter6-04「現代人に蓄積するプーファ：慢性病はここ数十年で急激に増加した」でお話しした アイソプラストン や ニューロプラストン がある。この２つの過酸化脂質（アルデヒド）は、体内の酸化ダメージの指標として数

▷ 次頁図に続く

値が上昇するだけでなく、アルツハイマー病、パーキンソン病、多発性硬化症、ハンチントン舞踏病といった神経変性疾患でも上昇している

参考文献 [754][755]

では、何が怖いのか？

フィッシュオイルに含まれるEPAやDHAから形成されるアイソプラストン、ニューロプラストンなどの過酸化脂質（アルデヒド）の最も恐ろしい点は、白血球（マクロファージ）の食作用（NF-κBシグナル伝達：Pathway）を完全に止めてしまうこと。

参考文献 [756]

白血球（マクロファージ）の食作用は、生命体の形態形成維持の根幹をなす。私たちの細胞が健やかに育つ"場"（生命場）の汚れをきれいにクリーンアップするのが食作用。食作用がオメガ3系のプーファでダメージを受けると、生命の"場"が歪んでしまう。このことが感染症、自己免疫疾患やガンの発生につながる

参考文献 [757]

組織内 DHA 濃度の差が寿命にダイレクトに反映される

2nd Step

ハダカデバネズミ（毛がなくて出っ歯が特徴）は、ネズミの仲間でも長寿で知られている。ハダカデバネズミは、同じサイズのネズミよりも8～9倍長生きする

DHA 濃度が鍵になる

ハダカデバネズミの組織内 DHA 濃度 は、ちょうど 普通のネズミの 1/8 に抑えられている（次図）

参考文献 [758]

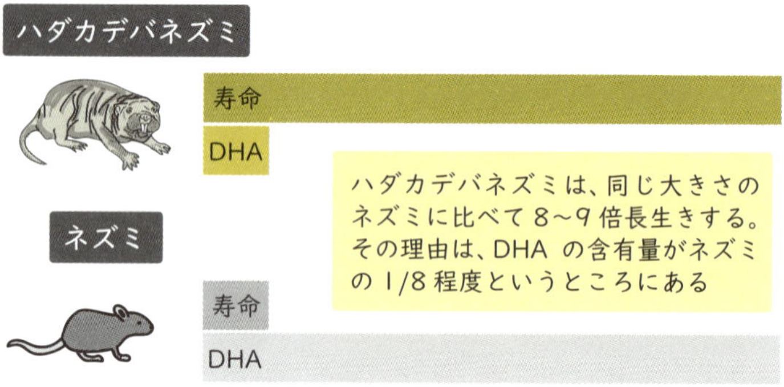
ハダカデバネズミ
寿命
DHA
ネズミ
寿命
DHA
ハダカデバネズミは、同じ大きさのネズミに比べて 8～9 倍長生きする。その理由は、DHA の含有量がネズミの 1/8 程度というところにある

Chapter8
プーファが美容と健康に
およぼす害

Chapter8

01 プーファの怖さを知っておこう

プーファの生理作用

1st Step

プーファが持つ **生理作用** を大別すると次の５つになる

※基本的な生命活動に関連する機能

プーファの生理作用

❶フリーラジカルズ（活性酸素種、活性窒素種）を産生する

❷タンパク質分解酵素をブロックする（次頁）

❸炎症を加速させる

❹タンパク質を変性させる

❺エネルギー代謝を低下させる（ミトコンドリア代謝障害）

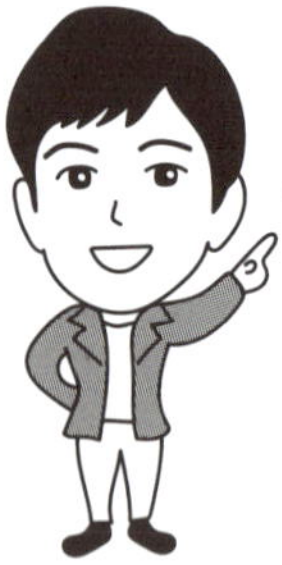

上記の❶〜❺の中で、次節以降のテーマが理解しやすくなつように、❷について次頁で取りあげます

プーファが“タンパク質分解酵素”をブロックするとどうなるのか？

2nd Step

前頁図❷の **タンパク質分解酵素ブロック** について、もう少し詳しく見てみると次のようになる

プーファが“タンパク質分解酵素”をブロックするとどうなるのか？

❶食物中のタンパク質が消化されなくなる
タンパク質の不足や自己免疫疾患になってしまう

❷甲状腺ホルモンが産生されなくなる
甲状腺機能が低下していく

❸血栓が除去されなくなる
脳卒中、心筋梗塞、血管閉塞症になってしまう

❹異物、老廃物が貪食されなくなる
感染症やガンになってしまう

❺コラーゲン線維の新陳代謝がなくなる
皮膚が老化していく

プーファは、まさに「百害あって一利なし」

では、次節から「プーファが引き起こす障害」を具体的に見ていきます

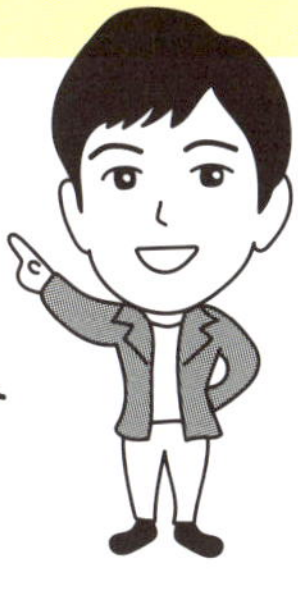

02 肌のシミ、シワはプーファが原因！

プーファがアルデヒドを生み、アルデヒドがタンパク質を変化させる

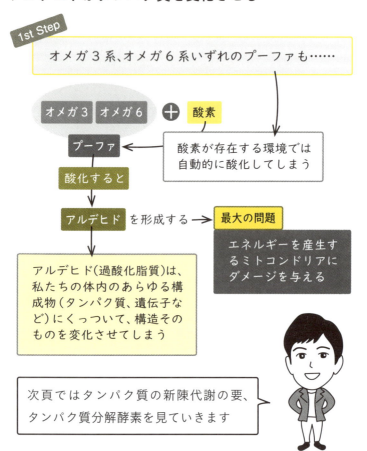

1st Step

オメガ３系、オメガ６系いずれのプーファも……

オメガ３　オメガ６　＋　酸素

酸素が存在する環境では自動的に酸化してしまう

プーファ

酸化すると

アルデヒド　を形成する → 最大の問題

エネルギーを産生するミトコンドリアにダメージを与える

アルデヒド（過酸化脂質）は、私たちの体内のあらゆる構成物（タンパク質、遺伝子など）にくっついて、構造そのものを変化させてしまう

次頁ではタンパク質の新陳代謝の要、タンパク質分解酵素を見ていきます

タンパク質の新陳代謝にはタンパク質分解酵素が欠かせない

2nd Step

生命体にはタンパク質を吸収したり、ダメージを受けたタンパク質を分解したりする**タンパク質分解酵素（プロテアーゼ）**が備わっている

代表的なものは？

トリプシン、キモトリプシンなどがある

その働きは？

古くなって錆びついたタンパク質や異常なタンパク質を分解する

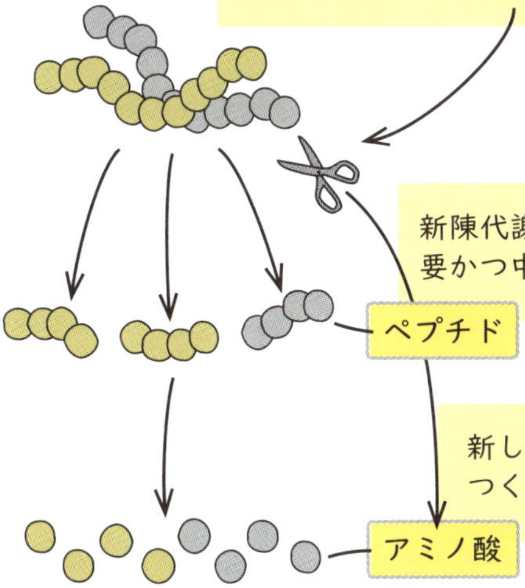

新陳代謝における非常に重要かつ中心的な役割を担う

新しいタンパク質をつくる材料を提供する

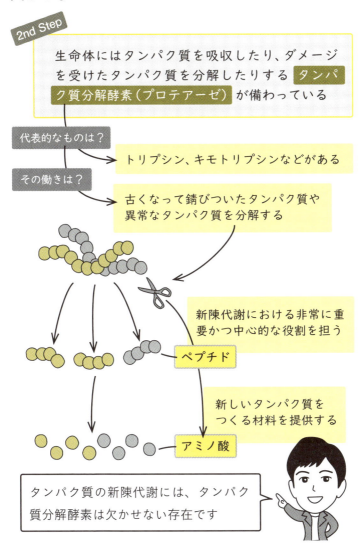

タンパク質の新陳代謝には、タンパク質分解酵素は欠かせない存在です

“シワ”ができるしくみ

皮膚の弾力性（プルプルした肌）は、コラーゲン、エラスチンといったタンパク質が主体でできています。

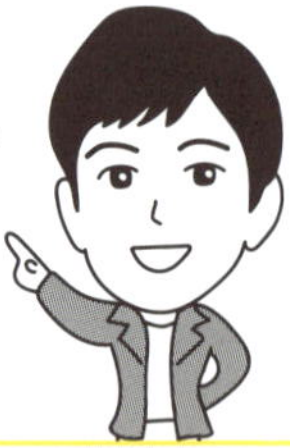

1st Step

コラーゲン、エラスチンといったタンパク質が、プーファや放射線などによるダメージによって、変性（老化）していくしくみと回復する流れ

変性・老化したコラーゲン、エラスチンが蓄積すると、皮下組織が硬くなる

ハリ、弾力のある肌

プーファや放射線などによるダメージで変性（老化）した肌

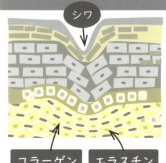

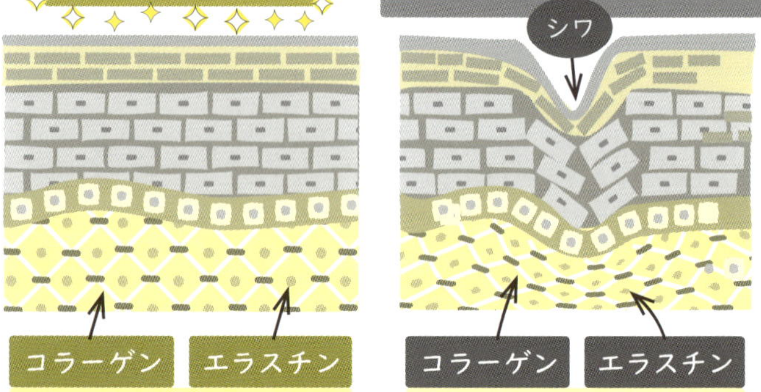

新陳代謝する（分解する）ことで、ハリのある肌をいつまでも保つことができる

ダメージを受けたコラーゲン、エラスチンは、タンパク質分解酵素によって分解される

見事に回復する！

2nd Step

皮膚のシワ、老化が目立つようになるのは、変性・老化したコラーゲン、エラスチンの新陳代謝がブロックされてしまうから

ダメージを受けた コラーゲン エラスチン

タンパク質分解酵素 によって分解される

コラーゲン エラスチン が、新陳代謝する（分解される）ことで、ハリのある肌をいつまでも保つことができる

ところが！

アルデヒド が存在すると

＋

タンパク質分解酵素 と結合してしまう

1度結合して変性すると、簡単には分解できなくなる 参考文献 [759]

新陳代謝がブロックされてしまい、皮膚のシワ、老化が目立つようになる

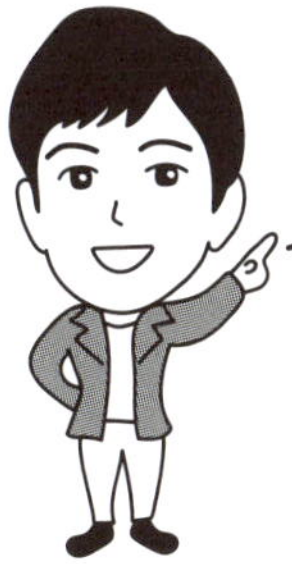

皮膚のシワや老化が目立つようになるのは、アルデヒドがタンパク質分解酵素と結合してしまうからです。

“シミ”ができるしくみ

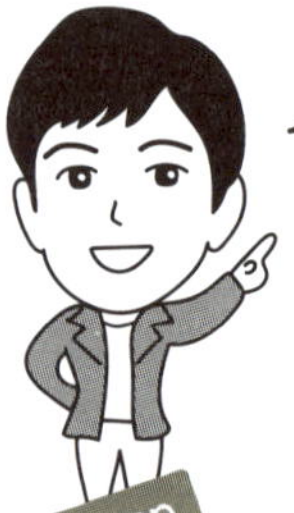

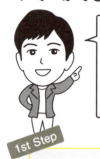

もうひとつ、老化肌の指標ともなるのが“シミ”です。シミは老人斑ともいわれますが、正式には“リポフスチン（lipofuscin）”といいます

1st Step

シミができるしくみと消えない理由

参考文献 [760][761][762]

リポフスチン（シミの正式名称）＝ タンパク質 ＋ アルデヒド／鉄／エストロゲン

↓

変性タンパク質 → アルデヒドがタンパク質に結合した物質なので、1度形成されるとタンパク質分解酵素でも分解できない 参考文献 [763]

つまり！ → 1度できたシミは消えない

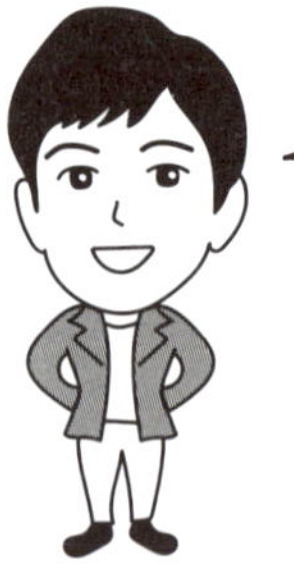

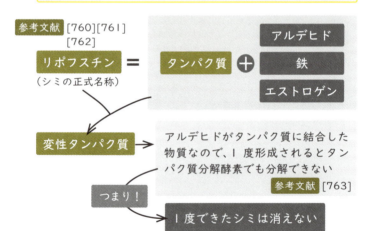

リポフスチンの名前は、ギリシャ語とラテン語の「黒い脂肪」を意味する濃い色の脂肪（dark fat）から由来しています。老人斑、セロイド色素、肝斑などはすべてリポフスチンです

2nd Step

シミができにくい体にするためには……

リポフスチン は タンパク質 と アルデヒド の結合体

ということは！

プーファの摂取量を減らせば、それだけシミが減るはず

実際に、プーファを減らしたカロリー制限食などでリポフスチンの蓄積が減少することが示されている

参考文献 [764]

リポフスチンが悪さをするのは、肌のシミだけではない

どういうことかというと…

全身の臓器にも同じようにシミが形成される

組織にダメージを与える

リポフスチンの蓄積量が多い人ほど寿命が短くなる

参考文献 [765]

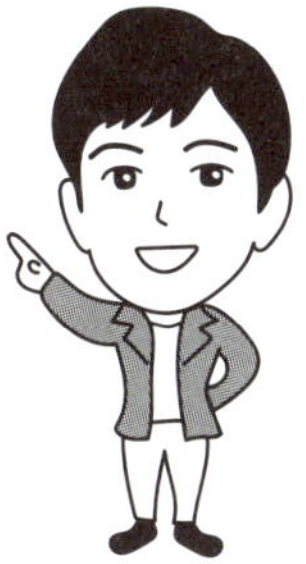

Chapter8

03 加齢臭・腋臭（わきが）・口臭はプーファが原因！

加齢臭の原因はプーファによるアルデヒド臭

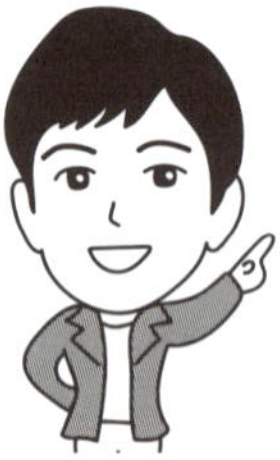

現代人は年齢を重ねると特有の体臭を発します。これを“加齢臭”と呼びます。では加齢臭はなぜ発生するのか？その理由としくみを見ていきましょう

参考文献 [766][767][768]

1st Step

加齢臭が発生するしくみ

皮膚上に分泌したプーファが酸化してアルデヒド（トランス-2-ノネナール、ヘキサナールなど）が形成される

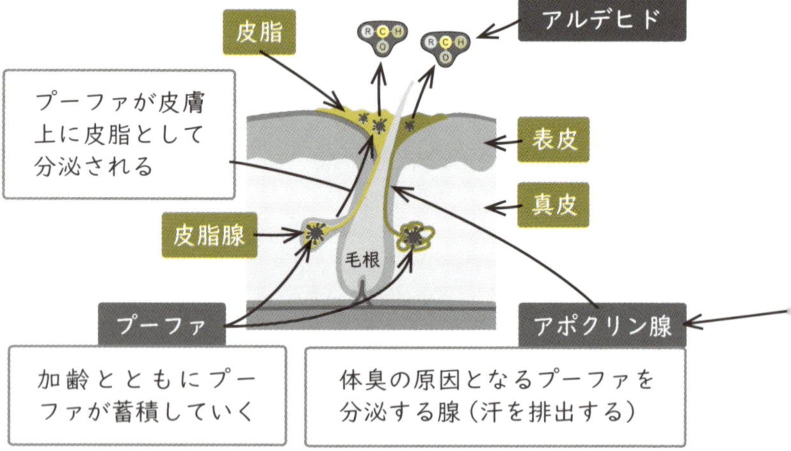

2nd Step

調理油の炒めものや揚げものの匂いと加齢臭は同じ

これらの皮膚上で形成される **アルデヒド** は、**揮発性有機化合物**（VOCs：volatile organic compounds）と呼ばれる

これは！

プーファの調理油 を使用した炒めもの・揚げもの料理と同様に、揮発（気体となる）して空気中に漂う

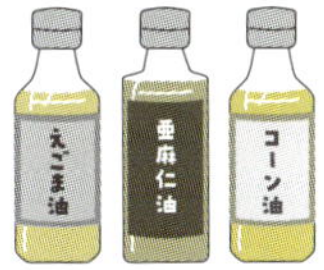

オメガ3、オメガ6のオイル

つまりこれが…

加齢臭のしくみと同じ

3rd Step

プーファ（アルデヒド臭）対策によって香水文化が発展した

一般的に、欧米人は日本人よりも **アポクリン腺** が多い

食事のプーファ摂取量が多ければ多いほど **体臭（アルデヒド臭）** が強くなる

▷ 次頁に続く

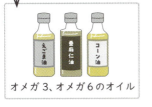

ヨーロッパにおける香水の発達は、アルデヒド対策のひとつです。
彼らが、香水をつける理由がよくわかります。

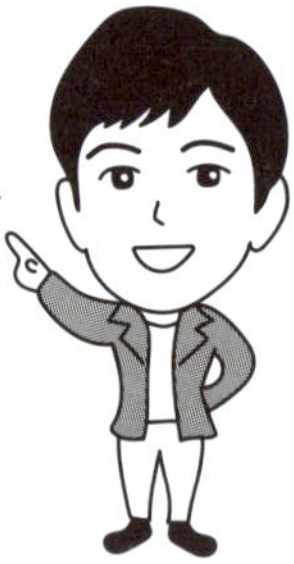

5th Step

日本人はアポクリン腺が少ないはずだけど……

日本人は、欧米人よりも **アポクリン腺** が少ないので、体臭がきつくない

↓ ところが！

現代の日本人は、子どものころからプーファの蓄積量がとにかく多い

↓ だから…

若いときから、腋臭といった体臭が強く出ている人がたくさんいる

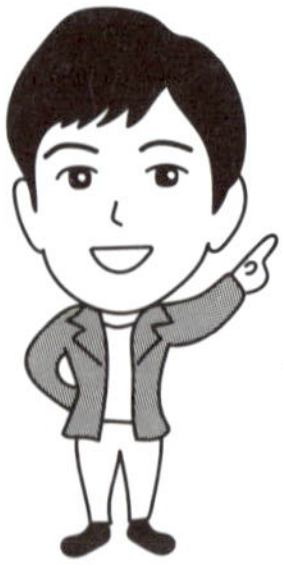

腋臭もアルデヒドの揮発が原因です！
つまり、プーファが臭いのもとですね。

湿っている耳垢（じこう）の人はプーファに注意

1st Step

アポクリン腺 の多い少ないの見分け方

→ **耳垢** の性質を見ればわかる

↓

- 乾いてカサカサの耳垢の人 → アポクリン腺が少ない
- ベタッと湿った耳垢の人 → アポクリン腺が多い

要注意！

↓

体臭の面からもプーファの蓄積に要注意

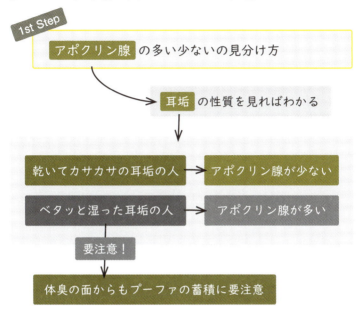

口臭はフィッシュオイル、オメガ3系のプーファに要注意

1st Step

口臭もプーファの蓄積と深く関係している

口臭は、ローマ時代から病気の診断に用いられてきた経緯がある

参考文献 [769]

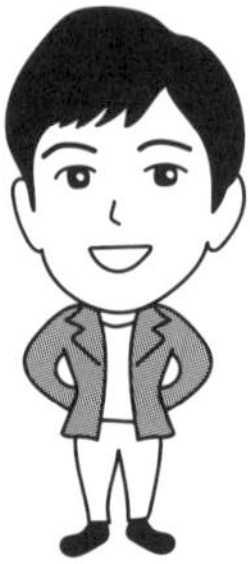

かつて漁業の盛んな地域の病院に勤務していたとき、外来によく来られるご夫婦と口臭について、こんなやり取りをしていました。

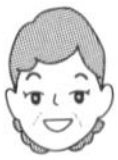

「先生、夫の口臭が魚臭くて、とにかく耐えられないのでなんとかしてください」

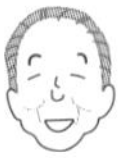

「実は、歯医者さんに行って歯の治療をしたんだけど、口臭が治らないんですよ」

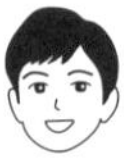

(ピンときた！)

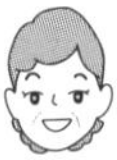

「夫は、どこか悪いのでしょうか？」

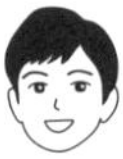

「ご主人がいつも大好きで食べているものは何ですか？」

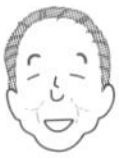

「刺し身だね」

漁業が盛んな地域ということもあり、こういうときの答えは、決まって“魚の刺身”でした！　では、なぜ“魚の刺身”がいけないのでしょうか？

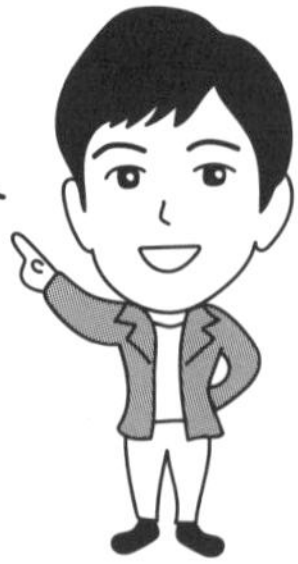

2nd Step

口臭が魚臭い人の原因は？

フィッシュオイル つまりオメガ３系のプーファが酸化してできる アルデヒド（ヘキサナール、アイソプラストンなど）

要注意！

口臭が魚臭い場合、昔から 肝臓病 があると疑われる

原因は…

プーファ 、あるいはすでにプーファが酸化して大量に形成された アルデヒド の蓄積

ということは…

ガンを含めた あらゆる慢性病 が隠れている。あるいは発症する可能性が高い

口臭もアルデヒドの揮発が原因です。原因となるフィッシュオイルは、肝臓病だけでなくあらゆる慢性病の原因になります

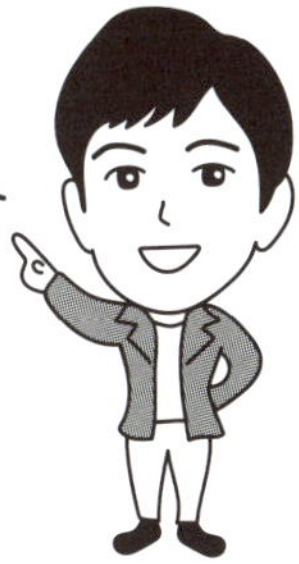

犬が人の病気を嗅ぎ分ける？

1st Step

犬の優れた嗅覚を利用して診断に役立てる！

糖尿病の直接の原因もプーファの蓄積によるもの

↓

実際に、糖尿病の人の血糖値を判定する際に、口臭に含まれるプーファの酸化物（ケトン体、アルデヒド誘導体など）が指標になっている

参考文献 [770][771]

ここで…

↓

犬の優れた嗅覚を利用して、人間の吐いた息を犬に嗅いでもらい、診断に役立てようという試みがなされている

↓

たとえば、肺ガンや乳ガンなどでは、既存の検査よりも鋭敏どころか、ほとんど100％に近い正解率で見分けることができている

参考文献 [772][773]

↓

ガンは、プーファの酸化が盛んに起こることで大量のアルデヒドが発生している

参考文献 [774][775]

↓

犬は呼気中のアルデヒドを感知することで、ガンを判別している

Chapter8 04

ガンはプーファが原因！

ガンが発生するしくみ

1st Step

プーファが攻撃するターゲットで注意すべきもの

それは…

参考文献 [776]

細胞のエネルギー産生所の ミトコンドリア

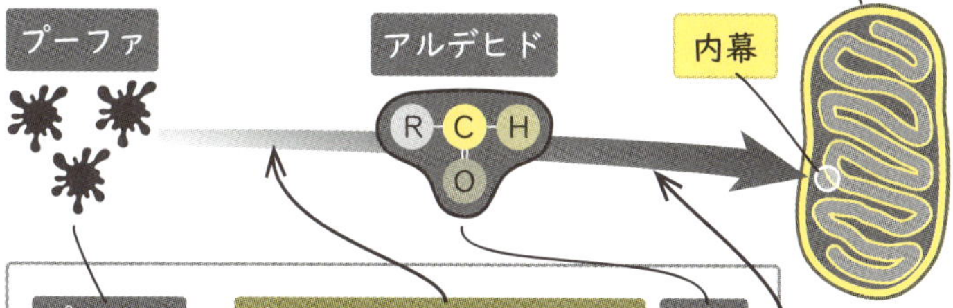

プーファの酸化によって形成されたアルデヒドは、ミトコンドリアの内膜を形成するタンパク質に結合して、エネルギー産生の機能にダイレクトに障害を与えることになる

参考文献 [777][778]

これは考えてみれば当然で、細胞が安心して健康に新陳代謝する生命場は、エネルギーなしでは維持できません

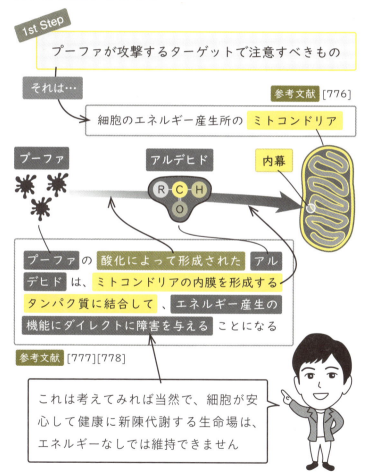

2nd Step

ミトコンドリアの エネルギー供給がなくなれば 生命場が維持できなくなる

細胞 が悪性化する

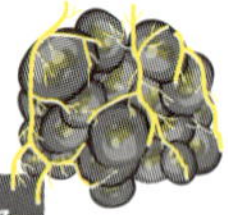

ガン が発生して増殖する

ガンの発生と増殖 は、アルデヒドがミトコンドリアのタンパク質に結合することによって起こる

参考文献 [779][780]

3rd Step

アルコールの代謝で産生される アルデヒド(アセトアルデヒド) の蓄積が東アジアの食道ガン、胃ガン、咽頭ガンの発症率の高さに関係している

※アルデヒドは、分子内にアルデヒド基を持つ化合物。アセトアルデヒドは、アルデヒドの一種

参照 Chapter6-01「アルデヒドが慢性病を引き起こす：過酸化脂質(アルデヒド)は体内でも産生される」

アセトアルデヒドを無毒化する酵素自体にアルデヒドが結合し、その働きをブロックすることによる

動物実験では、高プーファの食餌を与えるとガンの転移を促進することもわかっている

参考文献 [781]

05 動脈硬化、脳梗塞、心筋梗塞はプーファが原因！

プーファが血管を詰まらせることで起きる病気

1st Step

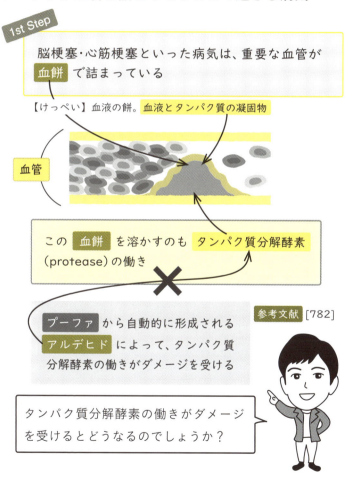

脳梗塞・心筋梗塞といった病気は、重要な血管が血餅で詰まっている

【けっぺい】血液の餅。血液とタンパク質の凝固物

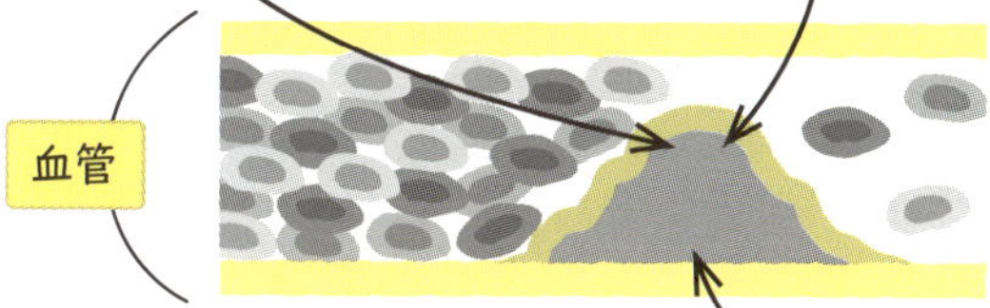

この血餅を溶かすのもタンパク質分解酵素(protease)の働き

×

プーファから自動的に形成されるアルデヒドによって、タンパク質分解酵素の働きがダメージを受ける

参考文献[782]

タンパク質分解酵素の働きがダメージを受けるとどうなるのでしょうか？

3rd Step

血管に血餅が詰まったままになる

要注意！

一時的に脳の血管が詰まって意識を失ったり、麻痺が出たりすることがある

これは…

一過性脳虚血発作（TIA）といって、いったんは詰まった血管が、タンパク質分解酵素（protease）によって血餅が溶かされ、血流が再開し、症状が消失する病態

たいていは24時間以内に回復する

ところが…

体にプーファが蓄積していると、恒久的に血管が詰まったままになってしまう

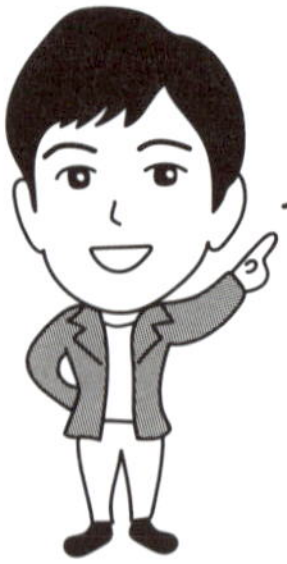

つまり、体内にプーファが蓄積していることで、脳梗塞になる危険性があるということです

動脈硬化が起きるしくみ

1st Step

動脈硬化の原因は何か？

参考文献 [783][784][785][786]

動脈硬化は、LDL コレステロールに結合しているプーファから形成される猛毒物質のアルデヒド（アクロレイン、MDA、4HNE etc.）が原因

※一般的に悪玉コレステロールと呼ばれているが、これは大間違い。血管や臓器を守るためにコレステロールを届ける重要な役割を持つ。LDL コレステロール自体ではなく、プーファがこれに結合することで動脈硬化などの問題を引き起こす

LDLコレステロールに結合したプーファが酸化し、アルデヒドを蓄えることで、LDL コレステロールが変性する。この変性 LDL コレステロールは、場を乱す物質（ゴミ）と判断される

ファゴサイト（食細胞：マクロファージ）によって貪食される

※体内の不必要なものを取り込んで消化し、分解するゴミ掃除作用

参考文献 [787][788]

変性LDLコレステロールを貪食したファゴサイトの行方を追ってみましょう

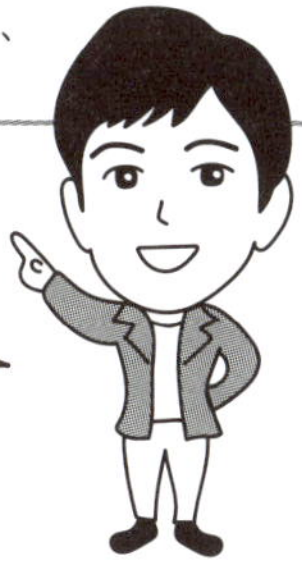

2nd Step

変性LDLコレステロールを貪食したファゴサイトはどうなるのか？

本来

異物や病原体、ガン細胞までも貪食・分解してしまうが、アルデヒドによって分解がストップする。変性したLDLコレステロールがそのまま細胞内に残り、ファゴサイト自体にダメージがおよぶ

参考文献 [789][790]

そうなると

機能を失ったファゴサイトは
泡状に変性してしまう（泡沫細胞）

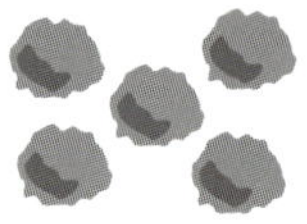

事態は悪化し

血管の壁に集積していく

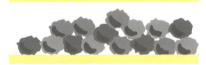

これが動脈硬化の初期に見られる変化

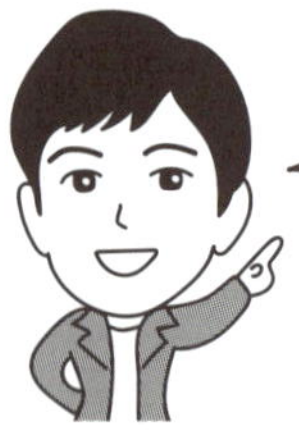

こうなると、自己免疫疾患と同じように次頁のような経過を辿ることとなります

3rd Step

ファゴサイトがアルデヒドで変性したLDLコレステロールを処理できなくなると、次に何が起きるのか？

↓

変性（泡沫化）したファゴサイト自体がゴミとなり、炎症が起こる。それをほかのファゴサイトが貪食・分解しようとするが、また新たにそのファゴサイトが変性する。それをまた新しいファゴサイトが貪食・分解しようとして炎症が拡大する

参考文献 [791][792]

この反応が繰り返されると

↓

血管の壁が変性・膨張し、やがては血管を閉塞してしまう

ここで思い出して！

アルデヒドは鉄、エストロゲンといった炎症性物質の存在下で前述したリポフスチンというシミを形成する（Chapter8-02「肌のシミ、シワはプーファが原因！：“シミ” ができるしくみ」）

この肌のシミと同じようなものが、血管にもできてしまいます

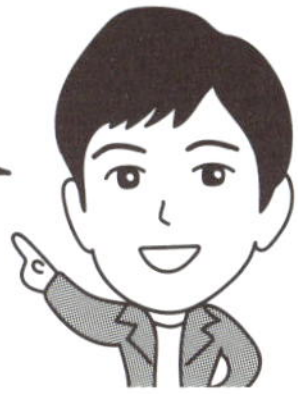

4th Step

血管壁にシミができるとどうなるのか？

リポフスチンは、肌のシミ本体のことだが、血管の壁にも形成される

参考文献 [793]

リポフスチンは周囲の酸素を奪う性質があり、周囲の細胞が酸欠状態になる。このことで、シミの周囲の組織もミトコンドリア機能が低下し、機能・構造がダメージを受ける

参考文献 [794]

そうなると

シミを掃除しようと飲み込んだファゴサイトも、やはりアルデヒドに負けて変性し、泡沫細胞になってしまう

実際に泡沫細胞になったファゴサイトにも多数のリポフスチンが形成されている

参考文献 [795]

結論！

溶けない血餅および動脈硬化（血管のシミも含有）の相乗効果によって、血管の内腔が狭くなれば狭心症や脳虚血発作、完全に詰まれば脳梗塞・心筋梗塞・深部静脈血栓症となる

06 プーファが消化吸収にダメージを与える

食品からプーファを摂取するとタンパク質の消化が悪くなる

1st Step

タンパク質を分解する酵素の働きがブロックされると、タンパク質の消化が悪くなる

どういうことかというと…

消化管(小腸)の中で タンパク質分解酵素が働かない と、
食品からのタンパク質を分解・吸収することができない

どういうシチュエーションで起きるのかというと…

食品から摂取するプーファやプーファから形成されるアルデヒドが…

多ければ多いほどタンパク質分解酵素をブロックする

小腸

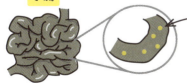

タンパク質分解酵素

食品からのタンパク質を分解・吸収する

タンパク質の消化・吸収が悪くなる

プーファが小腸を破壊する際、リーキーガットだと致命的

1st Step

小腸では、容易に消化できないデンプン質からもアルデヒドが発生する

どういうことかというと…

小腸に存在するバクテリアが、難消化性のデンプン質を発酵することでアルデヒドが産生される

具体的にはこういうこと

アルデヒド

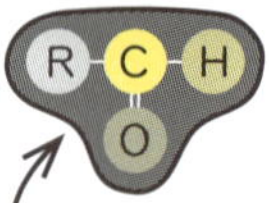

食品から吸収される

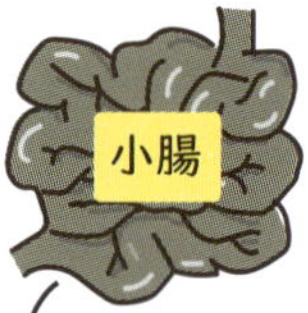

小腸粘膜細胞に吸収されやすいアルデヒドは、オメガ3系（フィッシュオイル、亜麻仁油、エゴマ油）のプーファからできたもの　参考文献 [797]

アルデヒドが小腸粘膜細胞中のタンパク質に結合して変性させる

小腸粘膜細胞がダメージを受ける

栄養素の吸収障害が起きる

アルデヒドが血液中に入ってきて、頭痛や慢性疲労といったさまざまな症状が出る　参考文献 [796][797]

2nd Step

アルデヒドは、**小腸で免疫防御物質を分泌する免疫細胞（パネス細胞）**にも**ダメージを与えて減少させる**ことがわかっている

↓ この状態で…

リーキーガット（腸管漏出症候群：小腸のバリアが壊れて小腸に穴が開く状態）になると、消化されずに分解されていないタンパク質が抗原となって**炎症を引き起こす**可能性がある

食品からのプーファは、小腸で吸収されて血液中にアルデヒドを供給するだけでなく、栄養の吸収器官である小腸そのものにダメージを与えます

食品から、過量（通常より多い分量）の酸化されやすいプーファとタンパク質を同時に摂取するのはとても危険なことです

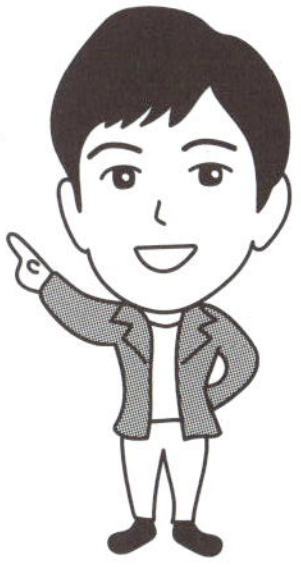

植物にとってプーファは子孫を残す手段

1st Step

プーファが消化吸収にダメージを与える作用を利用しているのが 植物の種子

どういうことかというと…

動物や鳥に捕食された際、消化管の中で消化されてしまわないように 消化酵素＝タンパク質分解酵素をブロックするプーファ を 戦略的に備えている

参考文献 [798]

植物にとって

プーファ とその アルデヒド による 消化酵素ブロック作用 は……

子孫を残すために必要な手段

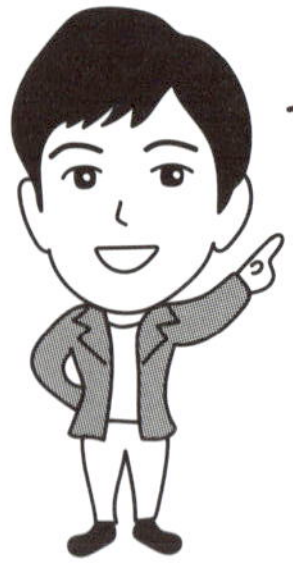

植物にとっては種の保存を担う大切な物質でも、私たちが植物油脂（種のプーファ）を摂取すると、自動酸化されてアルデヒドに変身してしまうので、とても危険な物質です

自己免疫疾患とプーファ

自己免疫疾患とはどのような病態か？

1st Step

自己免疫疾患になるしくみ

↓

変性した自分の細胞・組織を排除しようとして、慢性的に炎症が持続する病態

↓

もう少し解説すると…

↓

体内のアルデヒドなどによって変性した自分の細胞・組織を排除するために、ファゴサイト（食細胞）が貪食・分解を過剰に行うことで、慢性的に組織に炎症が拡大していく

細胞・組織を変性させるのは、やはりプーファが酸化されてできるアルデヒド

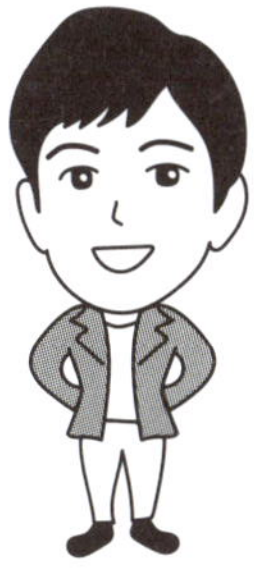

抗体ができるしくみ

1st Step

変性したタンパク質はゴミなので、ゴミ処理をしなくてはいけない

↓

アルデヒドはタンパク質を構成するアミノ酸のイオウ（thiol: チオール）やアミンに強固に結合する

参考文献 [799][800]

↓

アルデヒドが結合した細胞内外の質は、変性する（抗原となる）

※抗体のターゲットになる物質

↓

ということは…

↓

このゴミを処理しようと抗体が登場する

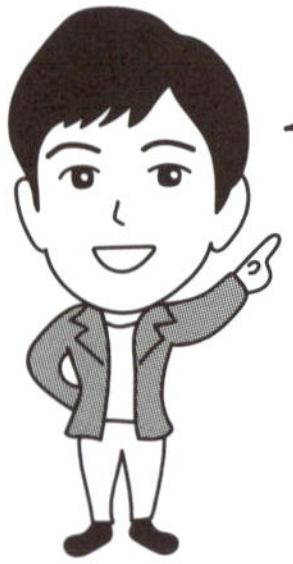

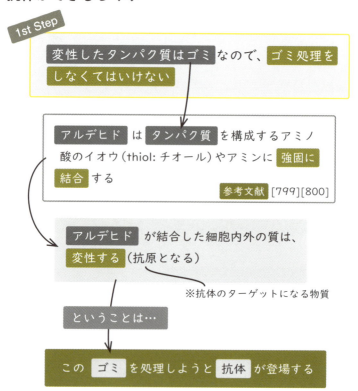

プーファが酸化されてできるアルデヒドは「自分の体の中で炎症の原因となる変性物質をドンドン生み出してしまう」＝「自己免疫疾患の根本的な原因」です

2nd Step

自己免疫疾患に関するエビデンスを見てみる

自己免疫疾患では、オメガ6系の植物油脂のプーファから形成される4 HNE（4-hydroxynonenal）というアルデヒド結合タンパクの血液濃度が異常に高いことが以前から知られていた

参考文献 [801]

自己免疫疾患の代表であるシェーグレン症候群や全身性エリテマトーデス（SLE）などでは、アルデヒドが特殊なタンパク質に結合して変性したものやアルデヒドが遺伝子（DNA）結合したものに抗体ができることが慢性炎症の原因となっている

参考文献 [802][803]

そして、これらのアルデヒド結合タンパクや遺伝子が多いほど、炎症・症状が強くなる

参考文献 [804]

また自己免疫疾患に関する動物実験では、プーファを食餌からなくすと症状（炎症）が低下していく

参考文献 [805]

08 アルツハイマー病もパーキンソン病もプーファが原因！

脳に溜まる脂肪がプーファであれば、酸素と反応してアルデヒドが大量に発生する

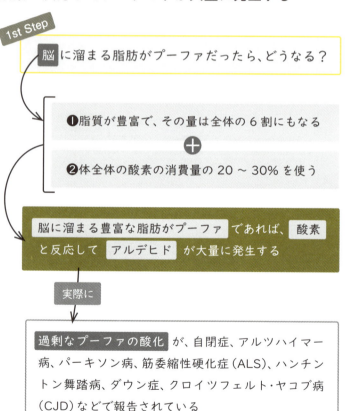

1st Step

脳に溜まる脂肪がプーファだったら、どうなる？

❶脂質が豊富で、その量は全体の６割にもなる

＋

❷体全体の酸素の消費量の 20 ～ 30% を使う

脳に溜まる豊富な脂肪がプーファであれば、酸素と反応してアルデヒドが大量に発生する

実際に

過剰なプーファの酸化が、自閉症、アルツハイマー病、パーキンソン病、筋委縮性硬化症（ALS）、ハンチントン舞踏病、ダウン症、クロイツフェルト・ヤコブ病（CJD）などで報告されている

参考文献 [806][807][808][809][810][811][812]

2nd Step

アルツハイマー病で、記憶などの脳機能が
失われていくしくみ

どういう病気か？

参考文献[813]

変性したアミロイドというタンパク質が
脳の神経細胞に蓄積する病気

これは

アミロイドタンパクにアルデヒドが結合して、
分解できなくなった変性タンパク質による

さらに

参考文献[814]

このアルデヒドが結合したアミロイドタンパクは、
プーファを酸化させて大量のアルデヒドを発生させる

これによって

大量の脳細胞が死滅することで、
記憶などの脳機能が失われていく

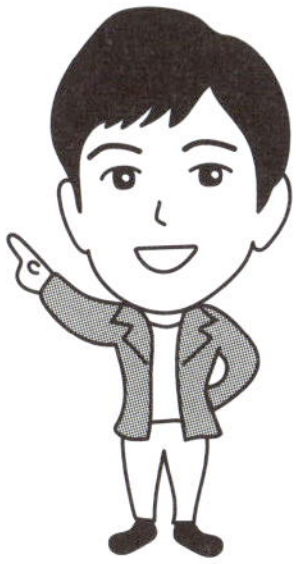

3rd Step

パーキンソン病で、プーファが悪さをするしくみ

特徴的な症状は運動症状で、静止時振戦、無動、筋強剛、姿勢反射障害の４つがある

【きんきょうごう】筋肉が固くなってこわばる状態。パーキンソン病の主症状のひとつ

パーキンソン病は、プーファから形成されるアルデヒドと結合した変性タンパク質（Lewy body：レビー小体）が神経細胞に蓄積することで神経細胞死が起こって発症する

参考文献 [815][816]

4th Step

自閉症で、プーファが悪さをするしくみ

特徴的な症状は、言葉の遅れ、言葉の指示が理解できない、自分の思いどおりにならないと感情が崩れる、じっとしていられない（多動性）、感覚の過敏性などがある

重症度と尿中アルデヒド濃度が比例関係にある

参考文献 [817]

プーファの代謝物質も危険 09

植物油脂のオメガ6系のプーファ

1st Step

植物油脂のオメガ6系のプーファからアルデヒドができるしくみ

植物油脂のオメガ6系のプーファ → 自動的に酸化される → アルデヒド

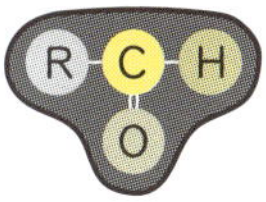

酵素によって代謝されると不飽和脂肪酸の炭素のバックボーンの結合の手が余り、酸素と反応しやすい二重結合:C=Cが増える

アクロレイン、ハイドロキシノネナール(4HNE)、マロンダイアルデハイド(MDA)など

※消化、吸収、排泄など、体内の化学反応によって物質が変化すること

オメガ6系の植物油脂の代表が、大豆油やコーン油です。自動的にアルデヒドを産生するのでとても危険です

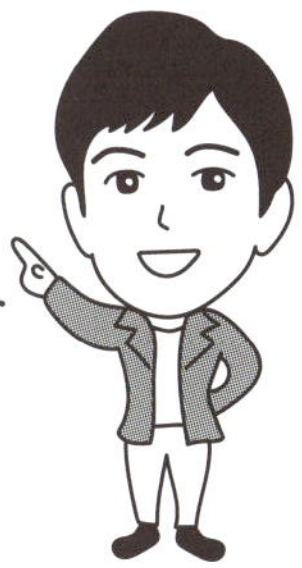

オメガ６系のプーファは代謝されるとアルデヒドを形成しやすいエイコサノイドを産生する

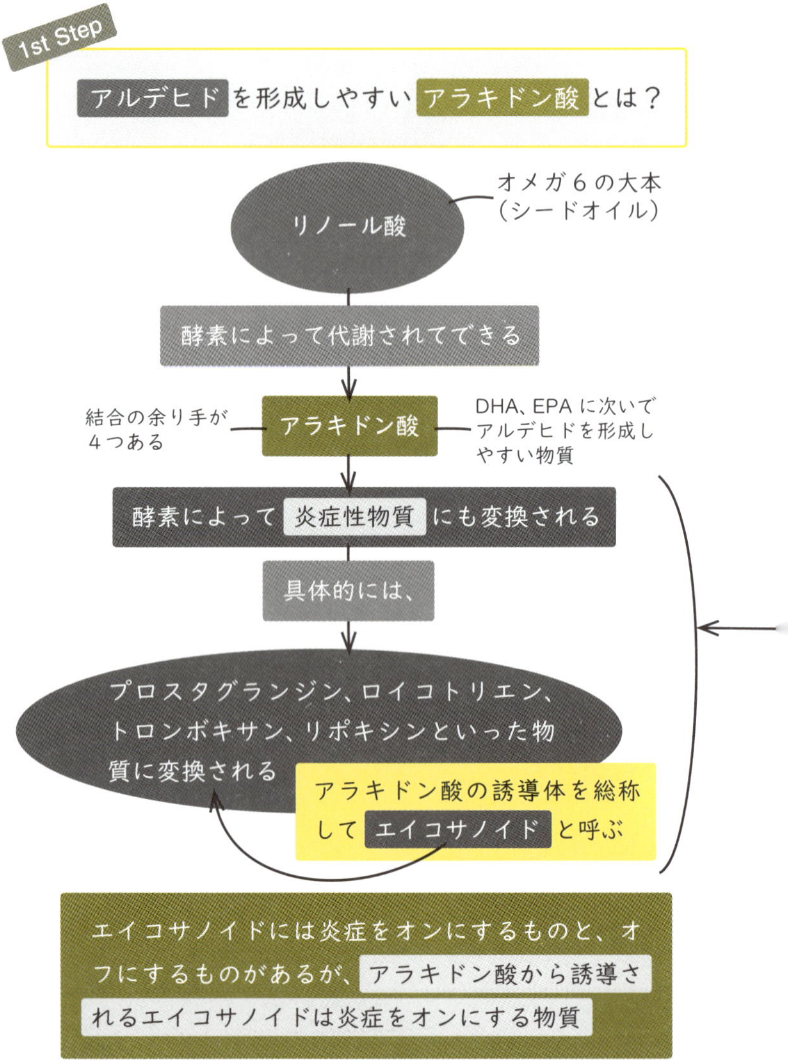
1st Step
アルデヒドを形成しやすいアラキドン酸とは？
リノール酸
オメガ６の大本（シードオイル）
酵素によって代謝されてできる
アラキドン酸
結合の余り手が４つある
DHA、EPA に次いでアルデヒドを形成しやすい物質
酵素によって炎症性物質にも変換される
具体的には、
プロスタグランジン、ロイコトリエン、トロンボキサン、リポキシンといった物質に変換される
アラキドン酸の誘導体を総称してエイコサノイドと呼ぶ
エイコサノイドには炎症をオンにするものと、オフにするものがあるが、アラキドン酸から誘導されるエイコサノイドは炎症をオンにする物質

2nd Step

エイコサノイドの悪さが長引くとガンや心臓血管疾患、さまざまな慢性病になる

アラキドン酸の誘導体である**エイコサノイド**は、特に**体内の炎症およびストレス反応をオンにする**（ストレスホルモン、ストレスタンパクを放出）

参考文献 [818]

↓

この状態が長期に渡ると**ガン**や**心臓血管疾患**をはじめ、**さまざまな慢性病**を来す

参考文献 [819]

↓

アスピリンの抗ガン作用は、いまやメインストリームの医学でも太鼓判を押されているが、これは**アラキドン酸からのエイコサノイド合成をブロックする作用**を持っているからである（アスピリンの抗ガン作用はほかにも多数ある）

アラキドン酸から合成されるエイコサノイドも悪さをするわけですが その根本はオメガ6系プーファです。大豆油、コーン油などのオメガ6系プーファの植物油脂には気をつけましょう

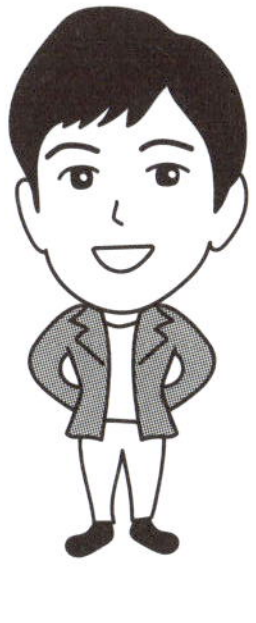

オメガ3系のプーファも代謝されて エイコサノイドを産生する

1st Step

オメガ3系プーファからもエイコサノイドが産生される

リノレン酸 — オメガ3の大本（亜麻仁油）

酵素によって代謝されてできる

↓

プーファ — 酸素と反応しやすい二重結合がさらに増加

↓

フィッシュオイル — EPA、DHA — さらに結合の手が余る（炭素の二重結合が増える）物質に変化していく

↓

アラキドン酸と同じように代謝されて**エイコサノイド**を放出する

↓

オメガ3から誘導されるエイコサノイドは炎症をオフにする物質

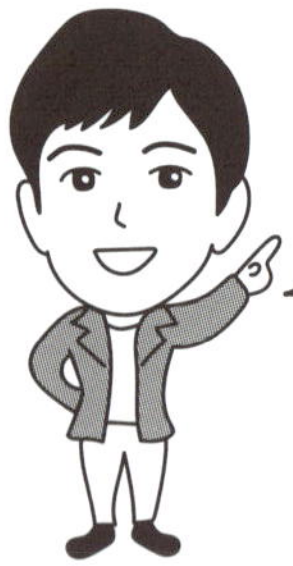

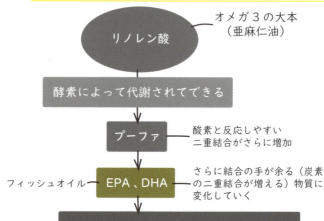

これがオメガ3の炎症抑制による健康効果と一般的にいわれていますが、これは大きな誤解です

2nd Step

オメガ3 が 体内の炎症を抑制する のは、
果たして健康によいのか？

原則は

生命場（体内）に
ゴミが散らかると

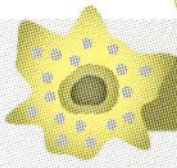

ファゴサイト
（食細胞：マクロファージ）
によって 貪食 される

※体内の不必要なものを取り込んで
消化し、分解するゴミ掃除作用

オメガ３を摂取すると

ファゴサイト内での必要な炎症を止めてしまう（貪食作用をストップさせてしまう）

生命場（体内）にゴミが
散らかったままになる

これが

長期間におよぶことで、 ガン 、
自己免疫疾患 などの 慢性病 へとつながる

これがオメガ３神話の真実です。炎症を止めることで“治まった”という錯覚をつくり出しているにすぎません

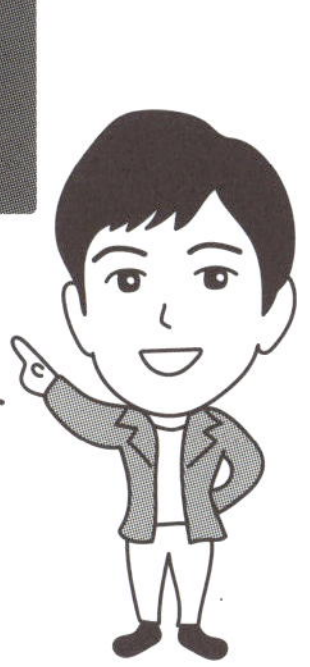

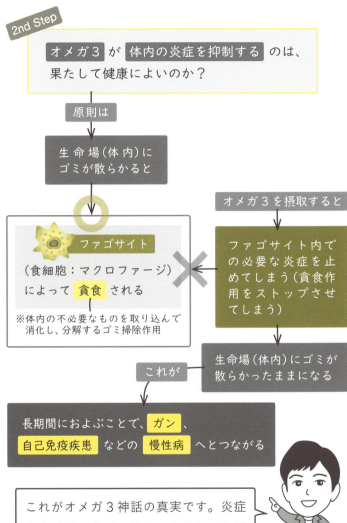

2nd Step

オメガ３神話から脱却しないと、数十年後が怖い理由

オメガ３系プーファの免疫を廃絶してしまう働き

＝ 同じ

数十年間、炎症性疾患に使用されていた放射線

↓

放射線を当てると、免疫細胞を完全に破壊することができる

↓

短期的には免疫を廃絶することで、炎症を鎮火させることができる

しかし ↓

放射線治療は、数十年後に組織の萎縮（細胞死）、線維化そしてガンを発生させる

しかし ↓

オメガ３系のプーファが代謝されてできるエイコサノイドの免疫廃絶は数十年後に必ず甚大な影響をおよぼす

＝ 同じ

さらに ↓

オメガ３系のプーファは自動酸化されて猛毒のアルデヒドも発生させるので、放射線より早く悪影響が出るはず

↓

放射線治療を行った当の医師たちは、数十年後にはすでに引退しているので、自分たちが行った放射線治療が致命的な影響をおよぼしていることを目の当たりにすることはない（ちょうど官僚が責任を負わなくてすむシステムと同じ）

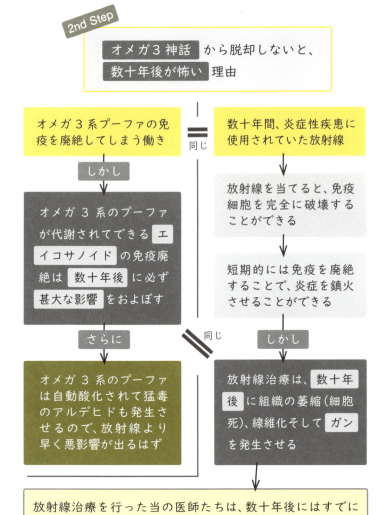

3rd Step

プーファの東の横綱が、オメガ 6
西の横綱が オメガ3

オメガ6からもオメガ 3 からも エイコサノイド が産生されるが、いずれも 慢性的に食事から摂取している と、さまざまな病気を引き起こす

↓ 以上をまとめると

東西両横綱は次の２つの危険性をはらんでいる

❶自動酸化されてアルデヒドになる

❷代謝されてエイコサノイドになる

上記の❶❷のいずれも、過剰になると生命場がゆがめられてしまいます。Chapter8 を通してお話ししてきたように、美容・健康に多大な悪影響をおよぼします。

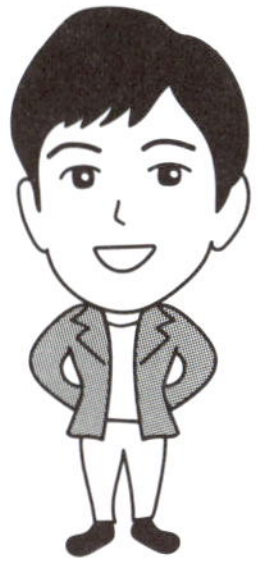

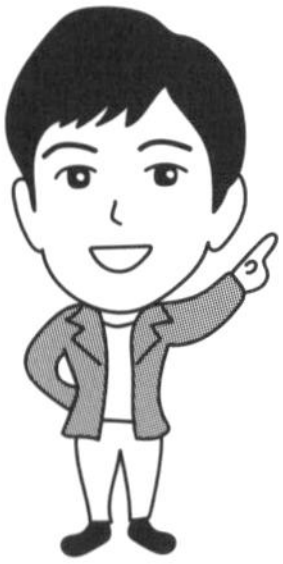

Chapter9 プーファが蔓延した理由

Part2 プーファに侵食される

01 プーファの歴史❶ 人類とプーファの出会い

3つの革命で人類は危険にさらされた

1st Step

大きな3つの革命がポイント

約1万年前の 農耕革命 、そしてまもなくそれに続いた 牧畜革命 によって……

人類は プーファ という不安定で危険な油と直面することになる

そして

近代の 加工食品革命 によって……

植物油脂がはびこり 、 調理法が変化 し、 魚の摂取量が増大した ことによって、さらにプーファが蓄積していった

そして

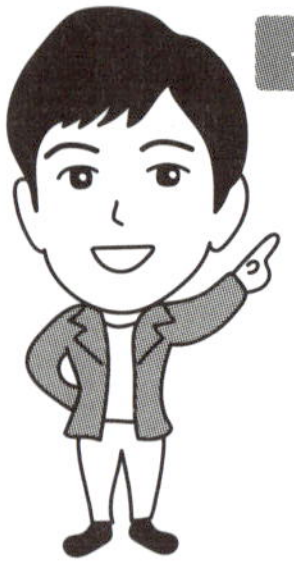

現代社会では、そのプーファの摂取量は、狩猟採集時代は言うにおよばず、農耕・牧畜革命当時と比較しても、何百倍もの量 に達している

なぜこのような事態になったのでしょうか？　その答えを見つけるために、プーファの近代史を少し振り返ってみましょう

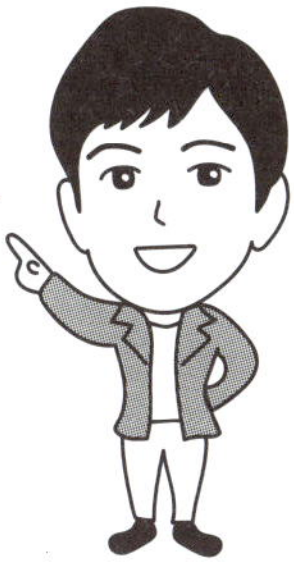

なぜこの２つのプーファを“必須”栄養素としたのか？

1st Step

1929年に ２つの“必須”脂肪酸（EFA：Essential Fatty Acids）が“発見”された

その２つとは

まさに、プーファの２大横綱！

❶リノール酸（オメガ6、いわゆる一般の植物油脂）

❷リノレン酸（オメガ3、亜麻仁油がその代表）

なぜこの２つのプーファを“必須”栄養素としたのか？

この２つのプーファフリーの（プーファを抜いた）食餌を与えたラットに、皮膚炎などの慢性炎症症状が生じたというバーたち（George and Mildred Burr）の実験結果がもとになっている

参考文献 [820]

2nd Step

ところが、後年になってこの実験は誤りであることが証明された

どういうことか？

この2つのプーファが入っていない食餌でも、ビタミンB6やミネラルを与えると皮膚炎などの慢性炎症症状がなくなったから 参考文献 [821][822][823]

もちろん

バーたちのラットの実験のオリジナル論文はすでに撤回されている

これは、プーファはエネルギー代謝を低下させるので、プーファフリー（プーファ抜き）の食餌にすれば、必然的にエネルギー代謝が高まる。エネルギー代謝が高まれば、代謝に必要なビタミン（ビタミンB6、ビオチンetc.）やミネラルが欠乏してしまい慢性炎症症状が出ることになる。そこに、ビタミンB6やミネラルを与えたら皮膚炎などの慢性炎症症状がなくなるという至極あたりまえのこと

“代謝”が高まると“代謝を回すために必要とされる栄養素量”も増えます

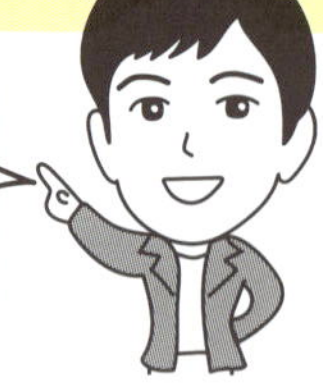

3rd Step

バーたちの論文には、その 9 年前（1920 年）に発表された実験が引用されていた

その実験とは

ファットフリー（脂肪抜き）の食餌を与えた動物実験で、何ら問題なく成長したというもの 参考文献 [824]

しかも

バーたちの実験に先立つ 2 年前（1927 年）には次の論文も報告されている

ファットフリー（脂肪抜き）の食餌で、ラットに自然に発生する腫瘍がなくなる 参考文献 [825]

バーたちはこのような先行する研究を知っていて、なぜプーファを“必須”脂肪酸としたのかは理解に苦しみます

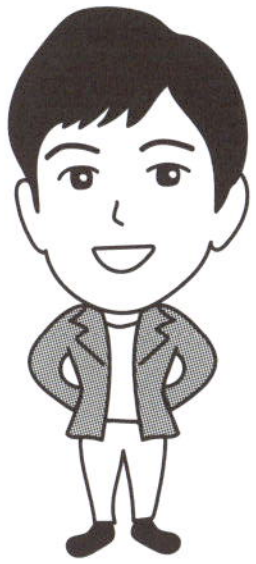

▷ 次頁に続く

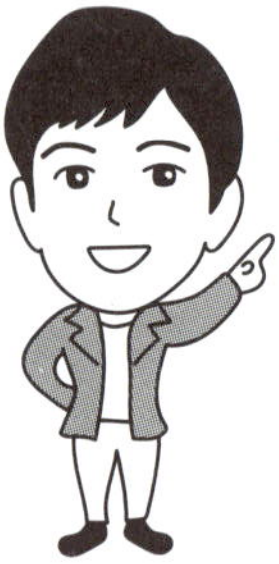

とにかくこのバーたちの実験報告は、植物油脂業界（シードオイル産業＝穀物メジャー）やフィッシュオイル産業という当時から影響力が強い既得権益者にとっては願ってもないものでした

4th Step

シードオイル（植物油脂）や亜麻仁油、フィッシュオイル（魚油＝EPA）はもともと何に使われていたのか？

実は

数百年もの間、**ランプの燃料**や**塗料のニス**として使用されていた

なぜなら

これらの多価不飽和脂肪酸のプーファは、炭素のバックボーンに結合の余り手が多い（炭素同士の二重結合が多い）ため**酸化を受けやすく（燃えやすい）**、**乾きやすい**という性質があるから

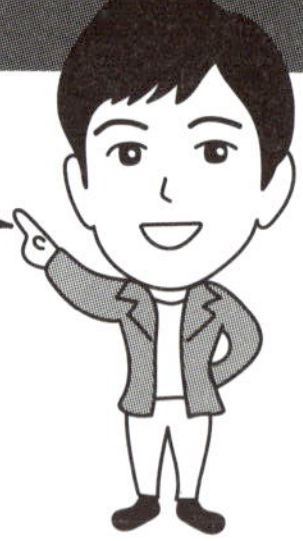

一方の飽和脂肪酸の代表であるココナッツオイルで木材をコーティングしても、酸化しないために乾かずにベタついたままです

プーファの歴史❷　石油の登場と第１次プーファ虚偽 02

話は江戸時代の黒船来航までさかのぼる

1st Step

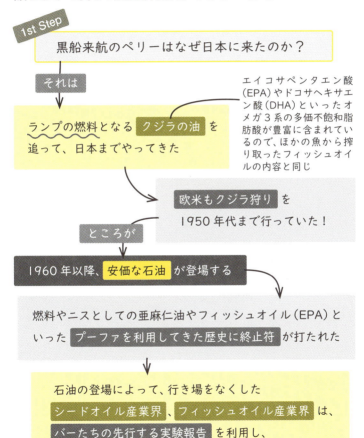

黒船来航のペリーはなぜ日本に来たのか？

それは

ランプの燃料となる クジラの油 を追って、日本までやってきた

エイコサペンタエン酸（EPA）やドコサヘキサエン酸（DHA）といったオメガ３系の多価不飽和脂肪酸が豊富に含まれているので、ほかの魚から搾り取ったフィッシュオイルの内容と同じ

欧米もクジラ狩り を1950年代まで行っていた！

ところが

1960年以降、安価な石油 が登場する

燃料やニスとしての亜麻仁油やフィッシュオイル（EPA）といった プーファを利用してきた歴史に終止符 が打たれた

石油の登場によって、行き場をなくした シードオイル産業界 、 フィッシュオイル産業界 は、 バーたちの先行する実験報告 を利用し、 健康業界 へ市場を転換していった

第1次プーファ虚偽の波とアンセル・キースの登場

1st Step

早速、必須脂肪酸と呼ばれるプーファ（特にシードオイル：リノール酸）が体によいという研究が1960年ごろから盛んに発表される

これは

第1次プーファ虚偽（プーファ共謀説：the unsaturated fat conspiracy）と欧米の識者の中で呼ばれている

1960年ごろから、同時に飽和脂肪酸、コレステロールが心臓血管疾患をもたらすというデマも流れはじめた 参考文献 [826]

1980年ごろからは、バーたちの実験結果を後押しする疫学的調査が報告される 参考文献 [827]

この流れを決定づけたのが

米国の生理学者であるアンセル・キース（Ancel Keys）のかの有名なSeven Countries Study（7つの国の疫学的調査）と呼ばれる疫学的調査

※疫学的調査 ある地域や特定の人間集団の中で、病気などの発生頻度や要因を明らかにするために、集団の特徴（年齢、性別、地域など）や、調査対象とする期間（年）などを明確にし、発生頻度や分布を調べる研究。

7つの国の疫学的調査 飽和脂肪酸と心臓血管疾患の因果関係を調べるために、食文化、生活環境が異なる米国、日本、フィンランド、ユーゴスラビア、ギリシャ、イタリア、オランダの7カ国の40～59歳までの男性を統一の方法で調査した国際共同研究とされているが……

2nd Step

この７つの国の調査から、動物性脂肪（飽和脂肪酸、コレステロール）は心臓血管疾患のリスクを高める（いわゆる飽和脂肪酸悪玉説：the lipid hypothesis, diet-heart hypothesis）という誤った結論を流布させた

キースがしたことは何か？

疫学的調査で動物性脂質摂取と心臓病に関連性ありと結論づけ、植物性オイル（コーン、大豆）、穀物を推奨

実は

この調査はシードオイル産業など多国籍企業の元締めである米国の財団の資金によってなされた

まず基本的なこととして

キースたちが行ったような疫学的調査では因果関係はいえない

キースは、資金提供を受けた財団に有利になる研究結果を公表していたので論外ですが、そもそも疫学的調査ではなぜ因果関係がいえないのか？　次頁から詳しく見ていきます

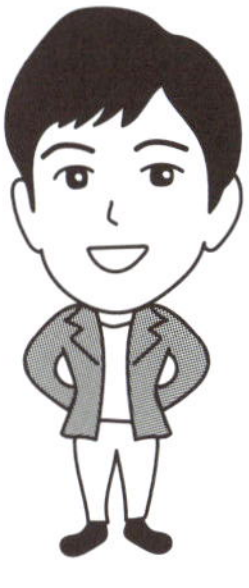

3nd Step

なぜ、キースたちが行ったような疫学的調査では因果関係が証明できないのか？

調査した人たちの動物性脂肪の摂取と心筋梗塞の関係は疫学的調査に基づいたデータにすぎない

疫学的調査は、ほかの直接関与する要因（いわゆる交絡因子）を排除することができない

相関関係について言及することはできるが……

間違っても「動物性脂肪が心筋梗塞を引き起こす」という因果関係はいえない

これが、疫学的調査はエビデンスレベルが低い（信用に足らない）とされるゆえん

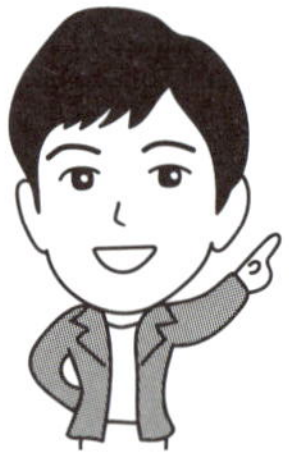

“相関関係”とは、2つの要素が互いに密接に関係しあっていること。対して、“因果関係”とは、2つ以上の要素の間に原因と結果の関係があることです

4th Step

では、どうしたら**確固たるエビデンス**となり得るのか？

本来はここまでのことをすべき

ここの事例でいうと、被験者を無作為に「動物性脂肪を与えるグループ」と「動物性脂肪を与えないグループ」に分けて、バイアスがかからないように被験者および実験者の双方に対してどちらが「動物性脂肪を与えていないグループ」かわからないようにして、同時に同じ期間調査する。そして、それぞれのグループで出た結果を比較評価する

たとえば、**ヒトにおける二重盲検ランダム化比較試験**や**動物実験**で、「同じ条件下で動物性脂肪を与えるグループ」と「与えないグループ」を比較して、**統計学的にも有意に心筋梗塞を起こすことを繰り返し証明（再現性の確認）する**

質の高い臨床検査を調査し、エビデンスを適切に分析・統合することを“ランダム化比較試験のメタ解析”といい、正確にはここまでやらないと最上級のエビデンスとはいえない

つまり

疫学的調査だけでは
確固たるエビデンスとはなり得ない

疫学的調査は、結局のところ都合のいいようにデータを操作できる質の低い研究にすぎません

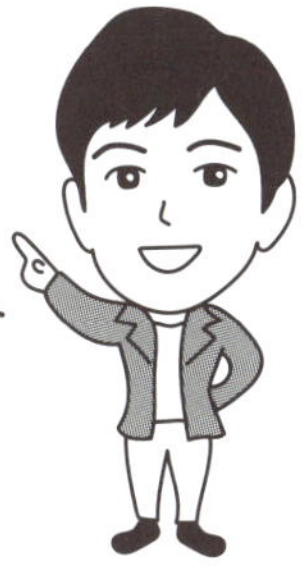

3rd Step

さらに、キースのデータは、後になって 虚偽 であることが証明された

なんと！

参考文献 [828]

彼は 22 の国のデータ収集を行った が、自説の 飽和脂肪酸悪玉説 に合致する 都合のよい 7 カ国のデータのみを収集 していた

つまり

都合の悪いデータは 隠蔽 した

4th Step

キースは 1968〜73 年まで米国のミネソタで行われた脂質の大規模な臨床実験も指導していた

どんな実験かというと

プーファのコーン油（コーン油の添加量が多い）と飽和脂肪酸のバターを与えたグループ（コーン油の添加量が少ない）という 2 つのグループの比較実験

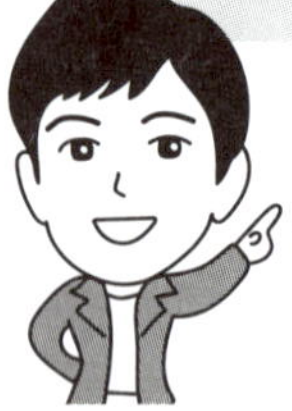

この実験は 2016 年になって解析され、いろいろなことが明らかになりました

5th Step

この実験の怖いところは２つ　その❶

その❶

1977 年には、キースの研究の流れを受けて、これも悪名高い“マクガバン・レポート（McGovern report）”が米国議会に提出される

↓ どういうレポートかというと

Dietary Goals for the United States（米国の食事目標）

飽和脂肪酸、コレステロールを減らし、穀物を総カロリーの 55 ～ 60％まで増加させるという米国の食事ガイドライン

↓ このレポートを受けて

1992 年に米国農務省による食事指針（USDA Food guidelines）、いわゆるフードピラミッド（Food Pyramid）が発表される（2010 年にはマイプレート（My Plate）に名称変更）

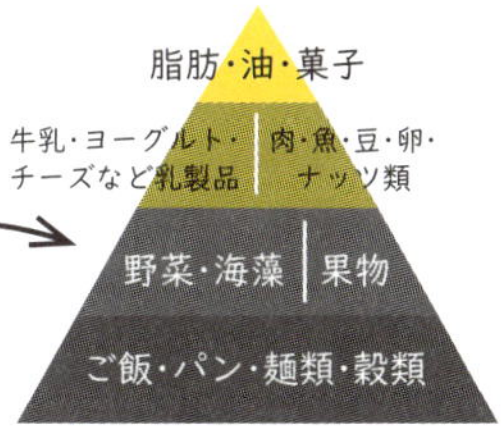

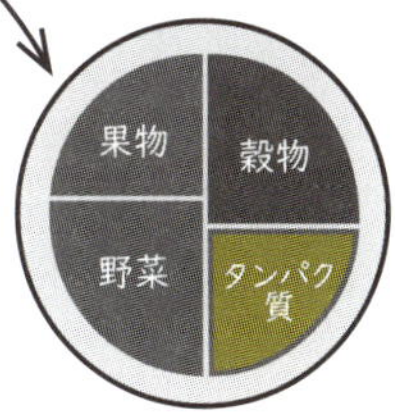

↓

穀物を増やして飽和脂肪酸を減らすというおなじみの内容

6th Step

この実験の怖いところは2つ　その❷

その❷

2004年にキースが亡くなったあとも2016年まで、このデータは公開されないままだった

この実験を2016年に解析して何がわかったかというと

- 心臓血管疾患はコーン油をたくさん与えられたグループのほうが高かった
- コーン油はコレステロール値を低下させたが、心臓血管疾患や総死亡率を低下させることはなかった。むしろコレステロール値が劇的に低下したグループでは死亡率が高くなった
- コーン油が多いグループは、少ないグループより2倍の心筋梗塞を起こしていた

こういったことが2016年の解析ではじめて明確になった

参考文献 [829]

ちなみに、キースが提唱した飽和脂肪酸悪玉説は、2010年の合計34万8,000人のメタ解析によって完全に否定された（飽和脂肪酸と心臓血管疾患は関係がない）

参考文献 [830]

7th Step

キースの疫学的調査に端を発した **飽和脂肪酸悪玉説** の歴史

1960年	← アメリカ心臓学会の勧告（動物性脂肪摂取を控え、プーファ摂取推進）
1965年	
1970年	← ミネソタでの人体実験が行われる（脂質の大規模な臨床実験）
1975年	← 悪名高き“マクガバン・レポート”が発表される
1980年	← ミネソタ実験のデータが一部開示される
1985年	← 米国コレステロール減量プログラム開始
〜〜	
2005年	
2010年	← アメリカ心臓学会から勧告が出る（プーファの摂取量を上げる）
2015年	← ミネソタ実験の全データが解析される

参考文献 [829]

「関連団体からの献金＋疫学的調査」を利用した悪意により、一般的な健康ポップカルチャーが誘導されていることに気がついてください

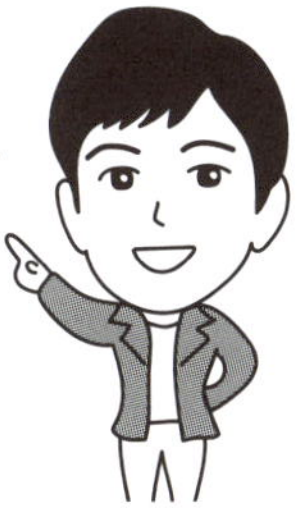

03 プーファの歴史❸ 第2次・第3次プーファ虚偽

第2次プーファ虚偽：オメガ6からオメガ3へ

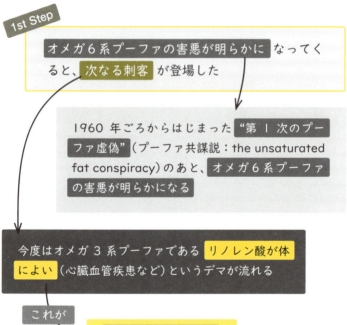

1st Step

オメガ6系プーファの害悪が明らかになってくると、次なる刺客が登場した

1960年ごろからはじまった“第1次のプーファ虚偽”（プーファ共謀説：the unsaturated fat conspiracy）のあと、オメガ6系プーファの害悪が明らかになる

今度はオメガ3系プーファであるリノレン酸が体によい（心臓血管疾患など）というデマが流れる

これが

第2次プーファ虚偽

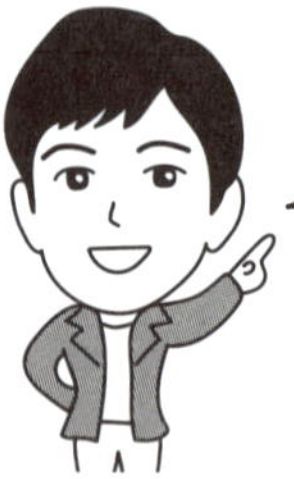

次から次へと新しい害悪（プーファ）が現代の一般的な健康ポップカルチャーとして流布されています

第3次プーファ虚偽：リノレン酸からオメガ3へ

1st Step

オメガ 3 系の代謝産物である、さらにプーファ度が高い（不飽和結合が多い）フィッシュオイル（魚油＝EPA）、DHA に対して次のような喧伝がはじまる

- 赤ちゃんの知能を高める
- 目によい
- ガン、心臓血管疾患、肥満、自己免疫疾患などの慢性病の予防になる

これが現在も続いている

第３次プーファ虚偽

ここで、現在まで続くプーファの虚偽について簡単にまとめておきます

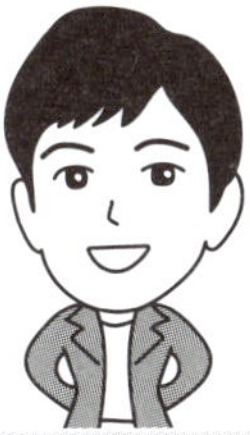

第１次プーファ虚偽　1960 年ごろからはじまる

- 不飽和脂肪酸（リノール酸）は心臓によい
- 飽和脂肪酸、コレステロールは心臓に悪い

第２次プーファ虚偽

- 不飽和脂肪酸（リノレン酸：オメガ 3）は不飽和脂肪酸（リノール酸：オメガ 6）よりよい

第３次プーファ虚偽　現在も続いている

- リノレン酸（亜麻仁油がその代表）よりEPA、DHA（最も容易に酸化されやすい）がよい

2nd Step

フィッシュオイルは、1970年ごろから給餌した動物が長生きすると報告されるようになった

よく観察すると

酸化したフィッシュオイル（EPA）の悪臭のため、それを混ぜたエサを食べなくなったことによるものと判明した

どういうことか

いわゆるカロリー制限して長生きするのと同じことが起きている

三大栄養素で最もカロリーが高いのが脂肪なので、ここではエサにフィッシュオイル（不飽和脂肪酸）を混ぜているので、食べないということは必然的に脂肪をカットしたカロリー制限となっている。プーファも入ってこないので、プーファフリーになっているため長生きする

もし疑問に思ったら

自身のペットのエサにフィッシュオイル（EPA）を混ぜてみるとわかる

ペットの食欲が徐々に減退していく

しかも

フィッシュオイル（EPA）を含め、プーファはすべて代謝を低下させるので、栄養素の必要量も低下する（冬眠状態＝極度のストレス状態）

これが家畜なら給餌飼料のコスト削減という“利点”になる

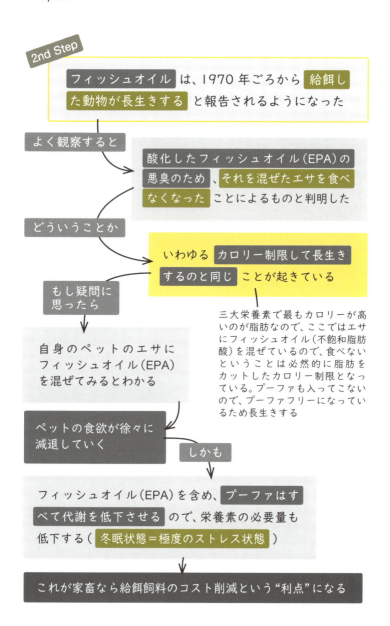

プーファが各産業にもたらす恐ろしい利点

04

❶家畜業界

1st Step

魚がすぐに臭くなるのも（アルデヒド臭）、速やかに酸化するプーファの特性によるもの

↓

フィッシュオイル（EPA）は、室温で空気に触れただけで24時間以内にアルデヒドが5～6倍、48時間以内に12倍も増加する

参考文献 [831]

↓

たとえ、食事の中にビタミンEなどの抗酸化物質を入れてもフィッシュオイル（EPA）からのアルデヒド発生の増加を止めることはできない

参考文献 [832][833]

↓

1980年までには、フィッシュオイル（EPA）が、さまざまな動物・家畜の全身に動脈硬化やガンの原因となるリポフスチン（lipofuscin）を蓄積させて脳、筋肉、性腺などの組織が破壊するイエローファット病（黄色脂肪症、全身脂肪組織炎）を引き起こすことが、すでに広く知られていた

参考文献 [834][835][836][837]

▷ 次頁図に続く

このように、プーファが家畜に深刻なダメージを負わせることは無視され、家畜にプーファの２大横綱である植物油脂やフィッシュオイルを与えると早く太って食欲が減る現象が注目されはじめている　参考文献 [838]

やっぱりこうなる

これは、家畜業界にとっては大幅なコスト削減（食費軽減）になり、早く家畜を太らせて市場に売ることができる

❷シードオイル産業・フィッシュオイル産業

1st Step

そして石油の登場以来、マーケットを失ったシードオイル産業、フィッシュオイル産業にとっても打ち出の小槌となった

結局こういうこと

シードオイル産業、フィッシュオイル産業、そして家畜業界にとってwin-winの関係が構築できた

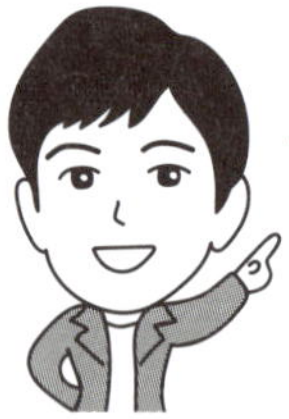

人間においてもオメガ３系プーファの健康増進作用は認められていません。そのあたりを次節で見ていきます

人間にもオメガ3系プーファの健康増進作用は認められない 05

牛に穀物を長期間与えると死んでしまう

1st Step

草食動物である牛などに過剰に穀物やドライフィッシュを与えるとどうなるのか

こうなる

消化管がガスで充満して倒れたり、肝臓に膿(うみ)が溜まったりする(肝膿瘍(かんのうよう))

実はこれは

一般の畜産従事者の間ではよく知られていること

私が見学した畜産場でもこんなことがあった

牛に穀物を長期間与えると死んでしまうので、短期間だけ与えて早く太らせて屠畜していた。屠畜する直前、ほとんどの牛は糖尿病の末期状態になっている

【とちく】食肉や皮革などにするために、家畜を殺すこと

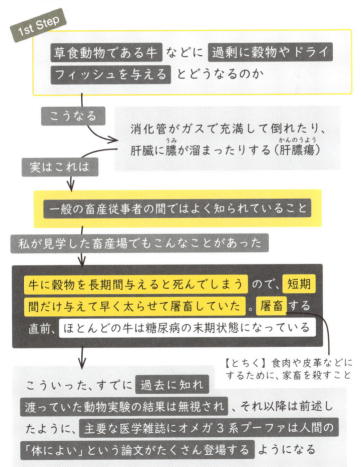

こういった、すでに過去に知れ渡っていた動物実験の結果は無視され、それ以降は前述したように、主要な医学雑誌にオメガ3系プーファは人間の「体によい」という論文がたくさん登場するようになる

「医療 - 多国籍企業 - 政府」というカルトを暴く

1st Step

人間においてもオメガ3系プーファの健康増進作用は確認されていない

↓

タラの肝油

2001 年には、ノルウェーでにコッドリバーオイルを 9 年以上摂取した 4 万 2,612 人の男女を対象とした調査では、心臓血管疾患に対して何ら効果がないという研究結果が報告された 参考文献 [839]

↓

2004 年には、フィンランドで 2 万 9,133 人の男性に対して フィッシュオイル、オメガ 3 系プーファの摂取とうつ病、自殺との関連を調べた研究でも、予防効果がなかったことが報告された 参考文献 [840]

↓

フィッシュオイルや DHA に健康増進作用があるという研究論文は、実験モデルそのものが間違っていたり、ある指標（ほとんどは炎症反応）の短期的な効果などを報告したりしているものばかり

↓ つまり

きちんとした実験デザインや長期的な影響を調べたものではない

2nd Step

医療－多国籍企業－政府 というカルトが明らかになってきた

↓

いまや オメガ３系プーファは、EPA、DHAにいたっては最もアルデヒドを形成する危険な物質 であることが認識され、前述したように、アルデヒドがほとんどの慢性病に関与している という研究がたくさん報告されるようになった

↓

もはや プーファ共同謀議 と呼ばれる 医学史上、最大の虚偽 は、ここに命運が尽きた といってもよい

さらに

プーファ（オメガ 3、オメガ 6）を薬としてあるいは食品として（あるいは食品に紛れ込ませて）販促してきたが、これは今まで、放射線やエストロゲンなどの発ガン物質を“体によい”と喧伝してきたのと同じ、医療 － 多国籍企業－政府のカルト であるということは明らか

もう少し掘り下げていくと、プーファと医薬品、米国の穀物戦略が見えてきます

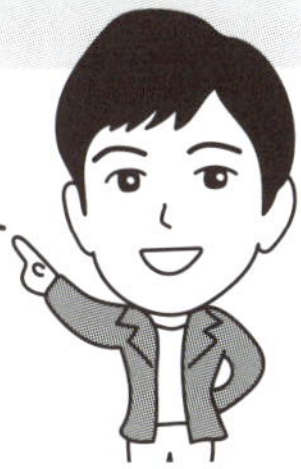

3rd Step

権力者たちの **人口削減計画にも寄与** している

↓

プーファは **男性・女性の性機能を低下させる**

参考文献 [841][842][843]

さらに

プーファが原因となっている慢性病 は、権力者が支配している医療カルトの中で **医薬品の慢性投与** という形で **キャッチボール** される

どういうことか

自分で火をつけておいて、自ら水を掛けて消すという意味。何らかの利益・評価を得ようと自分で問題を起こし、自ら解決する自作自演の行為・手法を意味する和製外来語

プーファと医薬品は **マッチポンプ**（プーファがマッチで医薬品がポンプだが、いまや医薬品そのものもマッチになっている）という大きな図式がある

これは

米国の穀物戦略 とは、実は **プーファの普及** というもっと奥深い意図をもったものだった

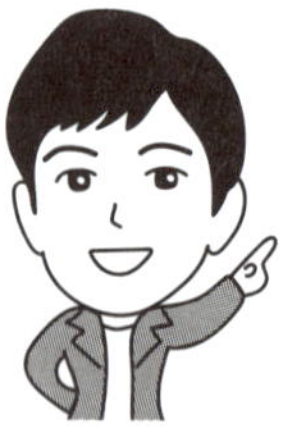

真実はいくら隠ぺいしても、いずれは明らかになるものなのです

フィッシュオイル(EPA)、DHAのサプリメントは必要か？ 06

フィッシュオイル（EPA）・DHAともにプーファの中でも最も酸化を受けやすい不安定な脂肪酸

1st Step

サプリメント は製造段階と体内に入ってからの２回、ダブルで **アルデヒドを形成** する

1発目

1番危惧しているのは、すでにサプリメントにする過程で自動酸化（酵素を必要としない）されているはずですから、サプリメント自体に大量にアルデヒドを含んでいるのではないかということです

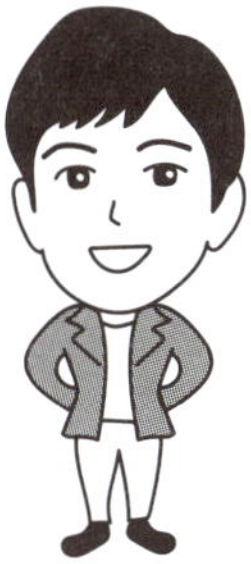

2発目

フィッシュオイル(EPA)･DHAともにプーファの中でも最も酸化を受けやすい不安定な脂肪酸なので、**私たちの体温で容易に酸化される**。食べものやサプリメントから摂取した場合、**腸から消化･吸収される過程でアルデヒドを形成してしまう** 参考文献 [844]

2nd Step

サプリメントで有名な、タラの肝油（コッドリバーオイル）には、最も酸化を受けやすいオメガ３(EPA、DHA)の害悪を軽減する脂溶性のビタミンA、D、E などが含まれている

ということは

多少のタラの肝油サプリメントは、純粋なオメガ３(EPA、DHA)サプリメントより症状を出しにくいかもしれない

ところが

自覚はできないが、確実に細胞レベルでダメージが蓄積している

どういうことか

タラの肝油(コッドリバーオイル)を 14 週間空気中にさらす実験では、体温以下の 25℃という条件でも 46 ng/g ～ 152 ng/g の過酸化脂質アクロレインが形成されてくることがわかっている 参考文献 [845]

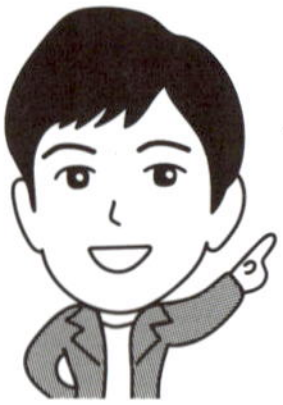

知らず知らずのうちに、過酸化脂質アクロレイン（アルデヒド）が蓄積しているということです

ひとつ追加しておくと

参考文献 [846]

すでに 1900 年代初頭には、家畜（さまざまな草食動物）に タラの肝油 を与えると、筋肉（ミトコンドリアリッチ）が硬直し、人間でいうところの 筋ジストロフィーになる ことが知れ渡っていた

3rd Step

フィッシュオイル（魚油）中のアルデヒド は 抗酸化物質 でも防げない

これは考えてみれば当然で

フィッシュオイルの EPA は DHA に次いで自動的に酸化されやすい（アルデヒドを形成しやすい）脂肪酸

↓

時間経過にしたがって、自動的に次々と酸化されてアルデヒドが形成されていくので、抗酸化物質もそれに応じて増加させないと追いつけない

↓

抗酸化物質はアルデヒド形成を抑えるのには有効 だが、ガンをはじめ多くの慢性病での慢性投与は非常に危険

フィッシュオイル（魚油）中のアルデヒドは抗酸化物質の投与によっても防げないことがマウスの実験で報告されている

参考文献 [847]

4th Step

何より私たちが普段から摂取する食材の中にすでに必要以上のEPA、DHAが入っている

ちなみに

卵を２個食べるだけで、DHAは100mgも摂取できる

これは

脳が処理できる許容量（脳の１日のDHA新陳代謝量）の20倍の量になる（詳細は後述）

絶食を長期間続けている極端な場合を除き、サプリメントでさらにEPAやDHAを追加するのは明らかに過剰摂取

さらに

参考文献 [848][849]

DHAそのものが、神経細胞を過剰に興奮させ、神経細胞からアラキドン酸を発生させる

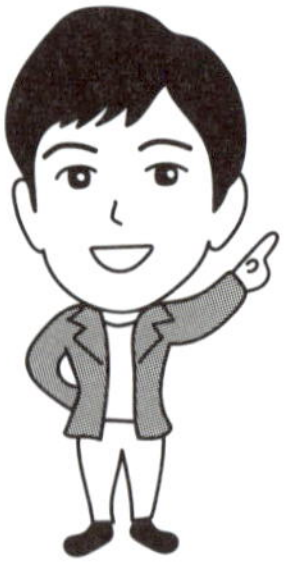

わざわざEPAやDHAのサプリメントから過剰なアルデヒドを摂取したり発生させることは、体内のエネルギー代謝をダイレクトに低下させ、生命場を著しく歪めてしまいます

リノール酸、リノレン酸は“必須”脂肪酸か？

07

そもそも必須脂肪酸の定義が間違えている

1st Step

必須栄養素、**必須脂肪酸**とはなにか？

最初に

必須栄養素：**体内で合成できない物質**で、不足によって心身に悪影響が出るもの

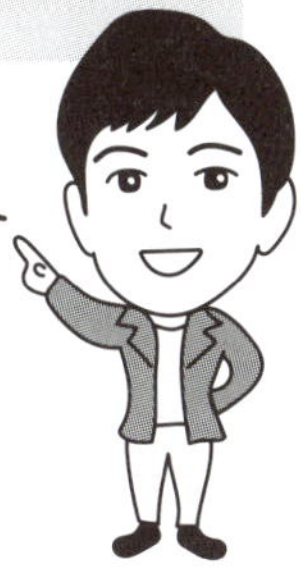

この定義にしたがえば、ビタミンCは体内で合成することができず、不足によって壊血病（かいけつびょう）という出血性の合併症が出ることから、必須栄養素といえます

では

必須脂肪酸：**体内で合成できない脂肪酸**で、不足によって心身に悪影響が出るもの

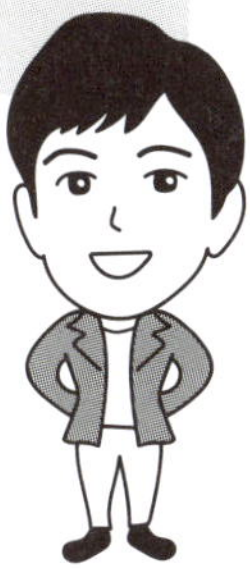

必須脂肪酸の定義については、甚（はなは）だ疑問だらけなので、次頁ですべてひっくり返していきます

まず、前述したとおり

プーファの2大横綱である オメガ3(リノレン酸)、オメガ6(リノール酸)の不足によって生命体に何ら悪影響は出ない

むしろこれらのプーファを摂取しないほうが

代謝・体温が高まり、ストレス耐性が高まり、かつ寿命が延びる

参考文献 [850][851][852][853][854][855][856][857][858][859][860][861][862][863][864][865][866][867][868][869][870][871][872]

2nd Step

プーファが"体内で合成できない"というのはどういうことか?

参考文献 [873]

私たちの脂肪細胞で、リノール酸、リノレン酸、EPAなどのすべての脂肪酸を合成することがわかっている。これを生体の脂肪新生(de novo lipogenesis)という

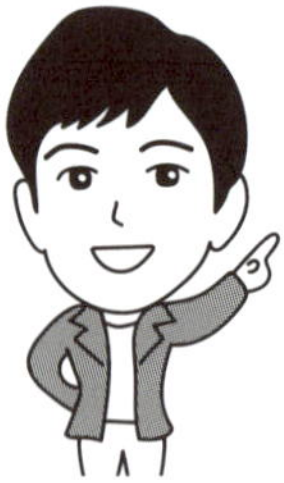

[新生]とは、体内で自らが"ある物質"を合成することをいいます。私たちは、糖やアミノ酸を材料にして"あらゆる脂肪酸"を体内で合成できます

必須脂肪酸の定義では、“必須”とはいえない理由がほかにもたくさんある

3rd Step

必須脂肪酸という定義とは真逆の真実

どういうことか

体内で合成できない脂肪酸で、かつ不足によって心身に悪影響が出るという **必須脂肪酸の定義** からは、プーファの 2 大横綱の **オメガ3（リノレン酸）、オメガ6（リノール酸）** の **いずれも必須とはいえない**

さらに

リノール酸（オメガ6、いわゆる一般の植物油脂）とリノレン酸（オメガ3、亜麻仁油がその代表）が必須ではないというそのほかの理由を示した研究論文（参考文献 [874]）も報告されている

ガンの成長（参考文献 [875][876][877][878][879]）
脳の機能障害
（参考文献 [880][881][882][883][884][885][886]）
肝臓へのダメージ（参考文献 [887][888]）

むしろ必須脂肪酸といわれているプーファは、上記のような慢性疾患になるために“必須”の栄養素です

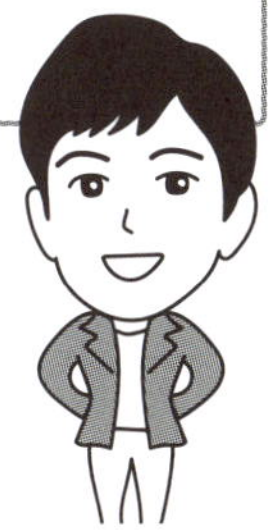

08 栄養素は、適切な時期に、適切な量で、適切な場所に

栄養素も含めて体内を構成する物質は、一般則（ルール）にしたがっている

1st Step

アルデヒドの形成など、危険の多いプーファもその例外ではない

たとえば

体温で容易に酸化されて悪影響をおよぼすプーファの中にも、この法則にしたがって厳格に制御されて使用されるものがある

それは

網膜のDHAとミトコンドリアの膜のリノール酸（オメガ6）。網膜に関しては、胎児～乳児に少量のDHAが利用されている

適切な時期というのがポイント

乳児期をすぎたあと、DHAはそれほど必要とされないばかりか、ミトコンドリアの膜に組み入れられることでエネルギー代謝を低下させてしまう

参考文献 [889]

2nd Step

さらにDHAがミトコンドリアの膜成分に組み入れられると、ストレス反応を引き起こし、ストレスで活性化される酵素“ホスホリパーゼA2”を誘導する

ホスホリパーゼ A2 は、細胞の骨格であるリン脂質を分解してアラキドン酸（リノール酸代謝産物）を放出させ、炎症を加速させる

実際に

DHA を利用している網膜でさえ必要以上の量が蓄積すると、アルデヒドが網膜のタンパク質に結合し網膜を変性させ、光を検知する細胞が死滅していくことがわかっている 参考文献 [890]

ですから、乳児期をすぎたあとに、サプリメントなどでDHAを摂取することは、ミトコンドリアの機能の面からも大変危険なのです

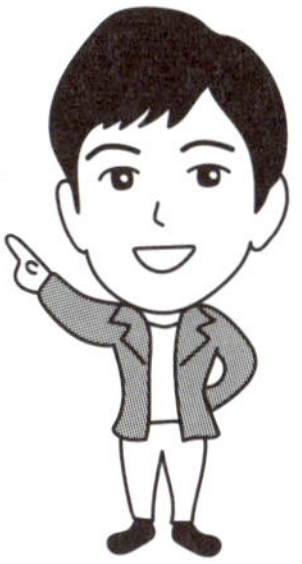

3rd Step

ちなみに、網膜のほかにも脳細胞に多いといわれるDHAは、どれくらいの量があるのか？

おおよそ

5g程度で、1日の代謝回転（turnover）は5mgと見積もられている

参考文献 [891][892]

ということは

脳に蓄積されているDHAの半減期（半分が入れ替わるのに要する期間）は約1.5年ということになる

❶5mg＝5g×0.001（1/1000）＝0.005g
❷5g÷2（半分）＝2.5g
❸2.5g（❷）÷0.005g（❶）＝500日≒1.5年

ちなみに

100gのサケを食べると、約400mgから1,000mgのDHAを摂取することになる。1日のDHA代謝回転は5mg程度なので、100gのサケに相当するDHA量は80～200倍になり、とてもこの量を脳では処理しきれない

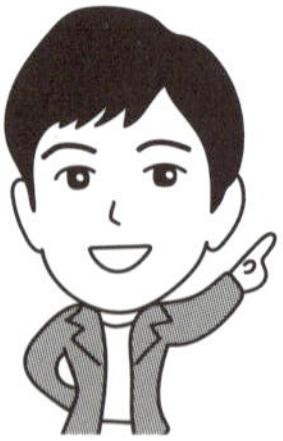

ということは、処理しきれない分量は脂肪組織などに蓄積されることになります。これが後々に大変なことになることは後述します

DHAに関する研究論文をもう少し掘り下げてみよう

4th Step

DHAも体内の酵素でEPAから変換されるので、外部から摂取しないと体内で合成できないビタミンCのように必須とはいえない

それだけではなく

私たちの体はプーファから飽和脂肪酸をつくることもできる

参考文献 [893]

DHAに関してはさらに非常に興味深い研究論文がある

ヒトを次の4つのグループに分けて、DHA摂取量、血液中のDHA濃度（血液リン脂質中のDHA濃度）、そして、そこからリノール酸からDHAに変換される割合を算出した研究

参考文献 [894][895]

結果❶ まず DHA摂取量

- 魚を主として食べるグループ：0.16 ± 0.22 g/day
- 肉を主として食べるグループ：0.02 ± 0.02 g/day
- ベジタリアン：0.0007 ± 0.004 g/day
- ヴィーガン：0 g/day

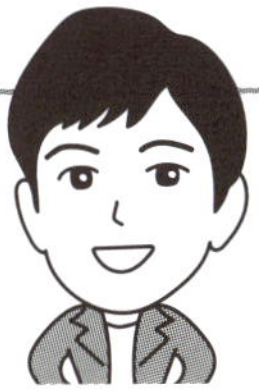

ヴィーガンはまったく動物性食品を摂取しないので、DHA摂取量はゼロです

結果❷ 次に **血液中の DHA 濃度（マイクロ mol/L）**

・魚を主として食べるグループ：239.7 ± 106.2
・魚を主として食べるグループ：239.7 ± 106.2
・ベジタリアン：222.2 ± 138.4
・ヴィーガン：195.0 ± 58.8

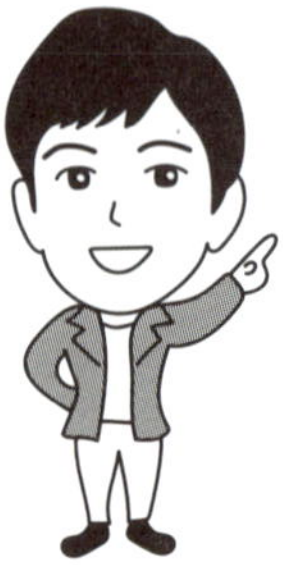

動物性食品を摂取しないベジタリアン、ヴィーガンでも肉を食べるグループとさほど DHA 濃度は変わりません。それはどうしてでしょうか？

このことを“リポリシス”という

ストレスがかかると DHA は体内で脂肪細胞から放出される

もし脂肪細胞に蓄積している DHA がなければ……

糖・アミノ酸（いずれも飽和脂肪酸に転換可能）、飽和脂肪酸、そしてリノール酸（亜麻仁油）などから変換してつくることが可能

つまり

DHA を摂取していなくても、**私たちの体内で DHA が放出、あるいは産生されている**ことがわかる

▷ 次頁図に続く

ただし

これをもって DHA が乳児期以降も必要であることを証明しているわけではない

前述したように

網膜でさえ、加齢につれて DHA などのプーファが蓄積することでダメージを受けやすくなる 参考文献 [896]

猛毒のアルデヒドを発生させる DHA のようなプーファをかぎりなく少なくすることは、健康（形態形成維持）には必須です

次頁からは DHA の脳や目（網膜）に関する因果関係や相関関係について研究論文を見ていきましょう

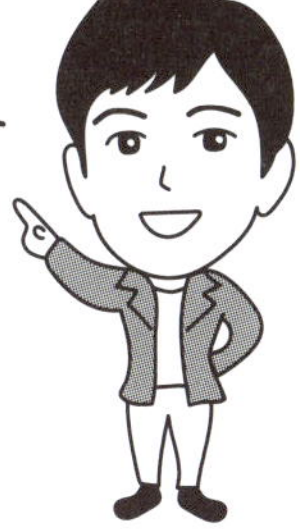

5th Step

DHA 欠乏によって、脳に異常が起こるという因果関係や相関関係はあるのか？

因果関係はない？

2011 年から継続的に、生後 1,000 日間、乳児へDHA を投与したランダム化比較臨床実験が行われた。その結果、いずれも 脳の発達に関して、DHA投与群と非投与群（プラセボ群）との間に有意な差は認められなかった

参考文献 [897][898][899][900][901][902][903]

むしろ

母親の抑うつ度 、乳児の神経言語発達スコア に関しては、DHA 投与群で悪化 している

参考文献 [904][905][906][907][908]

認知機能にも相関関係は認められない

2002～2003 年の研究では、臍帯血（さいたいけつ）のアラキドン酸、DHA の血液濃度 と 4 歳、7 歳時点の認知機能に相関関係は認められなかった 参考文献 [909][910]

2018 年の研究においても、乳児の赤血球中のアラキドン酸および DHA 血液濃度 と 5 歳時点の認知機能や視覚機能に相関関係は認められなかった

参考文献 [911]

母胎のアラキドン酸、DHA の血液濃度（妊娠前期・後期） と 4 歳および 6～7 歳時点の認知機能にも相関関係は認められなかった 参考文献 [912]

6th Step

目に対するDHAの効果はどうなのか？
変性した網膜にDHAを投与したいくつかの実験が報告されている

エビデンスを見てみると

マウスの実験では、DHA投与によって網膜にDHA含有量を増やしても、光受容体やその機能は向上しないことが示されている 参考文献 [913][914]

妊娠37週0日以降から妊娠41週6日までの出産

1997年の正産期の新生児に4カ月間リノール酸およびリノレン酸投与にした臨床実験では、血液リン脂質DHA濃度が高い新生児で網膜機能は向上しないことが明確に示されている。ちなみに3.2%リノレン酸を与えた新生児の平均体重は、0.4%リノレン酸を与えた新生児の平均体重を下回るというオメガ3の成長抑制作用も示されている 参考文献 [915]

2000年に報告されたランダム化比較臨床試験では、正産期の新生児に34週間リノレン酸を増量した結果が出ている。リノール酸：リノレン酸＝10：1から5：1へとリノレン酸を増量すると、血液DHA濃度は中等度上昇したが、視覚機能（visual evoked potential：VEP acuity）や成長を高めることはなかった 参考文献 [916]

09 新生児黄疸（おうだん）もプーファが原因

肝臓が悪いときやガンの初期症状としても現れる黄疸のしくみ

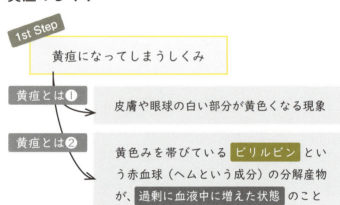

1st Step

黄疸になってしまうしくみ

黄疸とは❶

皮膚や眼球の白い部分が黄色くなる現象

黄疸とは❷

黄色みを帯びている ビリルビン という赤血球（ヘムという成分）の分解産物が、過剰に血液中に増えた状態 のこと

黄疸になるしくみ

ビリルビンは赤血球の新陳代謝で産生される

通常は

UDP-glucuronosyltransferase

肝臓で、グルクロン酸転移酵素 の働きによって水に溶ける形となり、胆汁から排泄される

過剰分がある場合

胆汁から排泄できない過剰分が 血液や尿の中に入る

▷ 次頁図に続く

したがって

ビリルビンを無毒化する酵素

グルクロン酸転移酵素が しっかり働いているかぎり、ビリルビンが血液中に大量に入ることはないので、黄疸が出ることもない

ところが

アルデヒドが グルクロン酸転移酵素の働きをブロックする ことがわかっている

アルデヒドを発生しやすい（不飽和度が高い＝酸化されやすい）順に［DHA＞EPA＞アラキドン酸＞リノレン酸（亜麻仁油）＞リノール酸（植物油脂）］、グルクロン酸転移酵素の働きをブロックする

参考文献 [917]

Chapter8-01 でお話ししたように

これは、プーファからできる アルデヒド が、酵素（タンパク質）に結合 して、構造・機能を変化させてしまうから

ちなみに

飽和脂肪酸 には グルクロン酸転移酵素 をブロックする働きはなかった

赤ちゃんの黄疸は親の意識で避けられる

1st Step

母乳を摂取しても黄疸が出る新生児がいる

理由は

母乳にアルデヒドを産生しやすいプーファ（DHAなど）が含まれているほど黄疸がより発生しやすくなる

最も恐ろしいことは

ビリルビンが新生児の血液中に多くなると、
脳の神経細胞に蓄積して恒久的なダメージを与える

→ 痙攣発作や神経障害が起こるこの病態を特別に核黄疸（かくおうだん）と呼んでいる

つまり

母親の食事内容が、生まれてくる子どもにとてつもなく大きな影響を与えることに、もっと意識を向けるべき

一方で乳児用ミルクはというと？

もちろん、プーファが添加されている。そして、すでにプーファが酸化したアルデヒドが含まれている

参考文献［918］

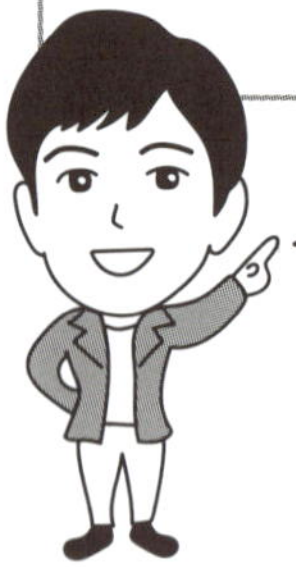

赤ちゃんには、アルデヒドまみれの人工乳ではなく母乳を与えるのがベストですが、まずお母さんの食事にプーファがないかをチェックしましょう

10 加齢や「食事とエネルギー代謝」とプーファ

現代社会におけるプーファをエビデンスから紐解く

1st Step

プーファがたくさん入っている

現代社会では、プーファリッチの加工食品や調理油のために農耕革命がはじまった時代よりさらに**多価不飽和脂肪酸プーファの過剰摂取にさらされている**

前提条件として

プーファの存在は、私たちの体の中で網膜やミトコンドリアの内膜に少量だけ厳格にコントロールされて存在している以外は、**著しく悪影響をおよぼす存在**

次頁からは、いろいろな動物を対象にしたエビデンスからプーファが害となることをお話ししていきます。なかでもマウスやラットはヒトとプーファの代謝が似ているので、脂質に関してはよいモデルになります

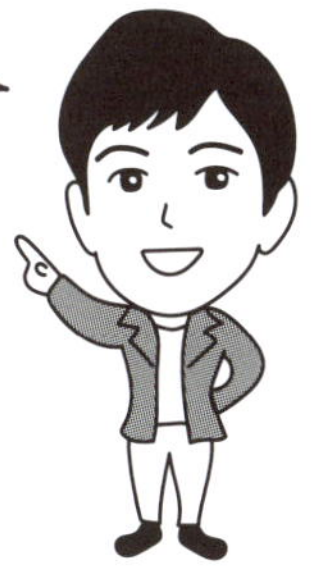

2nd Step

ラットやマウスは 食餌や加齢が ダイレクトに ミトコンドリアの内膜の脂肪酸の構成を変えてしまう

今までのラットやマウスを使用した実験では

加齢やプーファリッチの食餌を与えることによって、エネルギー産生所であるミトコンドリアの内膜の主成分、カルジオリピンの組成が変わることが示されてきた

参考文献 [919][920][921][922]

具体的には

カルジオリピンの脂肪酸が、加齢やプーファリッチな食餌でダイレクトに 過剰なプーファに置き換わる

逆に

ラットやマウスに プーファフリーの食餌を与えると、カルジオリピンの脂肪酸のプーファが減少する

参考文献 [923]

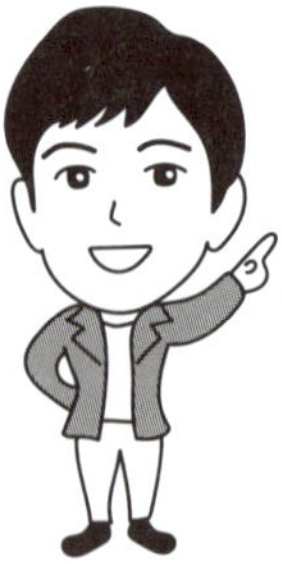

ラットやマウスは、食餌や加齢がダイレクトにミトコンドリアの内膜の脂肪酸の構成を変えてしまいます

3rd Step

マウスやラットはヒトと プーファの代謝が似ている

参考文献 [924]

脂質に関しては、私たち人間のよい実験モデルになる

それに対して

代謝率の高い長寿の鳥類は プーファリッチな食餌を与えた短期的な観察ではラットやマウスほど ミトコンドリアの内膜に影響を与えない ことも報告されている

参考文献 [925]

さらに

鳥類やコウモリといった長寿の動物は、プーファが蓄積する前 に 筋肉（羽）で燃焼できてしまう

したがって

鳥類やコウモリ は、プーファが溜まりやすいヒトやラットよりも、プーファの蓄積に対しては耐性がある

ただし

それも限度があるので、いくら鳥類やコウモリといえども、過剰なプーファリッチの食餌を長期間にわたって摂取すれば、さまざまな悪影響が出ると予想される

4th Step

冬眠前のクマがサケを食べたり、リスがナッツを食べるのはなぜか？

サケ オメガ3、EPA、DHA リッチ

ナッツ オメガ6、植物油脂、リノール酸リッチ

つまり

冬眠中は代謝・体温を低下させる必要があるため、プーファを摂取することは理に適っている

ただし

クマやリスでさえ、過剰にプーファを食べすぎるとイエローファット病（黄色脂肪症、全身脂肪組織炎）になり、冬眠どころではなくなる

参考文献 [926]

イエローファット病は、動脈硬化やガンの原因となる“リポフスチン”が全身に蓄積する病態

したがって

クマやリスは無制限にこれらのプーファリッチの食べものを摂取しているわけではなく、冬眠に最適なプーファの量しか摂取しないという戦略がある

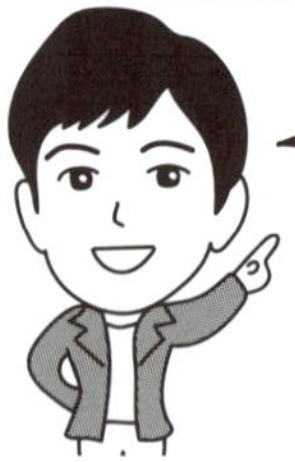

クマは、冬眠中（１年のうち４カ月間！）はエネルギー源として蓄えた脂肪を分解しています（この極度のストレス状態を“ケトーシス”といいます）

5th Step

クマは、なぜ冬眠中にエネルギー源として蓄えた脂肪を分解するのか？

理由は → 体内にエネルギーの源となる糖がないから

つまり → 代謝の観点では完全に糖尿病にあたる

糖を代謝できないので、主に脂肪を分解する

そして → クマが冬眠から覚めると、ハチミツや熟した果物をあさりはじめるのは、糖が生命体にとって唯一かつ理想のエネルギー源だから

クマのプーさんの世界は、これをリアルに描いている

ということは、冬眠状態（極度のストレス、糖尿病状態）を人工的につくり出すケトン食や糖質制限食は、とても危険だということです

ケトン食とは、簡単にいうと“低炭水化物高脂肪食”です。ケトン食が危険とはどういうことか？　次頁でお話ししていきます

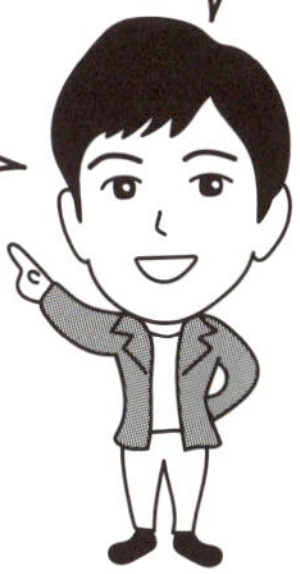

実際に ケトン食を半年摂り続ける とストレスの指標である HDL-コレステロールが上昇 する
参考文献 [927]

HDL-コレステロールが高い人ほど 心臓血管疾患のリスクが高くなる 参考文献 [928]

長期間のケトン食の副作用として、心筋症になる こともわかっている 参考文献 [929]

また

プーファリッチのケトン食を与えたマウスに放射線をあてると、アルデヒドが結合して変性したタンパク質が上昇する 参考文献 [930]

1度形成されるとタンパク質分解酵素でも分解されない

ちなみに

世界では、長寿で有名な地域がいくつかある。中央アジアの アゼルバイジャン もそのひとつ

アゼルバイジャンの長寿村の調査では、乳製品、野菜、フルーツなど 飽和脂肪酸の割合が高く、プーファの量が少ない食事 を習慣的に摂取している
参考文献 [931]

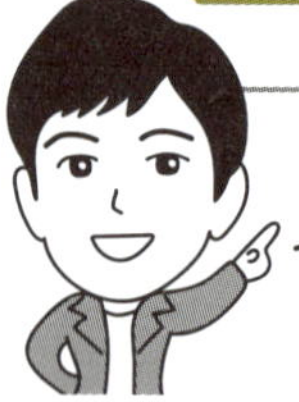

アゼルバイジャンの長寿村の食事は、まさにケトン食とは正反対のものです

11 究極のケトン食といえば エスキモーダイエット

イヌイット（エスキモー）は老化が早い

1st Step

長年イヌイットたちと生活を送り、彼らの観察を行ったカナダ生まれの著名な人類学者**ヴィルヒャムル・ステファンソン**によると……

【Vilhjalmur Stefansson】長年北極を探検して北極で大陸棚の北端を発見した

彼はこんな風に

イヌイットたちは、すでに**20代で老化の兆候がみられる**ことを記している。
イヌイットの**60歳は西洋人の80歳くらいに見える**とも書いている

彼はその理由を

大量の魚（ときには腐敗したものも食べていた）**を食べる**からだと推測した

本書をここまでお読みいただいたので、理由はおわかりだと思いますが、もう少しお話ししていきます

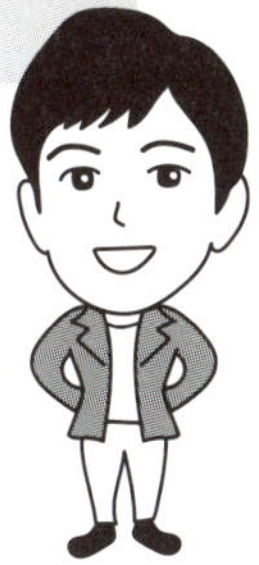

2nd Step

究極のケトン食、糖質制限食といえば エスキモーダイエット。それと ファスティング（断食）

これは

三大栄養素の比率でいうと、低炭水化物、高脂肪、高タンパク質 の食事。エスキモーダイエットは、イヌイットたちの食習慣を模したもの で、食事内容は 魚や海獣類の肉だけ

ということは

エスキモーが暮らすのは寒冷地域なので、
棲息する魚、海獣類の脂質はプーファが主体

ところで あるオイル研究者が、エスキモーダイエット（クジラ、イワシなどイヌイットたちの主食のみの摂取）を自ら 100 日間実践する実験を試みた ……

参考文献 [932][933]

100 日後には、血液中のアルデヒド （MDA：マーロンダイアルデハイド） が なんと 50 倍 にも跳ねあがった

催奇形性（胎児に奇形や形態的異常を生じさせるリスク）がある

それでも

このオイル研究者は子どもをつくることに関してまったく心配していなかった

なぜなら

彼の精子数は MDA によってゼロになってしまった から

一般的に知られているエスキモーの真実と矛盾

1st Step

西洋文化、西洋スタイルの食事（プーファリッチの加工食品）が入ってきて健康状態が悪くなったというストーリー

しかし

ステファンソンが観察したように、すでにプーファ（フィッシュオイル）まみれの食生活を送っているため老化が早いということだったが……

この矛盾は何か？

イヌイットの中でも比較的長寿な人の特徴は、魚や海獣の脳、内臓、甲状腺なども丸ごと食べていた

内臓全般に、プーファの害悪を軽減する作用を持つ脂溶性のビタミン（ビタミンA、D、E、K）が豊富に含まれている

さらに、肝臓にはグリコーゲンという糖のストックがあるため、糖分のよい摂取源になる

甲状腺ホルモンはミトコンドリアの代謝を高める中心的なホルモン

つまり

イヌイットで長寿な人は、フィッシュオイル（とそのアルデヒド）の害悪を糖、甲状腺ホルモン、脂溶性ビタミンなどで相殺できていたということ

しかし

イヌイットの中では、もちろん現代人のように魚の切り身しか食べなかった人もいるので、この人たちはステファンソンが記したように老化が早く進んだと考えられる

エスキモーダイエットから学ぶべきこと

ちなみにファスティング（断食）を24時間行うだけで、アルデヒドが急上昇する　参考文献［934］

これは
エネルギー源の柱である糖がなくなったために、体内に蓄積したプーファを分解して糖に変換した過程で起こっている

これで、マーケットにおいて流行している糖質制限、ケトン食そしてファスティングに関する危険性が炙り出されました

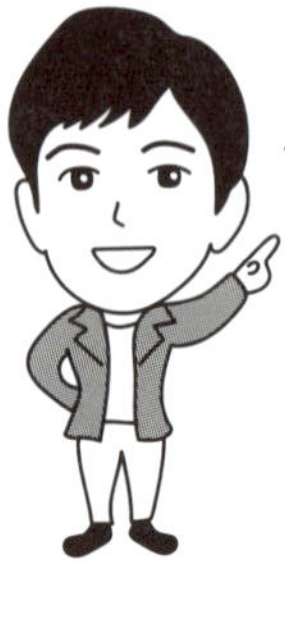

そして、これらはいずれも大量のアルデヒドを発生させることで、私たちの生命場を歪ませてしまうことがわかりました

12 プーファの摂取をかぎりなくなくすこと

プーファは必須栄養素でもなければ、健康を増進するものでもない

1st Step

ここまでお話ししてきたように、**プーファを摂取することの危険性**は、**あまりあるほどのエビデンス**として提供されている

まずあなたがやるべきことは何か？

それは**プーファの摂取をかぎりなく減らす**こと

私はこのことに、2015年にハッと目覚め、自分の日々摂取しているものに対して詳細に目を配りだしました

ここで忘れてはいけないのが、加工食品、外食はすべてデタラメだということです（もちろん、私がこのことを伝えて、努力している個人の外食店はいくつもあります）

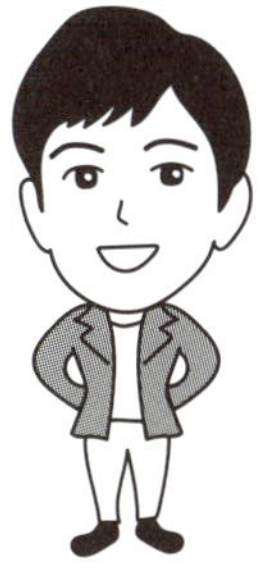

2nd Step

特に近年の日本人（明治時代に大きく変わってしまった）が **和食** と呼んでいるものの **実態**

これは → **プーファの塊**（豆類、ゴマ、海藻類、魚など）

ところで 日本列島に生きていた縄文人は、こういったものを食べていなかった。江戸時代の庶民には野生のシカやイノシシの肉（ジビエ）が大人気だった

つまり → あなたが教わった **和食** というのは、ここ数十年の **近代食** という別物

ということで → なぜ **マクロビオティックのような穀物菜食主義** が、**世界で最も利権争いの激しい米国** で **受け入れられた** かがわかる

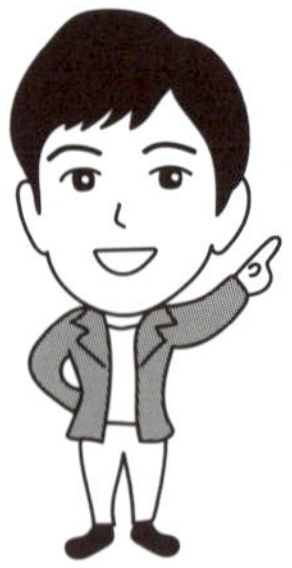

マクロビオティックの食材を丸ごと食べる“一物全体（いちぶつぜんたい）”という考え方自体は素晴らしいと思います。ただし、それが穀物であってはなりません

米国でマクロビオティックが受け入れられた理由を整理してみる

1st Step

米国というのは、多国籍企業の利益のためにFTAをはじめとした現代の不平等条約の締結を各属国（日本が世界最高の米国の属国）にしつこく迫る集団（多国籍企業の集まり）

特定の国や地域の間で、物品の関税やサービス貿易の障壁などを削減・撤廃することを目的とする協定

そのような大国である米国が

東アジアの端くれ（極東とは“ファー・イースト”＝“世界の端くれ”という意味）である島国の、日本という属国の食事法など受け入れるはずがない

これは、海外で生活し、世界基準がどうなっているのかを“肌身”で感じた（＝日本人は死ぬような辛い思いをした）人にしかわからないでしょう

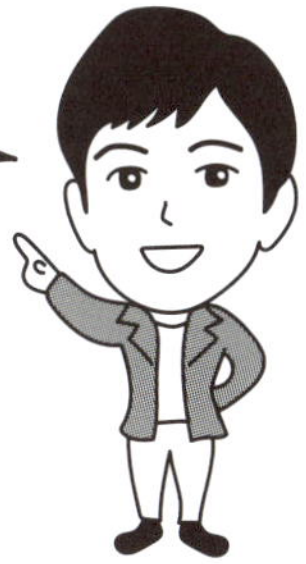

それなのになぜ？

それは、穀物菜食を中心とする食事法が、米国の多国籍企業によるプーファを普及するという目的に、見事に合致していたから

今からあなたがやらなくてはいけないことは

1st Step

❶食材でプーファがたくさん入っているものは避ける

❷食材をプーファで調理しない

この２つだけ

知らない、いや知ろうとさえしない この怠慢が、どれほどの惨事を招いているのか、改めてプーファを通して 強く意識 しなくてはいけない。

１度プーファが脳（体全体）に蓄積すると、さらに直観や知能そのものが低下してしまい、さらに 知ろうとさえしない 姿勢に拍車がかかる

こうなると

感じる、考える、そして行動する という人間誰しもが持っている 最大の能力が失われる

この状態はまさに多国籍企業の思う壺

彼らは、現代医学の現状を上から眺めてさぞかし笑いをこらえていて、プーファの販促戦略にさらに弾みがつき、人々にとっては悪循環になる

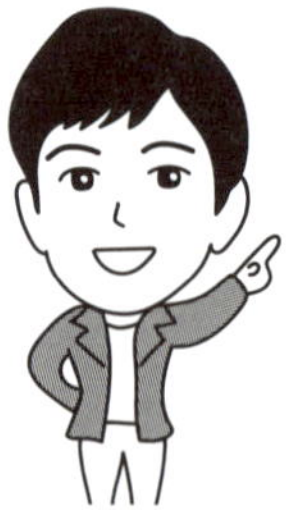

脂質仮説がねつ造された歴史過程も踏まえたうえで、現在のメインストリームの医学が正しいのか、それとも私の主張が正しいのかを判断していただければ幸いです

おわりに

フィッシュオイルと植物油脂に覆われた日本への警鐘

私もかつて、フィッシュオイルや青魚が「体によい」「炎症を抑える」と信じ、無知ゆえに長年摂取してきました。しかし、その結果がどのような形で現れるかを、身をもって体験することとなったのです。

40代後半にミツバチに複数個所刺されたあとに、2年間にわたって苦しむことになるアトピー性皮膚炎を発症しました。また、皮膚に現れるリポフスチン（老人斑・シミ）が増加したこともリアルサイエンスどおりの結果でした。今となっては、このころの精神の不安定さもこの腐敗・酸化しやすい油が原因だったことがわかります。よくよく考えれば、フィッシュオイルは青魚などから複雑な化学反応過程を経て油分だけを抽出した不自然な超加工品です。

私がフィッシュオイルを勧めた人たちが、アレルギーや体調不良を引き起こした原因も、今ではははっきりと理解できます。さらに悲劇的なことに、愛してやまなかった愛犬は青魚の過剰摂取が原因で浸潤性乳ガンを発症し、命を失いました。こうした経験が、「なぜ私たちはこんなにも無防備に、危険な油脂に囲まれているのか？」という疑問を抱かせ、深い調査と研究の旅へと私を駆り立てたのです。

問題の核心：近代社会の構造

研究を重ねる中で見えてきたのは、これが単なる個々の健康問題ではなく、近代社会そのものの構造に根ざしているという冷徹な事実でした。この問題を明らかにすることは、近代社会の根幹を揺るがし、既得権益に挑むことを意味します。

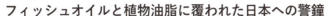

それが、私の残り少ない人生の方向を決定づけることになるとは、当初夢にも思いませんでした。

隠された真実の扉を開くときが来た

欧米には少数ながら、早くからこの問題に警鐘を鳴らしていた研究者たちがいます。しかし、医学研究に多大な資金を提供している巨大な多国籍企業による抑圧と、その豊富な研究費への依存度がますます高まっている主流の医学界の沈黙によって、彼らの声はかき消されてきました。それでもなお、地道に積みあげられた科学的エビデンスによって、今や「何かがおかしい」と感じる人々が増えつつあります。世界はついに、真実を隠し切れないところまで来ているのです。

読者へのメッセージ

本書は、日本という「欧米のサイエンス後進国」において、私のような一介の医師が多大なリスクを承知で綴ったものです。既得権益を守る業界や専門家たちからの反発は、今後さらに激化するでしょう。彼らは本書を嘲笑し、無視し、そして最後には激しく攻撃するかもしれません。しかし、真実は必ず３つの段階を経て世に出るといわれています。

❶嘲笑される
❷激しい抵抗を受ける
❸自明の理として受け入れられる

これは支配層の一員であるショーペンハウアーの言葉です。最初は無視され、次に激しく抵抗されても、最終的には受け入れられるのです。そして、それが「真実」である以上、どんなに時間がかかろうとも、必ず明らかになるときがきます。

プーファが危険であるということを、日本でお伝えしてきてすでに10年以上が経過しています。現在の段階は、2と3の間くらいのフェーズに入っています。それでも残念ながら「植物油脂（オメガ6）は危険だが、DHA・EPAなどのオメガ3は健康を増進する」という段階にとどまっています。

最後に

実はこの支配層によるプーファのプロモーションと同時に、「糖悪玉説」「飽和脂肪酸・コレステロール悪玉説」を流布することがセットになっています。これらのプロモーションは、現代医学および栄養学に深く浸透しているので、私たちの心身の健康を増進する真実が一般の人々に広まるにはまだかなりの時間を要するでしょう。本書で触れたプーファ（多価不飽和脂肪酸）の悪影響およびその対策については、私が提唱する「原始人食（アップデート版）」やほかの拙著でも詳細に紹介しています。ご興味のある人はぜひ、パレオ協会のウェブサイトをご覧ください。

今回は、図解という福田編集長の発案および構成で大変わかりやすい1冊となりました。これからも福田編集長と二人三脚で図解シリーズを出版していく予定です。そして、文章の誤字脱字などの校正は、赤石知子さんのお力をお借りいたしました。また、有馬陽子先生はじめ、たくさんの応援していただいている同志からの思いも本の完成の原動力となりました。この場を借りて感謝いたします。

真実と虚構の闘いはまだはじまったばかりです。しかし、必ずどこかに光が射し込む瞬間が訪れます。真実はとてもシンプルで美しいものです。そのときまで、倦（う）まず弛（たゆ）まずともに歩み続けましょう。

崎谷博征

参考・引用文献

Chapter 0　リアルサイエンスで紐解く油の不思議

[001] Reactive secondary sequence oxidative pathology polymer model and antioxidant tests. Int Res J Pure Appl Chem. 2012;2:247-285.
[002] Micromechanics/Electron Interactions for Advanced Biomedical Research. Saarbr cken:LAP LAMBERT Academic Publishing Gmbh & Co. KG.;2011. Chapter 16 Free Radical Reactive Secondary Sequence Lipid Chain-Lengthening Pathologies;pp.233-287.
[003] Increase in Adipose Tissue Linoleic Acid of US Adults in the Last Half Century. Adv Nutr. 2015 Nov; 6(6):660-664.
[004] Smoking and fluidity of erythrocyte membranes: a high resolution scanning electron and atomic force microscopy investigation. Nitric Oxide. 2013;35:42-46.
[005] Abnormalities of erythrocyte membrane fluidity, lipid composition, and lipid peroxidation in systemic sclerosis. Arthritis Rheum. 2000;43:894-900.
[006] Lipid composition of cell membranes and its relevance in type 2 diabetes mellitus. Curr Diabetes Rev. 2012;8:390-400.

Chapter 1　オメガ3が心身を蝕む［症例集］

[007] Lipid peroxidation associated with anemia in rats experimentally infected with Trypanosoma evansi. Vet Parasitol. 2009 Oct 28;165(1-2):41-6.
[008] Plasma Protein Carbonyls as Biomarkers of Oxidative Stress in Chronic Kidney Disease, Dialysis, and Transplantation. Oxid Med Cell Longev. 2020 Nov 24;2020:2975256.
[009] Oxidative stress in renal anemia of hemodialysis patients is mitigated by epoetin treatment. Kidney Blood Press Res. 2005;28(5-6):295-301.
[010] The effect of malonyldialdehyde, a product of lipid peroxidation, on the deformability, dehydration and 51Cr-survival of erythrocytes. Br J Haematol. 1983 Feb;53(2):247-55.
[011] The effect of malonyldialdehyde on viscosity of normal and sickle red blood cells. Biochem Med Metab Biol. 1990 Aug;44(1):37-41.
[012] Biochemical relevance between oxidative/carbonyl stress and elevated viscosity of erythrocyte suspensions. Clin Hemorheol Microcirc. 2004;31(2):149-56.
[013] Anemia in thyroid diseases. Med Clin North Am. 1975 Sep;59(5):1133-45.
[014] Anemia in thyroid diseases. Pol Arch Intern Med. 2017 May 31;127(5):352-360.
[015] Chronic anemia and thyroid function. Acta Biomed. 2017; 88(1):119-127.
[016] Inhibition of protein synthesis in intact mammalian cells by arachidonic acid. Biochem J. 1992 Mar 1;282 (Pt 2):487-94.
[017] Omega-3 polyunsaturated fatty acid promotes the inhibition of glycolytic enzymes and mTOR signaling by regulating the tumor suppressor LKB1. Cancer Biol Ther. 2013 Nov;14(11):1050-8.
[018] Omega-3 polyunsaturated fatty acids prevent obesity by improving tricarboxylic acid cycle homeostasis. J Nutr Biochem. 2021 Feb;88:108503.
[019] The mTOR pathway in the control of protein synthesis. Physiology (Bethesda). 2006 Oct;21:362-9.
[020] mTOR Signaling in Growth, Metabolism, and Disease. Cell. 2017 Mar 9;168(6):960-976.
[021] mTOR as a Key Regulator in Maintaining Skeletal Muscle Mass. Front Physiol. 2017;8:788.
[022] EPA and DHA Inhibit Myogenesis and Downregulate the Expression of Muscle-related Genes in C2C12 Myoblasts. Genes (Basel). 2019 Jan;10(1):64.
[023] Thiocyanate overload and thyroid disease. Biofactors. 2003;19(3-4):107-11.
[024] Evaluation of the health risks related to the presence of cyanogenic glycosides in foods other than raw apricot kernels. EFSA J. 2019 Apr;17(4):e05662.
[025] Estrogen receptor 2 expression in back muscles of girls with idiopathic scoliosis - relation to radiological parameters. Stud Health Technol Inform. 2012;176:59-62.
[026] Expression of Estrogen Receptor Coactivator Proline-, Glutamic Acid- and Leucine-Rich Protein 1 within Paraspinal Muscles in Adolescents with Idiopathic Scoliosis. PLoS One. 2016 Apr 5;11(4):e0152286.
[027] Steroid hormone receptors, protein, and DNA in erector spinae muscle from scoliotic patients. Clin Orthop Relat Res. 1984 Mar;(183):197-207.

[028] ROLE OF DIFFERENT HORMONES IN THE PATHOGENESIS AND SEVERITY OF ADOLESCENT IDIOPATHIC SCOLIOSIS. Acta Ortop Bras. 2017 Jan-Feb;25(1):15-17.
[029] Bone demineralization and vertebral fractures in endogenous cortisol excess: role of disease etiology and gonadal status. J Clin Endocrinol Metab. 2006 May;91(5):1779-84.
[030] Dietary macronutrient content alters cortisol metabolism independently of body weight changes in obese men. J Clin Endocrinol Metab. 2007 Nov;92(11):4480-4.
[031] Plasticity of vertebral wedge deformities in skeletally immature patients with adolescent idiopathic scoliosis after posterior corrective surgery. BMC Musculoskelet Disord. 2016 Oct 12;17(1):424.
[032] Simulation of progressive deformities in adolescent idiopathic scoliosis using a biomechanical model integrating vertebral growth modulation. J Biomech Eng. 2002 Dec;124(6):784-90.
[033] Progression of vertebral and spinal three-dimensional deformities in adolescent idiopathic scoliosis: a longitudinal study.Spine (Phila Pa 1976). 2001 Oct 15;26(20):2244-50.
[034] Lower androgen levels promote abnormal cartilage development in female patients with adolescent idiopathic scoliosis. Ann Transl Med. 2021 May;9(9):784.
[035] Estrogen and thrombosis: A bench to bedside review. Thromb Res. 2020 Aug;192:40-51.
[036] Estrogen receptor-mediated enhancement of venous relaxation in female rat: implications in sex-related differences in varicose veins. J Vasc Surg. 2010 Apr;51(4):972-81.
[037] Increase and Redistribution of Sex Hormone Receptors in Premenopausal Women Are Associated with Varicose Vein Remodelling. Oxid Med Cell Longev. 2018 Sep 3:2018:3974026. doi: 10.1155/2018/3974026.
[038] Omega-3 polyunsaturated fatty acids reduce vascular tone and inflammation in human saphenous vein. Prostaglandins Other Lipid Mediat. 2017 Nov;133:29-34.
[039] Antiarrhythmic and electrophysiological effects of long-chain omega-3 polyunsaturated fatty acids. Naunyn Schmiedebergs Arch Pharmacol. 2005 Mar;371(3):202-11.
[040] Omega-3 fatty acids supplementation and risk of atrial fibrillation: an updated meta-analysis of randomized controlled trials. Eur Heart J Cardiovasc Pharmacother . 2021 Jul 23;7(4):e69-e70.
[041] Inhibition of sarcoplasmic reticulum function by polyunsaturated fatty acids in intact, isolated myocytes from rat ventricular muscle. J Physiol. 2000 Mar 1;523(Pt 2):367-375.
[042] The electrical and mechanical response of adult guinea pig and rat ventricular myocytes to omega3 polyunsaturated fatty acids. Eur J Pharmacol. 1998 Sep 4;356(2-3):261-70.
[043] Unsaturated aldehydes including 4-OH-nonenal are elevated in patients with congestive heart failure. J Card Fail. 2000 Jun;6(2):108-14.
[044] Involvement of GPx4-Regulated Lipid Peroxidation in Idiopathic Pulmonary Fibrosis Pathogenesis. J Immunol. 2019 Oct 15;203(8):2076-2087.
[045] Lipid peroxidation and trace elements in systemic sclerosis. Clin Rheumatol. 2006 May;25(3):320-4.
[046] Role of 4-hydroxy-2,3-nonenal in the pathogenesis of fibrosis. Biofactors. 2005;24(1-4):229-36.
[047] Abnormal Auditory Gain in Hyperacusis: Investigation with a Computational Model. Front Neurol. 2015; 6:157.
[048] An active loudness model suggesting tinnitus as increased central noise and hyperacusis as increased nonlinear gain. Hear Res. 2013 Jan; 295: 172-179.
[049] Lipid peroxidation during human cerebral myelination. J Neuropathol Exp Neurol. 2006 Sep;65(9):894-904.
[050] Schwann cell mitochondria as key regulators in the development and maintenance of peripheral nerve axons. Cell Mol Life Sci. 2017 Mar;74(5):827-835.
[051] Schwann cell mitochondrial metabolism supports long-term axonal survival and peripheral nerve function. J Neurosci. 2011 Jul 13;31(28):10128-40.
[052] Aberrant Schwann cell lipid metabolism linked to mitochondrial deficits leads to axon degeneration and neuropathy. Neuron. 2013 Mar 6;77(5):886-98.
[053] Stress and decision-making in humans: performance is related to cortisol reactivity, albeit differently in men and women. Psychoneuroendocrinology. 2009 Nov;34(10):1449-58.
[054] Cortisol as a Biomarker of Mental Disorder Severity. J Clin Med. 2021 Nov;10(21):5204.
[055] Central nervous system effects of natural and synthetic glucocorticoids. Psychiatry Clin. Neurosci. 2009;63:613-622.
[056] Ingestion of (n-3) fatty acids augments basal and platelet activating factor-induced permeability to dextran in the rat mesenteric vascular bed. J Nutr. 2011 Sep;141(9):1635-42.
[057] Alteration of platelet-activating factor-induced signal transduction in macrophages by n-3 fatty acids. Cell Immunol. 1997 Jan 10;175(1):76-84.
[058] Quinidine, but not eicosanoid antagonists or dexamethasone, protect the gut from platelet activating factor-induced vasoconstriction, edema and paralysis. PLoS One. 2015 Mar 20;10(3):e0120802.

[059] Human monocarboxylate transporters accept and relay protons via the bound substrate for selectivity and activity at physiological pH. PNAS Nexus. 2023 Jan 18;2(2):pgad007.
[060] Toll-like receptor 4 is activated by platinum and contributes to cisplatin-induced ototoxicity. EMBO Rep. 2021 May 5;22(5):e51280.
[061] Serotonin release by bacterial endotoxin. Proc Soc Exp Biol Med. 1961 Dec;108:774-6.
[062] A lipopolysaccharide and concanavalin a induce variations of serotonin levels in mouse tissues. European Journal of Pharmacology Volume 91,Issue4,5 August 1983,Pages 493-499.
[063] Reactive Oxygen Species in Autoimmune Cells:Function, Differentiation, and Metabolism. Front Immunol. 2021 Feb 25;12:635021.
[064] Restoring oxidant signaling suppresses proarthritogenic T cell effector functions in rheumatoid arthritis。Sci Transl Med. 2016 Mar 23;8(331):331ra38.
[065] Metabolic Control of Autoimmunity and Tissue Inflammation in Rheumatoid Arthritis. Front Immunol. 2021 Apr 2;12:652771.
[066] Effect of Dietary ω -3 Polyunsaturated Fatty Acid DHA on Glycolytic Enzymes and Warburg Phenotypes in Cancer. Biomed Res Int. 2015 Aug 3;2015:137097. doi:10.1155/2015/137097
[067] Novel regulatory roles of omega-3 fatty acids in metabolic pathways: a proteomics approach. Nutr Metab (Lond). 2014;11:6.
[068] Protective role of GPR120 in the maintenance of pregnancy by promoting decidualization via regulation of glucose metabolism. EBioMedicine. 2019 Jan;39:540-551.Med. NMR. 2003;35:91-130.

Chapter 2　オメガ3は必須脂肪酸ではない

[069] A New Defciency Disease Produced by the Rigid Exclusion of Fat from the Diet. J Biol. Chem. 82, 82:345-67,1929.
[070] On the Nature and Role of the Fatty Acids Essential in Nutrition. J. Biol. Chem. 1930 86,587-621.
[071] The essentiality of arachidonic acid and docosahexaenoic acid. Prostaglandins Leukot Essent Fatty Acids. 2009 Aug-Sep;81(2-3):165-170.
[072] Irradiated Vitamin B Complex and Dermatitis: One Figure. The Journal of Nutrition, Volume 8, Issue 4, October 1934, Pages 385-396, https://doi.org/10.1093/jn/8.4.385.
[073] Essential fatty acids, vitamin B6, and other factors in the cure of rat acrodynia. J. Biol. Chem. 1940 132:539-551.
[074] Essential Fatty Acid Deficiency. PRACTICAL GASTROENTEROLOGY・JUNE 2017.
[075] Biochemical Effects of Vitamin B6 Deficiency, Nutrition Reviews, Volume 12, Issue 6, June 1954, Pages 186-187, https://doi.org/10.1111/j.1753-4887.1954.tb03274.x.
[076] Some Observations on the Growth of Rats on "Fat-Free" and Fat-Containing Diets. Proc. Soc. Exptl. Biol. Med., 27, 1059-1062(1930).
[077] Observations on the Nutritive Value of Certain Fats.Proc. Sot'. Exptl. Biol. Med., 28, 756-758(1931).
[078] On the Nutritive Value of Certain Oils. Proc. Soc. Exp Biol. Med., 28, 905-907(1931).
[079] The metabolic rate and respiratory quotients of rats on a fat-deficient diet. J. Biol. Chem 91: 525-539, 1931.
[080] Effects of Prolonged Use of Extremely Low-Fat Diet on an Adult Human Subject. J. Nutr., 16, 511-524 (1938).
[081] Protein utilization, growth and survival in essential-fatty-acid-deficient rats.Br J Nutr. 1996 Feb;75(2):237-48.
[082] Effect of dietary linoleic acid and essential fatty acid deficiency on resting metabolism, nonshivering thermogenesis and brown adipose tissue in the rat.J Nutr. 1988 May;118(5):627-32.
[083] The effect of essential fatty acid deficiency on basal respiration and function of liver mitochondria in rats. J Nutr. 1984 Feb;114(2):255-62.
[084] Are the so - called "A" vitamins in Cod Liver Oil the cause of its toxic effect on the organism; and can a basal diet, complete as regards the so - called "B" and "C" vitamin contents, prevent this toxic effect? Acta Paediat 7, 1927, https://doi.org/10.1111/j.1651-2227.1927.tb18077.x.
[085] Changes in tbe organism caused by Cod Liver Oil added to the food. Abstr. of conim. XI1 intern. Physiol. Cougr. Stockholm 1926. Skand.Arch. 1926.
[086] Changes in the Organism caused by Cod-liver Oil added to the Food. Acta Paediat. 6, 165-179 , 1926, https://doi.org/10.1111/j.1651-2227.1926.tb09343.x.
[087] Steatitis On Mink Farms In Alberta. Can J Comp Med Vet Sci. 1958 Jul;22(7):240-4.
[088] Experimental ""yellow fat"" disease in pigs. Cornell Vet. 1951 Oct;41(4):332-8.
[089] Steatitis (yellow fat) in cats fed canned red tuna. J Am Vet Med Assoc. 1958 Dec 1;133(11 Part 1):563-8.

[090] Experimental production of steatitis (yellow fat disease) in kittens fed a commercial canned cat food and prevention of the condition by vitamin E. Cornell Vet. 1954 Jul;44(3):310-8.
[091] Fish oil-induced yellow fat disease in rats. I. Histological changes. Vet Pathol. 1978 Jan;15(1):114-24.
[092] Fish oil-induced yellow fat disease in rats. II. Enzyme histochemistry of adipose tissue. Vet Pathol. 1978 Jan;15(1):125-32.
[093] Fish oil-induced yellow fat disease in rats. III. Lipolysis in affected adipose tissue. Vet Pathol. 1978 Jul;15(4):544-8.
[094] Accumulation of autofluorescent yellow lipofuscin in rat tissues estimated by sodium dodecylsulfate extraction. Mech Ageing Dev. 1994 May;74(1-2):135-48.
[095] Normalization by dietary cod-liver oil of reduced thrombogenesis in essential fatty acid deficient rats. Thromb Res. 1989 Jan 1;53(1):45-53.
[096] The synthesis and metabolism of hexadeca-4,7,10-trienoate, eicosa-8,11,14-trienoate, docosa-10,13,16-trienoate and docosa-6,9,12,15-tetraenoate in the rat. Biochim Biophys Acta. 1968 May 1;152(3):519-30.
[097] Synthesis of linoleate and alpha-linolenate by chain elongation in the rat. Lipids. 1995 Aug;30(8):781-3.
[098] Apparent in vivo retroconversion of dietary arachidonic to linoleic acid in essential fatty acid-deficient rats. Biochim Biophys Acta. 1986 Sep 12;878(2):284-7.
[099] Reevaluation of the pathways for the biosynthesis of polyunsaturated fatty acids. J Lipid Res. 1995 Dec;36(12):2471-7.
[100] The majority of dietary linoleate in growing rats is beta-oxidized or stored in visceral fat. J Nutr. 1997 Jan;127(1):146-52.
[101] Polyunsaturated:Saturated Fatty Acid Ratio of Diet Fat Influences Energy Substrate Utilization in the Human. Metabolism. 1988 Feb;37(2):145-51.
[102] Beta-oxidation of linoleate in obese men undergoing weight loss. Am J Clin Nutr. 2001 Apr;73(4):709-14.
[103] Comparative bioavailability of dietary alpha-linolenic and docosahexaenoic acids in the growing rat. Lipids. 2001 Aug;36(8):793-800.
[104] Problems with essential fatty acids: time for a new paradigm? Prog Lipid Res. 2003 Nov;42(6):544-68.
[105] Refeeding after fasting increases apparent oxidation of N-3 and N-6 fatty acids in pregnant rats. Metabolism. 1993 Sep;42(9):1206-11.
[106] Utilization of uniformly labeled 13C-polyunsaturated fatty acids in the synthesis of long-chain fatty acids and cholesterol accumulating in the neonatal rat brain. J Neurochem. 1994 Jun;62(6):2429-36.
[107] Substantial carbon recycling from linoleate into products of de novo lipogenesis occurs in rat liver even under conditions of extreme dietary linoleate deficiency J Lipid Res. 1998 Nov;39(11):2271-6.
[108] Carbon recycling into de novo lipogenesis is a major pathway in neonatal metabolism of linoleate and a-linolenate. Prostaglandins Leukot Essent Fatty Acids. May-Jun 1999;60(5-6):387-92.
[109] Linoleate, alpha-linolenate, and docosahexaenoate recycling into saturated and monounsaturated fatty acids is a major pathway in pregnant or lactating adults and fetal or infant rhesus monkeys. J Lipid Res. 1996 Dec;37(12):2675-86.
[110] Utilization of uniformly labeled 13C-polyunsaturated fatty acids in the synthesis of long-chain fatty acids and cholesterol accumulating in the neonatal rat brain. J Neurochem. 1994 Jun;62(6):2429-36.
[111] Why is carbon from some polyunsaturates extensively recycled into lipid synthesis? Lipids. 2003 Apr;38(4):477-84.
[112] Metabolism and functional effects of plant-derived omega-3 fatty acids in humans. Prog Lipid Res. 2016 Oct;64:30-56.
[113] alpha-Linolenic acid supplementation and conversion to n-3 long-chain polyunsaturated fatty acids in humans. Prostaglandins Leukot Essent Fatty Acids. Feb-Mar 2009;80(2-3):85-91.
[114] Short-term supplementation of low-dose gamma-linolenic acid (GLA), alpha-linolenic acid (ALA), or GLA plus ALA does not augment LCP omega 3 status of Dutch vegans to an appreciable extent. Prostaglandins Leukot Essent Fatty Acids. 2000 Nov;63(5):287-92.
[115] Distribution, interconversion, and dose response of n-3 fatty acids in humans. Am J Clin Nutr 2006;83:1467S-76S.
[116] Physiological compartmental analysis of alpha-linolenic acid metabolism in adult humans. J Lipid Res 2001;42:1257-65.
[117] Metabolism and functional effects of plant-derived omega-3 fatty acids in humans. Prog Lipid Res. 2016 Oct;64:30-56.
[118] Resistance of essential fatty acid-deficient rats to endotoxic shock. Circ Shock. 1979;6(4):333-42.

[119] Resistance of essential fatty acid-deficient rats to endotoxin-induced increases in vascular permeability. Circ Shock. 1990 Jun;31(2):159-70.
[120] Elevated thromboxane levels in the rat during endotoxic shock: protective effects of imidazole, 13-azaprostanoic acid, or essential fatty acid deficiency. J Clin Invest. 1980 Jan;65(1):227-30.
[121] Essential fatty acid deficient rats: a new model for evaluating arachidonate metabolism in shock.Adv Shock Res. 1981;6:93-105.
[122] Essential fatty acid deficiency ameliorates acute renal dysfunction in the rat after the administration of the aminonucleoside of puromycin.J Clin Invest. 1990 Oct;86(4):1115-23.
[123] The antiinflammatory effects of essential fatty acid deficiency in experimental glomerulonephritis. The modulation of macrophage migration and eicosanoid metabolism.J Immunol. 1989 Nov 15;143(10):3192-9.
[124] Essential fatty acid deficiency normalizes function and histology in rat nephrotoxic nephritis. Kidney Int. 1992 May;41(5):1245-53.
[125] Estrogen Enhances the Expression of the Polyunsaturated Fatty Acid Elongase Elovl2 via ER α in Breast Cancer Cells. PLoS One. 2016;11(10):e0164241.
[126] Desaturation of linoleic acid in the small bowel is increased by short-term fasting and by dietary content of linoleic acid. Biochim Biophys Acta. 1992 Jun 5;1126(1):17-25.
[127] Effect of fasting on delta 5 desaturation activity in rat liver microsomes and HTC cells. Mol Cell Biochem 1980 Dec 16;33(3):165-70.
[128] Desaturation of linoleic acid in the small bowel is increased by short-term fasting and by dietary content of linoleic acid. Biochim Biophys Acta. 1992 Jun 5;1126(1):17-25.
[129] Dietary omega-3 fatty acids and cholesterol modify desaturase activities and fatty acyl constituents of rat intestinal brush border and microsomal membranes of diabetic rats. Diabetes Res. 1994;26(2):47-6.
[130] Indices of fatty acid desaturase activity in healthy human subjects: effects of different types of dietary fat. Br J Nutr. 2013 Sep 14;110(5):871-9.
[131] Fatty acid composition and estimated desaturase activities are associated with obesity and lifestyle variables in men and women. Nutr Metab Cardiovasc Dis. 2006 Mar;16(2):128-36.
[132] Recent insights into the relation of D5 desaturase and D6 desaturase activity to the development of type 2 diabetes. Curr Opin Lipidol. 2012;23:4-10.
[133] Increased membrane ratios of metabolite to precursor fatty acid in essential hypertension. Hypertension. 1997;29:1058-63.
[134] Dietary fat, fatty acid composition in plasma and the metabolic syndrome. Curr Opin Lipidol. 2003;14:15-9.
[135] Fatty acid composition and estimated desaturase activities are associated with obesity and lifestyle variables in men and women. Nutr Metab Cardiovasc Dis. 2006;6:128-36.
[136] FADS genotypes and desaturase activity estimated by the ratio of arachidonic acid to linoleic acid are associated with inflammation and coronary artery disease. Am J Clin Nutr. 2008;88:941-9.
[137] Fatty acid composition of lymphocyte membrane phospholipids in children with acute leukemia. Cancer Lett. 2001;173:139-44.
[138] Delta-6-desaturase activity and arachidonic acid synthesis are increased in human breast cancer tissue. Cancer Sci. 2013;104:760-4.
[139] Markers of dietary fat quality and fatty acid desaturation as predictors of total and cardiovascular mortality: a population-based prospective study. Am J Clin Nutr. 2008;88:203-9.
[140] Serum phospholipid and cholesteryl ester fatty acids and estimated desaturase activities are related to overweight and cardiovascular risk factors in adolescents. Int J Obes (Lond). 2008;32:1297-304.
[141] Molecular interplay between Δ 5/ Δ 6 desaturases and long-chain fatty acids in the pathogenesis of nonalcoholic steatohepatitis. Gut. 2014;63:344-55.
[142] The fatty acid composition of plasma cholesteryl esters and estimated desaturase activities in patients with nonalcoholic fatty liver disease and the effect of long-term ezetimibe therapy on these levels. Clin Chim Acta. 2010;411:1735-40.
[143] Adult medication-free schizophrenic patients exhibit long-chain omega-3 fatty acid deficiency: implications for cardiovascular disease risk. Cardiovasc Psychiatry Neurol. 2013;2013:796462.
[144] Elevated delta-6 desaturase(FADS2) gene expression in the prefrontal cortex of patients with bipolar disorder. J Psychiatr Res. 2011;45:269-72.
[145] Association of Delta-6-Desaturase Expression with Aggressiveness of Cancer, Diabetes Mellitus, and Multiple Sclerosis: A Narrative Review. Asian Pac J Cancer Prev. 2019;20(4):1005-1018.

[146] A Novel Selective Inhibitor of Delta-5 Desaturase Lowers Insulin Resistance and Reduces Body Weight in Diet-Induced Obese C57BL/6J Mice. PLoS One. 2016;11(11):e0166198.
[147] A Novel Orally Available Delta-5 Desaturase Inhibitor Prevents Atherosclerotic Lesions Accompanied by Changes in Fatty Acid Composition and Eicosanoid Production in ApoE Knockout Mice. J Pharmacol Exp Ther. 2019 Nov;371(2):290-298.
[148] Effects of compound-326, a selective delta-5 desaturase inhibitor, in ApoE knockout mice with two different protocols for atherosclerosis development. J Pharm Pharm Sci. 2021;24:71-83.
[149] Delta-5-desaturase: A novel therapeutic target for cancer management.Transl Oncol. 2021 Nov;14(11):101207.
[150] Knockdown delta-5-desaturase promotes the formation of a novel free radical byproduct from COX-catalyzed ω -6 peroxidation to induce apoptosis and sensitize pancreatic cancer cells to chemotherapy drugs. Free Radic Biol Med. 2016 Aug;97:342-350.
[151] Knockdown of delta-5-desaturase promotes the anti-cancer activity of dihomo- γ -linolenic acid and enhances the efficacy of chemotherapy in colon cancer cells expressing COX-2. Free Radic Biol Med. 2016 Jul;96:67-77.
[152] Inhibiting delta-6 desaturase activity suppresses tumor growth in mice. PLoS One. 2012;7(10): e47567.
[153] Elevation of fatty acid desaturase 2 in esophageal adenocarcinoma increases polyunsaturated lipids and may exacerbate bile acid-induced DNA damage. Clin Transl Med. 2022 May;12(5): e810.
[154] Inhibition of delta-6 desaturase reverses cardiolipin remodeling and prevents contractile dysfunction in the aged mouse heart without altering mitochondrial respiratory function. J Gerontol A Biol Sci Med Sci. 2014 Jul;69(7):799-809.
[155] ELOVL2 promotes cancer progression by inhibiting cell apoptosis in renal cell carcinoma. Oncol Rep. 2022 Feb;47(2):23.
[156] ELOVL5-mediated fatty acid elongation promotes cellular proliferation and invasion in renal cell carcinoma. Cancer Sci. 2022 Jun 7. doi: 10.1111/cas.15454.
[157] Fatty acid desaturase 2 is up-regulated by the treatment with statin through geranylgeranyl pyrophosphate-dependent Rho kinase pathway in HepG2 cells. Sci Rep. 2019; 9:10009.
[158] Effect of simvastatin on desaturase activities in liver from lean and obese Zucker rats. Lipids. 1993 Jan;28(1):63-5.
[159] Delta5 desaturase mRNA levels are increased by simvastatin via SREBP-1 at early stages, not via PPARalpha, in THP-1 cells.Eur J Pharmacol. 2007 Oct 1;571(2-3):97-105.
[160] Effect of dietary fatty acids on delta 5 desaturase activity and biosynthesis of arachidonic acid in rat liver microsomes. Lipids. 1983 Nov;18(11):781-8.
[161] Reduced delta-6 desaturase activity partially protects against high-fat diet-induced impairment in whole-body glucose tolerance. J Nutr Biochem. 2019 May;67:173-181.
[162] NAD(H) and NADP(H) Redox Couples and Cellular Energy Metabolism. Antioxid Redox Signal. 2018 Jan 20;28(3):251-272.
[163] Metabolic Responses to Reductive Stress. Antioxid Redox Signal. 2020 Jun;32(18):1330-1347.
[164] NAD(H) in mitochondrial energy transduction: implications for health and disease. Curr Opin Physiol. 2018 Jun;3:101-109.
[165] Polyunsaturated Fatty Acid Desaturation Is a Mechanism for Glycolytic NAD + Recycling. Cell Metab. 2019,29,856-870.e7.
[166] Association Between Achieved ω -3 Fatty Acid Levels and Major Adverse Cardiovascular Outcomes in Patients With High Cardiovascular Risk. JAMA Cardiol. 2021 May 16;6(8):1-8.

Chapter 3　オメガ3が最強の毒物である理由

[167] The therapeutic effects of lipoxin A 4 during treadmill exercise on monosodium iodoacetate-induced osteoarthritis in rats. Mol Immunol. 2018 Nov;103:35-45.
[168] Lipoxins and aspirin-triggered 15-epi-lipoxins are the first lipid mediators of endogenous anti-inflammation and resolution. Prostaglandins Leukot Essent Fatty Acids. Sep-Oct 2005;73(3-4):141-62.
[169] Lipoxin A4 Attenuates Obesity-Induced Adipose Inflammation and Associated Liver and Kidney Disease. Cell Metab. 2015 Jul 7;22(1):125-37.
[170] Arachidonic acid and lipoxin A4 as possible endogenous anti-diabetic molecules. Prostaglandins Leukot Essent Fatty Acids. 2013 Mar;88(3):201-10.
[171] Lipoxin A4 may attenuate the progression of obesity-related glomerulopathy by inhibiting NF- κ B and ERK/p38 MAPK-dependent inflammation. Life Sci. 2018 Apr 1;198:112-118.
[172] Lipoxin A4 attenuates adipose inflammation. FASEB J. 2012 Oct;26(10):4287-94.
[173] 15-Hydroxyeicosatetraenoic Acid Inhibits Phorbol-12-Myristate-13-Acetate-Induced MUC5AC Expression in NCI-H292 Respiratory Epithelial Cells . J Microbiol Biotechnol. 2015 May;25(5):589-97.
[174] The anti-inflammatory effects of 15-HETE on osteoarthritis during treadmill exercise. Life Sci. 2021 May 15;273:119260.
[175] Prostaglandin E2 Promotes Colorectal Cancer Stem Cell Expansion and Metastasis in Mice. Gastroenterology. 2015 Dec;149(7):1884-1895.e4.
[176] Prostaglandin E2/EP Signaling in the Tumor Microenvironment of Colorectal Cancer. Int J Mol Sci. 2019 Dec 11;20(24):6254.
[177] Mediators of PGE2 synthesis and signalling downstream of COX-2 represent potential targets for the prevention/treatment of colorectal cancer. Biochim Biophys Acta. 2006 Aug;1766(1):104-19.
[178] Prostaglandin EP receptors: targets for treatment and prevention of colorectal cancer? Mol Cancer Ther. 2004 Aug; 3(8):1031-9.
[179] Effect of eicosapentaenoic acid on E-type prostaglandin synthesis and EP4 receptor signaling in human colorectal cancer cells. Neoplasia. 2010 Aug;12(8):618-627.
[180] Cancer Lett. 2014 Jun 28;348(0):1-11.
[181] Delta-5 and delta-6 desaturases: crucial enzymes in polyunsaturated fatty acid-related pathways with pleiotropic influences in health and disease. Adv Exp Med Biol. 2014;824:61-81.
[182] N-3 polyunsaturated fatty acids regulate lipid metabolism through several inflammation mediators: mechanisms and implications for obesity prevention. J Nutr Biochem. 2010 May;21(5):357-63.
[183] Divergent shifts in lipid mediator profile following supplementation with n-3 docosapentaenoic acid and eicosapentaenoic acid. FASEB J. 2016;30:3714-3725.
[184] Short-term n-3 fatty acid supplementation but not aspirin increases plasma proresolving mediators of inflammation. J. Lipid Res. 2014;55:2401-2407.
[185] Effects of maternal n-3 fatty acid supplementation on placental cytokines, pro-resolving lipid mediators and their precursors. Reproduction. 2015;149:171-178.
[186] Specialized proresolving lipid mediators in humans with the metabolic syndrome after n-3 fatty acids and aspirin. Am. J. Clin. Nutr. 2015;102:1357-1364.
[187] Identification and signature profiles for pro-resolving and inflammatory lipid mediators in human tissue. Am. J. Physiol. Physiol. 2014;307:C39-C54.
[188] Effects of n-3 FA supplementation on the release of proresolving lipid mediators by blood mononuclear cells: The OmegAD study. J. Lipid Res. 2015;56:674-681.
[189] Atherosclerosis: Evidence for impairment of resolution of vascular inflammation governed by specific lipid mediators. FASEB J. 2008;22:3595-3606.
[190] Resolution of inflammation is altered in chronic heart failure and entails a dysfunctional responsiveness of T lymphocytes. FASEB J. 2018;33:909-916.
[191] Human sepsis eicosanoid and pro-resolving lipid mediator temporal profiles: Correlations with survival and clinical outcomes. Crit. Care Med. 2017;45:58-68.
[192] Palmitate Induces an Anti-Inflammatory Response in Immortalized Microglial BV-2 and IMG Cell Lines that Decreases TNF α Levels in mHypoE-46 Hypothalamic Neurons in Co-Culture. Neuroendocrinology. 2018;107(4):387-399.
[193] Anti-inflammatory activity of methyl palmitate and ethyl palmitate in different experimental rat models. Toxicol Appl Pharmacol. 2012 Oct 1;264(1):84-93.
[194] Palmitate-mediated alterations in the fatty acid metabolism of rat neonatal cardiac myocytes. J Mol Cell Cardiol. 2000 Mar;32(3):511-9.

[195] Dietary (n-9) eicosatrienoic acid from a cultured fungus inhibits leukotriene B4 synthesis in rats and the effect is modified by dietary linoleic acid. J Nutr. 1996 Jun;126(6):1534-40.
[196] LIPIDS Volume 31, Number 8, 829-837.
[197] J Exp Med. 1993 Dec 1;178(6):2261-5.
[198] Beneficial effects of n-9 eicosatrienoic acid on experimental bowel lesions. Surg Today. 2003;33(8): 600-5.
[199] Effect of dietary supplementation with n-9 eicosatrienoic acid on leukotriene B4 synthesis in rats: a novel approach to inhibition of eicosanoid synthesis. J Exp Med. 1993 Dec1;178(6):2261-5.
[200] Quality analysis of commercial fish oil preparations. J Sci Food Agric. 2013 Jun;93(8):1935-9.
[201] Brazilian encapsulated fish oils: Oxidative stability and fatty acid composition. Journal of the American Oil Chemists' Society 73(2) (1996) 251-253.
[202] Oxidation levels of North American over-the-counter n-3 (omega-3) supplements and the influence of supplement formulation and delivery form on evaluating oxidative safety. J Nutr Sci. 2015 Nov 4;4:e30.
[203] Oxidation of Marine Omega-3 Supplements and Human Health. Biomed Res Int. 2013; 2013: 464921.
[204] Analysis of the omega-3 fatty acid content of South African fish oil supplements: a follow-up study. Cardiovasc J Afr. 2013 Sep;24(8):297-302.
[205] Oxidation of fish oil supplements in Australia. Int J Food Sci Nutr. 2019 Aug;70(5):540-550.
[206] Fish oil supplements, oxidative status, and compliance behaviour: Regulatory challenges and opportunities. PLoS One. 2020; 15(12): e0244688.
[207] Am J Clin Nutr. 2000 Jan;71(1 Suppl):339S-42S.
[208] Incorporation of (n-3) fatty acids in foods: challenges and opportunities. J Nutr. 2012 Mar;142(3):610S-613S.
[209] Role of physical structures in bulk oils on lipid oxidation. Crit Rev Food Sci Nutr. 2007;47(3):299-317.
[210] Influence of protein type on oxidation and digestibility of fish oil-in-water emulsions: gliadin, caseinate, and whey proteinInfluence of protein type on oxidation and digestibility of fish oil-in-water emulsions: gliadin, caseinate, and whey protein. Food Chem. 2015 May 15;175:249-57.
[211] Milk protein-iron complexes: Inhibition of lipid oxidation in an emulsion. Dairy Sci. Technol. 90, 87-98 (2010).
[212] Impact of Polyunsaturated Fatty Acid Dilution and Antioxidant Addition on Lipid Oxidation Kinetics in Oil/Water Emulsions. J Agric Food Chem. 2021 Jan 20;69(2):750-755.
[213] Impact of free fatty acid concentration and structure on lipid oxidation in oil-in-water emulsions. Food Chem. 2011 Dec 1;129(3):854-9.
[214] Oxidative stability of fish and algae oils containing long-chain polyunsaturated fatty acids in bulk and in oil-in-water emulsions. J Agric Food Chem. 2002 Mar 27;50(7):2094-9.
[215] Impact of Polyunsaturated Fatty Acid Dilution and Antioxidant Addition on Lipid Oxidation Kinetics in Oil/Water Emulsions. J Agric Food Chem. 2021 Jan 20;69(2):750-755.
[216] Oxidative stability of fish and algae oils containing long-chain polyunsaturated fatty acids in bulk and in oil-in-water emulsions. J Agric Food Chem. 2002 Mar 27;50(7):2094-9.
[217] Relationship between vitamin E requirement and polyunsaturated fatty acid intake in man: a review. Int J Vitam Nutr Res. 2000 Mar;70(2):31-42.
[218] Formation of malondialdehyde (MDA), 4-hydroxy-2-hexenal (HHE) and 4-hydroxy-2-nonenal (HNE) in fish and fish oil during dynamic gastrointestinal in vitro digestion. Food Funct. 2016 Feb;7(2):1176-87.
[219] Effect of 6 Weeks of n-3 fatty-acid supplementation on oxidative stress in Judo athletes. Int J Sport Nutr Exerc Metab. 2010 Dec;20(6):496-506.
[220] Novel eicosapentaenoic acid-derived F3-isoprostanes as biomarkers of lipid peroxidation. J Biol Chem. 2009 Aug 28;284(35):23636-43.
[221] Neurofurans, novel indices of oxidant stress derived from docosahexaenoic acid. J Biol Chem. 2008 Jan 4;283(1):6-16.
[222] Isoprostanes and neuroprostanes as biomarkers of oxidative stress in neurodegenerative diseases. Oxid Med Cell Longev. 2014;2014:572491.
[223] Acrolein acts as a neurotoxin in the nigrostriatal dopaminergic system of rat:involvement of α -synuclein aggregation and programmed cell death. Sci Rep. 2017 Apr 12;7:45741.
[224] Acrolein- and 4-Aminobiphenyl-DNA adducts in human bladder mucosa and tumor tissue and their mutagenicity in human urothelial cells. Oncotarget. 2014 Jun 15;5(11):3526-40.
[225] DNA damage by lipid peroxidation products: implications in cancer, inflammation and autoimmunity. AIMS Genet. 2017;4(2):103-13.
[226] The Combination of Cigarette Smoking and Alcohol Consumption Synergistically Increases Reactive Carbonyl Species in Human Male Plasma. Int J Mol Sci. 2021 Aug;22(16):9043.

[227] Increased lipid peroxidation during long-term intervention with high doses of n-3 fatty acids (PUFAs) following an acute myocardial infarction. Eur J Clin Nutr. 2003 Jun;57(6):793-800.
[228] Reactive Carbonyl Species Derived from Omega-3 and Omega-6 Fatty Acids. J Agric Food Chem. 2015 Jul 22;63(28):6293-6.
[229] Acrolein-mediated injury in nervous system trauma and diseases. Mol Nutr Food Res. 2011 Sep; 55(9):1320-1331.
[230] Malondialdehyde, a product of lipid peroxidation, is mutagenic in human cells. J Biol Chem. 2003 Aug 15;278(33):31426-33.
[231] Lipid peroxidation-DNA damage by malondialdehyde. Mutat Res. 1999 Mar 8;424(1-2):83-95.
[232] Abundance of DNA adducts of 4-oxo-2-alkenals, lipid peroxidation-derived highly reactive genotoxins. J Clin Biochem Nutr. 2018 Jan;62(1):3-10.
[233] Oxy radicals, lipid peroxidation and DNA damage. Toxicology. 2002;181-182:219-222.
[234] Endogenous generation of reactive oxidants and electrophiles and their reactions with DNA and protein. J. Clin. Investig. 2003;111:583-593.
[235] Oxidative stress increases M1dG, a major peroxidation-derived DNA adduct, in mitochondrial DNA. Nucleic Acids Res. 2018;46:3458-3467.
[236] The role of DNA methylation in cancer development. olia Histochem Cytobiol. 2006;44(3):143-5.
[237] DNA methylation and cancer. Adv Genet. 2010;70:27-56.
[238] The role of epigenetic transcription repression and DNA methyltransferases in cancer. Cancer. 2011 Feb 15;117(4):677-87.
[239] DNMT3B regulates proliferation of A549 cells through the microRNA-152-3p/NCAM1 pathway. Oncol Lett. 2022 Jan;23(1):11.
[240] Relationship between redox potential of glutathione and DNA methylation level in liver of newborn guinea pigs. Epigenetics. 2020;15:1348-1360.
[241] Acrolein induces oxidative stress in brain mitochondria. Neurochem Int. 2005 Feb;46(3):243-52.
[242] Acrolein inhibits respiration in isolated brain mitochondria. Biochim Biophys Acta. 2001 Feb 14;1535(2): 145-52.
[243] Lipid peroxidation-derived reactive aldehydes directly and differentially impair spinal cord and brain mitochondrial function. J Neurotrauma. 2010 Jul;27(7):1311-20.
[244] Inhibition of rat heart mitochondrial electron transport in vitro: implications for the cardiotoxic action of allylamine or its primary metabolite, acrolein. Toxicology. 1990 May 14;62(1):95-106.
[245] Lipoxidation in cardiovascular diseases. Redox Biol. 2019 May;23:101119.
[246] Acrolein induces myelin damage in mammalian spinal cord. J Neurochem. 2011 May;117(3):554-64.
[247] Acrolein induces axolemmal disruption, oxidative stress, and mitochondrial impairment in spinal cord tissue. Neurochem Int. 2004 Jun;44(7):475-86.
[248] Acrolein inflicts axonal membrane disruption and conduction loss in isolated guinea-pig spinal cord. Neuroscience. 2002;115(2):337-40.
[249] Hydralazine inhibits compression and acrolein-mediated injuries in ex vivo spinal cord. J Neurochem. 2008 Feb;104(3):708-18.
[250] Dietary fish-oil supplementation in humans reduces UVB-erythemal sensitivity but increases epidermal lipid peroxidation. J. Invest. Dermatol. 1994;103:151-154.
[251] Advanced lipoxidation end products (ALEs) as RAGE binders: Mass spectrometric and computational studies to explain the reasons why. Redox Biol. 2019;23:101083.
[252] Maillard reaction products in tissue proteins: New products and new perspectives. Amino Acids. 2003;25:275-281.
[253] Advanced lipoxidation end products (ALEs) as RAGE binders: Mass spectrometric and computational studies to explain the reasons why. Redox Biol. 2019;23:101083.
[254] Early alpha-synuclein lipoxidation in neocortex in Lewy body diseases. Neurobiol. Aging. 2008;29:408-417.
[255] Quantification of malondialdehyde and 4-hydroxynonenal adducts to lysine residues in native and oxidized human low-density lipoprotein. Biochem. J. 1997;322 Pt 1:317-325.
[256] Circulating antibodies recognizing malondialdehyde-modified proteins in healthy subjects. Free Radic. Biol. Med. 2001;30:277-286.
[257] Lipoxidation adducts with peptides and proteins: Deleterious modifications or signaling mechanisms? J. Proteomics. 2013;92:110-131.
[258] Aconitase and ATP synthase are targets of malondialdehyde modification and undergo an age-related decrease in activity in mouse heart mitochondria. Biochem. Biophys. Res. Commun. 2005;330:151-156.

[259] Increased formation and degradation of malondialdehyde-modified proteins under conditions of peroxidative stress. Lipids. 1995;30:963-966.
[260] Proteins in human brain cortex are modified by oxidation, glycoxidation, and lipoxidation. Effects of Alzheimer disease and identification of lipoxidation targets. J. Biol. Chem. 2005;280:21522-21530.
[261] Involvement of the cerebral cortex in Parkinson disease linked with G2019S LRRK2 mutation without cognitive impairment. Acta Neuropathol. 2010;120:155-167.
[262] Aconitase and ATP synthase are targets of malondialdehyde modification and undergo an age-related decrease in activity in mouse heart mitochondria. Biochem. Biophys. Res. Commun. 2005;330:151-156.
[263] Circulating antibodies recognizing malondialdehyde-modified proteins in healthy subjects. Free Radic. Biol. Med. 2001;30:277-286.
[264] Chemical and Immunological Characterization of Oxidative Nonenzymatic Protein Modifications in Dialysis Fluids. Perit. Dial. Int. J. Int. Soc. Perit. Dial. 2003;23:23-32.
[265] Malondialdehyde oxidation of cartilage collagen by chondrocytes. Osteoarthr. Cartil. 2003;11:159-166.
[266] Quantification of malondialdehyde and 4-hydroxynonenal adducts to lysine residues in native and oxidized human low-density lipoprotein. Biochem. J. 1997;322 Pt 1:317-325.
[267] 8-hydroxy-2' -deoxyguanosine (8-OHdG): A critical biomarker of oxidative stress and carcinogenesis. J Environ Sci Health C Environ Carcinog Ecotoxicol Rev. 2009 Apr;27(2):120-39.
[268] Evaluation of Oxidative Stress in Biological Samples Using the Thiobarbituric Acid Reactive Substances Assay. J Vis Exp. 2020 May 12;(159).
[269] Epidemiological studies in the Upernavik district, Greenland. Incidence of some chronic diseases 1950-1974. Acta Med Scand 1980;208:401-6.
[270] Mortality from ischemic heart disease and cerebrovascular disease in Greenland. Int J Epidemiol 1998;17: 514-9.
[271] Dietary supplementation of omega-3 polyunsaturated fatty acids worsens forelimb motor function after intracerebral hemorrhage in rats. Exp Neurol 2005;191:119-27.
[272] Lipid peroxidation and protein modification in a mouse model of chronic iron overload. Metabolism. 2002;51:645-651.
[273] Modification of platelet proteins by malondialdehyde: Prevention by dicarbonyl scavengers. J. Lipid Res. 2015;56:2196-2205.
[274] Hyperlipidemia-Mediated Increased Advanced Lipoxidation End Products Formation, an Important Factor Associated with Decreased Erythrocyte Glucose-6-Phosphate Dehydrogenase Activity in Mild Nonproliferative Diabetic Retinopathy. Can. J. diabetes. 2017;41:82-89.
[275] VADT Group of Investigators High levels of AGE-LDL, and of IgG antibodies reacting with MDA-lysine epitopes expressed by oxLDL and MDA-LDL in circulating immune complexes predict macroalbuminuria in patients with type 2 diabetes. J. Diabetes Complicat. 2016;30:693-699.
[276] Autoxidation products of both carbohydrates and lipids are increased in uremic plasma: Is there oxidative stress in uremia? Kidney Int. 1998;54:1290-1295.
[277] Increased carbonyl modification by lipids and carbohydrates in diabetic nephropathy. Kidney Int. Suppl. 1999;71:S54-S56.
[278] Immunochemical detection of a lipofuscin-like fluorophore derived from malondialdehyde and lysine. J. Lipid Res. 2001;42:1187-1196.
[279] Demonstration of the presence of lipid peroxide-modified proteins in human atherosclerotic lesions using a novel lipid peroxide-modified anti-peptide antibody. Atherosclerosis. 1999;143:335-340.
[280] Atheroprotective immunization with malondialdehyde-modified LDL is hapten specific and dependent on advanced MDA adducts: Implications for development of an atheroprotective vaccine. J. Lipid Res. 2014;55:2137-2155.
[281] Lipid peroxidation and advanced glycation end products in the brain in normal aging and in Alzheimer's disease. Acta Neuropathol. 2002;104:113-122.
[282] Proteins in human brain cortex are modified by oxidation, glycoxidation, and lipoxidation. Effects of Alzheimer disease and identification of lipoxidation targets. J. Biol. Chem. 2005;280:21522-21530.
[283] Evidence of oxidative stress in the neocortex in incidental Lewy body disease. J. Neuropathol. Exp. Neurol. 2005;64:816-830.
[284] Oxidation, glycoxidation, lipoxidation, nitration, and responses to oxidative stress in the cerebral cortex in Creutzfeldt-Jakob disease. Neurobiol. Aging. 2006;27:1807-1815.
[285] Glial fibrillary acidic protein is a major target of glycoxidative and lipoxidative damage in Pick's disease. J. Neurochem. 2006;99:177-185.

[286] Early alpha-synuclein lipoxidation in neocortex in Lewy body diseases. Neurobiol. Aging. 2008;29:408-417.

[287] Involvement of the cerebral cortex in Parkinson disease linked with G2019S LRRK2 mutation without cognitive impairment. Acta Neuropathol. 2010;120:155-167.

[288] Early oxidative damage underlying neurodegeneration in X-adrenoleukodystrophy. Hum. Mol. Genet. 2008;17:1762-1773.

[289] Pioglitazone halts axonal degeneration in a mouse model of X-linked adrenoleukodystrophy. Brain. 2013;136:2432-2443.

[290] Recent advances on determination of milk adulterants. Food Chem. 2017 Apr 15;221:1232-1244.

[291] Detection of adulteration in milk: A review. Int. J. Dairy Technol. 2017;70:23-42. doi:10.1111/1471-0307.12274.

[292] The Combination of Vibrational Spectroscopy and Chemometrics for Analysis of Milk Products Adulteration. Int J Food Sci. 2021 Jun 29;2021:8853358.

[293] Effect of fish-oil and vitamin E supplementation on lipid peroxidation and whole-blood aggregation in man. Clin Chim Acta 1990 Dec 14;193(3):147-56.

[294] Lipid peroxidation during n-3 fatty acid and vitamin E supplementation in humans. Lipids. 1997 May;32(5):535-41.

[295] Effect of long-term fish oil supplementation on vitamin E status and lipid peroxidation in women. J Nutr. 1991 Apr;121(4):484-91.

[296] History of EFA and their postanoids: Some personal reminiscences . Prog. Lipid Res. Vol. 25, pp.667-672, 1986.

[297] Effect of Tocopheryl Acetate on Maternal Cigarette Smoke Exposed Swiss Albino Mice Inbred Fetus. J Clin Diagn Res. 2016 Oct;10(10):AC01-AC05.

[298] Effects of cigarette smoking on lipid peroxidation. J Basic Clin Physiol Pharmacol. 2002;13(1):69-72.

[299] Basal metabolic rate of inuit. Am J Hum Biol. 1995;7(6):723-729.

[300] Basal metabolic rate in the Yakut (Sakha) of Siberia. Am J Hum Biol. Mar-Apr 2005;17(2):155-72.

[301] Narrative Review of n-3 Polyunsaturated Fatty Acid Supplementation upon Immune Functions, Resolution Molecules and Lipid Peroxidation. Nutrients. 2021 Feb;13(2):662.

[302] The effect of highly purified eicosapentaenoic and docosahexaenoic acids on monocyte phagocytosis in man. Lipids. 1997 Sep;32(9):935-42.

[303] Effects of oils rich in eicosapentaenoic and docosahexaenoic acids on immune cell composition and function in healthy humans. Am J Clin Nutr. 2004 Apr;79(4):674-81.

[304] Effect of short-term enteral feeding with eicosapentaenoic and gamma-linolenic acids on alveolar macrophage eicosanoid synthesis and bactericidal function in rats. Crit Care Med. 1999 Sep;27(9):1908-15.

[305] Depression of humoral responses and phagocytic functions in vivo and in vitro by fish oil and eicosapentanoic acid. Clin Immunol Immunopathol. 1989 Aug;52(2):257-70.

[306] Immunosuppressive effects of fish oil in normal human volunteers: correlation with the in vitro effects of eicosapentanoic acid on human lymphocytes. Clin Immunol Immunopathol. 1991 Nov;61(2 Pt 1):161-76.

[307] Malondialdehyde-Acetaldehyde Modified (MAA) Proteins Differentially Effect the Inflammatory Response in Macrophage, Endothelial Cells and Animal Models of Cardiovascular Disease.Int J Mol Sci. 2021 Nov 30;22(23):12948.

[308] Immunogenic and inflammatory responses to citrullinated proteins are enhanced following modification with malondialdehyde-acetaldehyde adducts.Int Immunopharmacol. 2020 Jun;83:106433.

[309] Aldehyde-modified proteins as mediators of early inflammation in atherosclerotic disease. Free Radic Biol Med. 2015 Dec;89:409-18.

[310] Soluble proteins modified with acetaldehyde and malondialdehyde are immunogenic in the absence of adjuvant. Alcohol Clin Exp Res. 1998 Nov;22(8):1731-9.

[311] Oxidative stress and its biomarkers in systemic lupus erythematosus. J Biomed Sci. 2014 Mar 17;21(1):23.

[312] Innate sensing of oxidation-specific epitopes in health and disease. Nat Rev Immunol. 2016 Aug;16(8):485-97.

[313] Increased formation and degradation of malondialdehyde-modified proteins under conditions of peroxidative stress. Lipids. 1995 Oct;30(10):963-6.

[314] Protein oxidation and degradation during postmitotic senescence. Free Radic Biol Med. 2005 Nov 1;39(9):1208-15.

[315] Oxidative modification of proteasome: identification of an oxidation-sensitive subunit in 26 S proteasome. Biochemistry. 2005 Oct 25;44(42):13893-901.
[316] Proteasome inhibition by chronic oxidative stress in human trabecular meshwork cells. Biochem Biophys Res Commun. 2003 Aug 22;308(2):346-52.
[317] 4-Hydroxy-2-nonenal-mediated impairment of intracellular proteolysis during oxidative stress. Identification of proteasomes as target molecules. J Biol Chem. 1999 Aug 20;274(34):23787-93.
[318] 4-Hydroxynonenal-modified amyloid-beta peptide inhibits the proteasome: possible importance in Alzheimer's disease. Cell Mol Life Sci. 2000 Nov;57(12):1802-9.
[319] Dietary n-3 fatty acid supplementation reduces superoxide production and chemiluminescence in a monocyte-enriched preparation of leukocytes. Am J Clin Nutr. 1990 May;51(5):804-8.
[320] Foam Cells as Therapeutic Targets in Atherosclerosis with a Focus on the Regulatory Roles of Non-Coding RNAs. Int J Mol Sci. 2021 Mar;22(5):2529.
[321] Oxidized lipids activate autophagy in a JNK-dependent manner by stimulating the endoplasmic reticulum stress response. Redox Biol. 2013 Jan 26;1(1):56-64.
[322] Oxidative and endoplasmic reticulum stress in tuberculous meningitis related seizures. Epilepsy Res. 2019 Oct;156:106160.
[323] NF κ B/Orai1 Facilitates Endoplasmic Reticulum Stress by Oxidative Stress in the Pathogenesis of Non-alcoholic Fatty Liver Disease. Front Cell Dev Biol. 2019 Oct 2;7:202.
[324] Lipid peroxidation product 4-hydroxy-trans-2-nonenal causes endothelial activation by inducing endoplasmic reticulum stress. J Biol Chem. 2012 Mar 30;287(14):11398-409.
[325] ER Stress Sensor XBP1 Controls Anti-tumor Immunity by Disrupting Dendritic Cell Homeostasis. Cell. 2015 Jun 18;161(7):1527-38.
[326] Phosphatidylethanolamines modified by γ -ketoaldehyde(γ KA) induce endoplasmic reticulum stress and endothelial activation. J Biol Chem. 2011 May 20;286(20):18170-80.
[327] Inflammatory Cells in Atherosclerosis. Antioxidants (Basel). 2022 Feb; 11(2):233.
[328] Mechanisms of foam cell formation in atherosclerosis. J Mol Med (Berl). 2017 Nov;95(11):1153-1165.
[329] Mitochondrial Transplantation Enhances Phagocytic Function and Decreases Lipid Accumulation in Foam Cell Macrophages.Biomedicines. 2022 Jan 30;10(2):329.
[330] Effects of Previous Infection and Vaccination on Symptomatic Omicron Infections. N Engl J Med. 2022 Jun 15. doi:10.1056/NEJMoa2203965.
[331] 「Covid-19: Portugal weekly update」 The Portugal News, 05 Jun 2022.
[332] 「Serious COVID-19 Cases Rise Fast in Heavily Vaccinated Israel」 TrialSiteNews, Jun.19,2022.
[333] 「Trudeau Panics as Fully Vaccinated account for 9 in every 10 COVID-19 Deaths in Canada over the past month; 4 in every 5 of which were Triple Jabbed」 The Expos, JUNE 22,2022.
[334] Thyroid hormone-dependent regulation of metabolism and heart regeneration. J Endocrinol. 2022 Jan 20;252(3):R73-R84.
[335] Various Possible Toxicants Involved in Thyroid Dysfunction: A Review. J Clin Diagn Res. 2016 Jan; 10(1):FE01-FE03.
[336] Evidence for an inhibitor of extrathyroidal conversion of thyroxine to 3,5,3'-triiodothyronine in sera of patients with nonthyroidal illnesses. J Clin Endocrinol Metab. 1985 Apr;60(4):666-72.
[337] Effect of Free Fatty Acids on the Concentration of Free Thyroxine in Human Serum: The Role of Albumin. J. Clin. Endocr.Metab. 63(1986)1394-1399.
[338] The influence of free fatty acids on the free fraction of thyroid hormones in serum as estimated by ultrafiltration. Acta Endocrinol (Copenh). 1987 Sep;116(1):102-7.
[339] Fatty acid-induced increase in serum dialyzable free thyroxine after physical exercise: implication fornonthyroidal illness. J Clin Endocrinol Metab. 1992 Jun;74(6):1361-5.
[340] Effect of free fatty acids and nonlipid inhibitors of thyroid hormone binding in the immunoradiometric assay of thyroxin-binding globulin. Clin. Chem. 33(1987)1752-1755.
[341] Effect of fatty acid administration on plasma thyroid hormones in the domestic fowl. Gen Comp Endocrinol. 1988 Jun;70(3):395-400.
[342] Inhibition of nuclear T3 binding by fatty acids: dependence on chain length, unsaturated bonds, cis-trans configuration and esterification . Int J Biochem. 1990;22(3):269-73.
[343] Competitive inhibition of T3 binding to alpha 1 and beta 1 thyroid hormone receptors by fatty acids. Biochem Biophys Res Commun. 1991 Sep 16;179(2):1011-6.
[344] Bilirubin-induced neurologic dysfunction (BIND). Semin Fetal Neonatal Med. 2015 Feb;20(1):1.
[345] Movement disorders due to bilirubin toxicity. Semin Fetal Neonatal Med. 2015 Feb; 20(1):20-25.
[346] The effects of hyperbilirubinaemia on synaptic plasticity in the dentate gyrus region of the rat hippocampus in vivo. Arch Med Sci. 2019 Oct 14;16(1):200-204.

[347] Bilirubin brain toxicity. J Perinatol. 2001 Dec;21 Suppl 1:S48-51.
[348] Impact of fatty acids on human UDP-glucuronosyltransferase 1A1 activity and its expression in neonatal hyperbilirubinemia. Sci Rep. 2013;3:2903.
[349] Impact of fatty acids on human UDP-glucuronosyltransferase 1A1 activity and its expression in neonatal hyperbilirubinemia. Sci Rep. 2013;3:2903.
[350] Evidence that unsaturated fatty acids are potent inhibitors of renal UDP-glucuronosyltransferases (UGT):kinetic studies using human kidney cortical microsomes and recombinant UGT1A9 and UGT2B7. Biochem Pharmacol. 2004 Jan 1;67(1):191-9.
[351] Glucose induces intestinal human UDP-glucuronosyltransferase (UGT) 1A1 to prevent neonatal hyperbilirubinemia. Sci Rep. 2014 Sep 11;4:6343.
[352] A PUFA-rich diet improves fat oxidation following saturated fat-rich meal. Eur J Nutr. 2017 Aug;56(5):1845-1857.
[353] N-3PUFA differentially modulate palmitate-induced lipotoxicity through alterations of its metabolism in C2C12 muscle cells. Biochim Biophys Acta. 2016 Jan;1861(1):12-20.
[354] Moderate intake of n-3 fatty acids for 2 months has no detrimental effect on glucose metabolism and could ameliorate the lipid profile in type 2 diabetic men. Results of a controlled study. Diabetes Care 1998;21:717-24.
[355] Docosahexaenoic acid inhibits adipocyte differentiation and induces apoptosis in 3T3-L1 preadipocytes. J Nutr 2006;136:2965-9.
[356] Protein kinase A is activated by the n-3 polyunsaturated fatty acid eicosapentaenoic acid in rat ventricular muscle. J Physiol 2007;582:349-58.
[357] Modulation of epithelial Na+ channel activity by long-chain n-3 fatty acids. Am J Physiol Renal Physiol 2004;287:F850-F855.
[358] Docosahexaenoic acid regulates serum amyloid A protein to promote lipolysis through down regulation of perilipin. J Nutr Biochem. 2010 Apr;21(4):317-24.
[359] Lipoprotein lipase in rats fed fish oil: apparent relationship to plasma insulin levels. Lipids 1991;26:289-94.
[360] Eicosapentaenoic acid, but not oleic acid, stimulates beta-oxidation in adipocytes. Lipids 2005;40:815-21.
[361] Comparative effects of perilla and fish oils on the activity and gene expression of fatty acid oxidation enzymes in rat liver. Biochim Biophys Acta 2000;1485:23-35.

Chapter 4　コレステロールからオメガ3神話を読み解く

[362] Cholesterol is essential for mitosis progression and its deficiency induces polyploid cell formation. Cell Res. 2004 Oct 15;300(1):109-20.
[363] Cholesterol starvation decreases p34(cdc2) kinase activity and arrests the cell cycle at G2.
[364] Liver-specific deletion of 3-hydroxy-3-methylglutaryl coenzyme A reductase causes hepatic steatosis and death. Arterioscler Thromb Vasc Biol. 2012 Aug;32(8):1824-31.
[365] Developmental processes regulated by the 3-hydroxy-3-methylglutaryl-CoA reductase (HMGCR) pathway: highlights from animal studies. Reprod Toxicol. 2014 Jul;46:115-20.
[366] Low serum cholesterol and mortality. Which is the cause and which is the effect? Circulation. 1995 Nov 1;92(9):2396-403.
[367] Serum total cholesterol levels and all-cause mortality in a home-dwelling elderly population: a six-year follow-up. Scand J Prim Health Care. 2010 Jun;28(2):121-7.
[368] Plasma lipids and mortality:a source of error. Lancet. 1980 Mar 8;1(8167):523-6.
[369] The risk of acute suicidality in psychiatric inpatients increases with low plasma cholesterol. Pharmacopsychiatry. 1999 Jan;32(1):1-4.
[370] Cholesterol and serotonin indices in depressed and suicidal patients.
[371] Serum cholesterol concentration and death from suicide in men: Paris prospective study I. BMJ. 1996 Sep 14;313(7058):649-51 J Affect Disord. 2001 Feb;62(3):217-9.
[372] High-density vs low-density lipoprotein cholesterol as the risk factor for coronary artery disease and stroke in old age. Arch Intern Med. 2003 Jul 14;163(13):1549-54.
[373] Immune system differences in men with hypo- or hypercholesterolemia. Clin Immunol Immunopathol. 1997 Aug;84(2):145-9.
[374] A cholesterol-rich diet accelerates bacteriologic sterilization in pulmonary tuberculosis. Chest. 2005 Feb;127(2):643-51.

[375] Smith-Lemli-Opitz syndrome: pathogenesis, diagnosis and management. Eur J Hum Genet. 2008 May;16(5):535-41.
[376] Smith-Lemli-Opitz syndrome: phenotype, natural history, and epidemiology. Am J Med Genet C Semin Med Genet. 2012 Nov 15;160C(4):250-62.
[377] Thematic review series: brain Lipids. Cholesterol metabolism in the central nervous system during early development and in the mature animal. J Lipid Res. 2004 Aug;45(8):1375-97.
[378] Cholesterol metabolism in the brain. Curr Opin Lipidol. 2001 Apr;12(2):105-12.
[379] Increased expression of acyl-coenzyme A: cholesterol acyltransferase-1 and elevated cholesteryl esters in the hippocampus after excitotoxic injury. Neuroscience. 2011 Jun 30;185:125-34.
[380] Serum cholesterol and cognitive performance in the Framingham Heart Study. Psychosom Med. Jan-Feb 2005;67(1):24-30.
[381] Cholesterol and violence: is there a connection? Ann Intern Med. 1998 Mar 15;128(6):478-87.
[382] Cholesterol as risk factor for mortality in elderly women. Lancet. 1989 Apr 22;1(8643):868-70.
[383] The prognostic value of hypocholesterolemia in hospitalized patients. Clin Investig. 1994 Dec;72(12):939-43.
[384] Cholesterol-producing transgenic Caenorhabditis elegans lives longer due to newly acquired enhanced stress resistance. Biochem Biophys Res Commun. 2005 Mar 25;328(4):929-36.
[385] Low Cholesterol Level Linked to Reduced Semantic Fluency Performance and Reduced Gray Matter Volume in the Medial Temporal Lobe. Front Aging Neurosci. 2020 Mar 31;12:57.
[386] Serum Cholesterol and Incident Alzheimer's Disease: Findings from the Adult Changes in Thought Study. J Am Geriatr Soc. 2018 Dec; 66(12):2344-2352.
[387] Low-Density Lipoprotein Cholesterol Is Associated With Insulin Secretion. J Clin Endocrinol Metab. 2021 May 13;106(6):1576-1584.
[388] Lipid levels are inversely associated with infectious and all-cause mortality: international MONDO study results. J Lipid Res. 2018 Aug;59(8):1519-1528.
[389] Low Serum Cholesterol Level Among Patients with COVID-19 Infection in Wenzhou, China (February 21, 2020). Available at SSRN: https://ssrn.com/abstract=3544826 or http://dx.doi.org/10.2139/ssrn.3544826.
[390] Notable Developments for Vitamin D Amid the COVID-19 Pandemic, but Caution Warranted Overall: A Narrative Review. Nutrients. 2021 Mar;13(3):740.
[391] Sex hormone-related neurosteroids differentially rescue bioenergetic deficits induced by amyloid- β or hyperphosphorylated tau protein. Cell. Mol. Life Sci. 2015;73:201-215.
[392] Progesterone stimulates mitochondrial activity with subsequent inhibition of apoptosis in MCF-10A benign breast epithelial cells. Am J Physiol Endocrinol Metab. 2009 Nov; 297(5):E1089-E1096.
[393] Progesterone Increases Mitochondria Membrane Potential in Non-human Primate Oocytes and Embryos. Reprod Sci. 2020 May;27(5):1206-1214.
[394] Endogenous Neurosteroid (3 α , 5 α) 3-Hydroxypregnan-20-one Inhibits Toll-like-4 Receptor Activation and Pro-inflammatory Signaling in Macrophages and Brain. Sci Rep. 2019; 9: 1220.
[395] Testosterone enhances mitochondrial complex V function in the substantia nigra of aged male rats. Aging (Albany NY). 2020 May 23;12(11):10398-10414.
[396] Testosterone ameliorates age-related brain mitochondrial dysfunction. Aging (Albany NY). 2021 Jun 17;13(12):16229-16247.
[397] Testosterone Upregulates the Expression of Mitochondrial ND1 and ND4 and Alleviates the Oxidative Damage to the Nigrostriatal Dopaminergic System in Orchiectomized Rats. Oxid Med Cell Longev. 2017;2017:1202459.
[398] Mitochondria in Sex Hormone-Induced Disorder of Energy Metabolism in Males and Females. Front Endocrinol (Lausanne). 2021;12:749451.
[399] Progesterone Upregulates Gene Expression in Normal Human Thyroid Follicular Cells. Int J Endocrinol. 2015;2015:864852.
[400] Progesterone therapy increases free thyroxine levels--data from a randomized placebo-controlled 12-week hot flush trial. Clin Endocrinol (Oxf). 2013 Aug;79(2):282-7.
[401] [Changes in the thyroid activity and influence of dehydroepiandrosterone-sulfate under the cold and not cold influence] Ross Fiziol Zh Im I M Sechenova. 2009 Nov;95(11):1234-41.
[402] Thyroid hormone stimulates progesterone release from human luteal cells by generating a proteinaceous factor. J Endocrinol. 1998 Sep;158(3):319-25.
[403] Interaction of thyroid hormone and steroidogenic acute regulatory (StAR) protein in the regulation of murine Leydig cell steroidogenesis. J Steroid Biochem Mol Biol. 2001 Jan-Mar;76(1-5):167-77.
[404] Thyroid hormones: their role in testicular steroidogenesis. Arch Androl. Sep-Oct 2003;49(5):375-88.

[405] Bile acids induce energy expenditure by promoting intracellular thyroid hormone activation. Nature. 2006 Jan 26;439(7075):484-9.
[406] Oxidized low-density lipoprotein. Methods Mol Biol. 2010;610:403-417.
[407] Advanced lipid peroxidation end products in oxidative damage to proteins. Potential role in diseases and therapeutic prospects for the inhibitors Br J Pharmacol. 2008 Jan;153(1):6-20.
[408] Modifying Apolipoprotein A-I by Malondialdehyde, but Not by an Array of Other Reactive Carbonyls, Blocks Cholesterol Efflux by the ABCA1 Pathway. J Biol Chem. 2010 Jun 11;285(24):18473-18484.
[409] Dietary fat saturation and hepatic acylcoenzyme A:cholesterol acyltransferase activity. Effect of n-3 polyunsaturated and long-chain saturated fat. Arteriosclerosis. May-Jun 1983;3(3):242-8.
[410] Oxidized cholesteryl esters and inflammation. Biochim Biophys Acta. 2017 Apr; 1862(4):393-397.
[411] From Inert Storage to Biological Activity—In Search of Identity for Oxidized Cholesteryl Esters. Front Endocrinol (Lausanne). 2020;11:602252.
[412] The Reciprocal Relationship between LDL Metabolism and Type 2 Diabetes Mellitus. Metabolites. 2021 Dec;11(12):807.
[413] Atherogenic subfractions of lipoproteins in the treatment of metabolic syndrome by physical activity and diet—The RESOLVE trial. Lipids Health Dis. 2014;13:112.
[414] Association between insulin resistance and the development of cardiovascular disease. Cardiovasc. Diabetol. 2018;17:122.
[415] Effects of insulin resistance and type 2 diabetes on lipoprotein subclass particle size and concentration determined by nuclear magnetic resonance. Diabetes. 2003;52:453-462.
[416] Role of plasma triglyceride in the regulation of plasma low density lipoprotein (LDL) subfractions: relative contribution of small, dense LDL to coronary heart disease risk. Atherosclerosis 1994;106:241-53.
[417] Enhanced macrophage degradation of biologically modified low density lipoprotein. Arteriosclerosis 1983;3:149-59.
[418] Transfer of low density lipoprotein into the arterial wall and risk of atherosclerosis. Atherosclerosis. 1996;123:1-15.
[419] The association of hyperestrogenemia with coronary thrombosis in men. Arterioscler Thromb Vasc Biol. 1996 Nov;16(11):1383-7.
[420] The relationship between sex hormones and lipid profile in men with coronary artery disease. Int J Cardiol. 2005 May 11;101(1):105-10.
[421] Relationship between serum sex hormones and coronary artery disease in postmenopausal women. Arterioscler Thromb Vasc Biol. 1997 Apr;17(4):695-701.
[422] Evidence for hyperoestrogenaemia as a risk factor for myocardial infarction in men Lancet. 1976 Jul 3;2(7975):14-8.
[423] A Timing Effect of 17- β Estradiol on Atherosclerotic Lesion Development in Female ApoE -/- Mice Int J Mol Sci. 2020 Jul 1;21(13):4710.
[424] Effect of estrogen on the size of low-density lipoprotein particles in postmenopausal women. Obstet Gynecol. 1997 Jul;90(1):22-5.
[425] The advanced glycation end product, Nepsilon-(carboxymethyl) lysine, is a product of both lipid peroxidation and glycoxidation reactions. J Biol Chem. 1996 Apr 26;271(17):9982-6.
[426] Estrogen-induced small low-density lipoprotein particles in postmenopausal women.Obstet Gynecol. 1998 Feb;91(2):234-40.
[427] Hepatic Effects of Estrogen on Plasma Distribution of Small Dense Low-Density Lipoprotein and Free Radical Production in Postmenopausal Women. J Atheroscler Thromb. 2016 Jul 1;23(7):810-8.
[428] Change in dietary saturated fat intake is correlated with change in mass of large low-density-lipoprotein particles in men. Am J Clin Nutr 1998;67:828-36.
[429] The advanced glycation end product, Nepsilon-(carboxymethyl) lysine, is a product of both lipid peroxidation and glycoxidation reactions. J Biol Chem. 1996 Apr 26;271(17):9982-6.
[430] Effect of dietary fat saturation on acylcoenzyme A:cholesterol acyltransferase activity of rat liver microsomes. J Lipid Res 1980;21:169-179.
[431] Dietary fat saturation and hepatic acylcoenzyme A:cholesterol acyltransferase activity. Effect of n-3 polyunsaturated and long-chain saturated fat. Arteriosclerosis. 1983 May-Jun;3(3):242-8.
[432] Irradiation-induced free cholesterol accumulation in very-low-density lipoproteins. Role of lipoprotein lipase deficiency. Biochim Biophys Acta. 1984 Jul 26;794(3):444-5.
[433] Enhancement of human ACAT1 gene expression to promote the macrophage-derived foam cell formation by dexamethasone. Cell Res. 2004 Aug;14(4):315-23.

[434] Angiotensin II upregulates acyl-CoA:cholesterol acyltransferase-1 via the angiotensin II Type 1 receptor in human monocyte-macrophages.Hypertens Res. 2008 Sep;31(9):1801-10.
[435] ACAT inhibition reduces the progression of preexisting, advanced atherosclerotic mouse lesions without plaque or systemic toxicity. Arterioscler Thromb Vasc Biol. 2013 Jan;33(1):4-12.
[436] Myeloid Acyl-CoA:Cholesterol Acyltransferase 1 Deficiency Reduces Lesion Macrophage Content and Suppresses Atherosclerosis Progression. J Biol Chem. 2016 Mar 18;291(12):6232-44.
[437] Pharmacological inhibition of acyl-coenzyme A:cholesterol acyltransferase alleviates obesity and insulin resistance in diet-induced obese mice by regulating food intake. Metabolism. 2021 Oct;123:154861.
[438] In vitro exploration of ACAT contributions to lipid droplet formation during adipogenesis. J Lipid Res. 2018 May;59(5):820-829.
[439] Abrogating cholesterol esterification suppresses growth and metastasis of pancreatic cancer. Oncogene. 2016 Dec 15;35(50):6378-6388.
[440] Prostate cancer cell proliferation is influenced by LDL-cholesterol availability and cholesteryl ester turnover. Cancer Metab. 2022;10:1.
[441] Acyl-Coenzyme A: Cholesterol Acyltransferase Inhibition in Cancer Treatment. Anticancer Res. 2019 Jul;39(7):3385-3394.
[442] The acyl-coenzyme A: cholesterol acyltransferase inhibitor CI-1011 reverses diffuse brain amyloid pathology in aged amyloid precursor protein transgenic mice. J Neuropathol Exp Neurol. 2010 Aug;69(8):777-88.
[443] Acyl-coenzyme A:cholesterol acyltransferase 1 blockage enhances autophagy in the neurons of triple transgenic Alzheimer's disease mouse and reduces human P301L-tau content at the presymptomatic stage. Neurobiol Aging. 2015 Jul;36(7):2248-2259.
[444] Targeting human Acyl-CoA:cholesterol acyltransferase as a dual viral and T cell metabolic checkpoint. Nat Commun. 2021 May 14;12(1):2814.
[445] Acyl-Coenzyme A: Cholesterol Acyltransferase (ACAT) in Cholesterol Metabolism: From Its Discovery to Clinical Trials and the Genomics Era. Metabolites. 2021 Aug;11(8):543.
[446] Inhibition of cholesteryl ester formation in human fibroblasts by an analogue of 7-ketocholesterol and by progesterone. Proc Natl Acad Sci U S A. 1978 Apr;75(4):1877-81.
[447] Two antiatherogenic effects of progesterone on human macrophages; inhibition of cholesteryl ester synthesis and block of its enhancement by glucocorticoids. J Clin Endocrinol Metab. 1999 Jan;84(1):265-71.
[448] On the mechanism of the modulation in vitro of acyl-CoA:cholesterol acyltransferase by progesterone. Biochem J. 1983 Oct 1;215(1):191-199.
[449] Hyper- -lipoproteinemia in men exposed to chlorinated hydrocarbon pesticides. Acta Med Scand. Jul-Aug 1972;192(1-2):29-32.
[450] Hypolipidemic Activity of Chloroform Extract of Mimosa pudica Leaves. Avicenna J Med Biotechnol. 2010 Oct-Dec; 2(4): 215-221.
[451] The effect of clomipramine treatment on plasma lipoproteins and high density lipoprotein subfractions in healthy subjects. Clin Chim Acta. 1989 Sep 29;184(2):147-54.
[452] Effect of high fluoride and high fat on serum lipid levels and oxidative stress in rabbits. Environ Toxicol Pharmacol. 2014 Nov;38(3):1000-6.
[453] Metabolic Effects of Antidepressant Treatment. Noro Psikiyatr Ars. 2017 Mar;54(1):49-56.
[454] Drug-Induced lipid changes: a review of the unintended effects of some commonly used drugs on serum lipid levels. Drug safety. 2001;24(6):443-456.
[455] Impact of interferon-free antivirus therapy on lipid profiles in patients with chronic hepatitis C genotype 1b. World journal of gastroenterology. 2017;23(13):2355-2364.
[456] Bee Venom Phospholipase A2 Ameliorates Atherosclerosis by Modulating Regulatory T Cells. Toxins (Basel). 2020 Oct;12(10):609.
[457] Effect of alcohol consumption on biological markers associated with risk of coronary heart disease: systematic review and meta-analysis of interventional studies. BMJ. 2011;342:d636.
[458] The Effect of Alcohol on Cardiovascular Risk Factors: Is There New Information? Nutrients. 2020 Apr; 12(4):912.
[459] Physiological levels of estradiol stimulate plasma high density lipoprotein2 cholesterol levels in normal men. J Clin Endocrinol Metab. 1994 Apr;78(4):855-61.
[460] Effect of oestrogen replacement therapy on serum lipid profile. Aust N Z J Obstet Gynaecol. 2003 Jun;43(3):213-6.

[461] Effects of postmenopausal hormone replacement therapy on lipid, lipoprotein, and apolipoprotein (a) concentrations: analysis of studies published from 1974-2000. Fertil Steril. 2001 May;75(5):898-915.
[462] The role of estrogen and estrogen-related drugs in cardiovascular diseases. Current drug metabolism. 2003;4(6):497-504.
[463] An Improvement of Cardiovascular Risk Factors by Omega-3 Polyunsaturated Fatty Acids. J Clin Med Res. 2018 Apr;10(4):281-289.
[464] The serum LDL/HDL cholesterol ratio is influenced more favorably by exchanging saturated with unsaturated fat than by reducing saturated fat in the diet of women.J Nutr. 2003 Jan;133(1):78-83.
[465] Effects of dietary fatty acids and carbohydrates on the ratio of serum total to HDL cholesterol and on serum lipids and apolipoproteins: a meta-analysis of 60 controlled trials. Am J Clin Nutr. 2003 May;77(5):1146-55.
[466] Why do polyunsaturated fatty acids lower serum cholesterol? Am J Clin Nutr. 1985 Sep;42(3):560-3.
[467] Dietary Almonds Increase Serum HDL Cholesterol in Coronary Artery Disease Patients in a Randomized Controlled Trial. J Nutr. 2015 Oct;145(10):2287-92.
[468] Perimenopausal transdermal estradiol replacement reduces serum HDL cholesterol efflux capacity but improves cardiovascular risk factors. J Clin Lipidol. 2021 Jan-Feb;15(1):151-161.e0.
[469] Impact of Intermittent Fasting on Lipid Profile A Quasi-Randomized Clinical Trial. Front Nutr. 2020;7: 596787.
[470] Changes in the lipid profile of blood serum in women taking sauna baths of various duration. Int J Occup Med Environ Health. 2010;23(2):167-74.
[471] Effect of the sauna-induced thermal stimuli of various intensity on the thermal and hormonal metabolism in women. Biology of Sport. 2007;24(4):357-373.
[472] Aerobic exercise and lipids and lipoproteins in men: a meta-analysis of randomized controlled trials. J Mens Health Gend. 2006;3(1):61-70.
[473] Which Physical Exercise Interventions Increase HDL-Cholesterol Levels? A Systematic Review of Meta-analyses of Randomized Controlled Trials.Sports Med. 2021 Feb;51(2):243-253.
[474] Effects of acute mental stress on serum lipids: mediating effects of plasma volume. Psychosom Med. Nov-Dec 1993;55(6):525-32.
[475] Effects of hemoconcentration and sympathetic activation on serum lipid responses to brief mental stress. Psychosom Med. Jul-Aug 2002;64(4):587-94.
[476] Effects of whole body exposure to extremely low frequency electromagnetic fields (ELF-EMF) on serum and liver lipid levels, in the rat. Lipids Health Dis. 2007;6:31.
[477] Predictors and Associates of Problem-Reaction-Solution: Statistical Bias, Emotion-Based Reasoning, and Belief in the Paranormal. SAGE Open January-March 2018:1-11.
[478] Rare variant in scavenger receptor BI raises HDL cholesterol and increases risk of coronary heart disease. Science. 2016 Mar 11;351(6278):1166-71.
[479] The Role of High-Density Lipoprotein Cholesterol in 2022. Curr Atheroscler Rep. 2022 Mar 10;1-13.
[480] The Role of High-Density Lipoprotein Cholesterol in 2022. Curr Atheroscler Rep. 2022 Mar 10;1-13.
[481] Abstract 21062: Association Between High-Density Lipoprotein Cholesterol With All-Cause Death and Cardiovascular Events in a Primary Prevention Population. Circulation. 2017;136:A21062.
[482] U-Shaped Association of High-Density Lipoprotein Cholesterol with All-Cause and Cardiovascular Mortality in Hypertensive Population.Risk Manag Healthc Policy. 2020 Oct 8;13:2013-2025.
[483] A New Perspective on Thyroid Hormones: Crosstalk with Reproductive Hormones in Females. Int J Mol Sci. 2022 Mar;23(5):2708.
[484] Assessment of mechanisms of thyroid hormone action in mouse Leydig cells: regulation of the steroidogenic acute regulatory protein, steroidogenesis, and luteinizing hormone receptor function. Endocrinology. 2001 Jan;142(1):319-31.
[485] A LONG TERM STUDY OF THE VARIATION OF SERUM CHOLESTEROL IN MAN. J Clin Invest. 1939 Jan;18(1):45-9.
[486] TSH-controlled L-thyroxine therapy reduces cholesterol levels and clinical symptoms in subclinical hypothyroidism: a double blind, placebo-controlled trial (Basel Thyroid Study). J Clin Endocrinol Metab. 2001 Oct;86(10):4860-6.
[487] An Association Between Varying Degrees of Hypothyroidism and Hypercholesterolemia in Women: The Thyroid-Cholesterol Connection. Prev Cardiol. Autumn 2001;4(4):179-182.
[488] Adverse effects of statins - mechanisms and consequences. Curr Drug Saf. 2009 Sep;4(3):209-28.
[489] Statin Therapy: Review of Safety and Potential Side Effects. Acta Cardiol Sin. 2016 Nov;32(6):631-639.

[490] Addressing statin adverse effects in the clinic: the 5 Ms. J Cardiovasc Pharmacol Ther. 2014 Nov;19(6):533-42.
[491] Statin-associated adverse effects beyond muscle and liver toxicity. Atherosclerosis. 2007 Nov;195(1):7-16.
[492] Adverse effects of statin therapy and their treatment. Cardiovasc Prev Pharmacother 2022;4(1):1-6.
[493] A Comparative View of Reported Adverse Effects of Statins in Social Media, Regulatory Data, Drug Information Databases and Systematic Reviews. Drug Saf. 2021 Feb;44(2):167-179.
[494] Do statins prevent or promote cancer? Curr Oncol. 2008 Apr;15(2):76-77.
[495] Statin Adverse Effects: A Review of the Literature and Evidence for a Mitochondrial Mechanism. Am J Cardiovasc Drugs. 2008;8(6):373-418.
[496] Statin Use is Associated With Insulin Resistance in Participants of the Canadian Multicentre Osteoporosis Study. J Endocr Soc. 2020 May 15;4(8):bvaa057.
[497] Absorption and metabolism of dietary cholesterol. Annu Rev Nutr. 1983;3:71-96.
[498] Dietary cholesterol and the risk of cardiovascular disease in patients: A review of the Harvard Egg Study and other data. Int. J. Clin. Pract. 2009;63:1-8.
[499] Brain cholesterol: long secret life behind a barrier. Arterioscler Thromb Vasc Biol. 2004;24:806-815.
[500] Cholesterol Metabolism in the Brain and Its Association with Parkinson's Disease. Exp Neurobiol. 2019 Oct;28(5):554-567.
[501] N-3 polyunsaturated fatty acid regulation of hepatic gene transcription. Curr Opin Lipidol. 2008 Jun;19(3):242-7.
[502] Effect of dietary n-3 polyunsaturated fatty acids on cholesterol synthesis and degradation in rats of different ages. Lipids. 1989 Jan;24(1):45-50.
[503] Essential fatty acids and their metabolites could function as endogenous HMG-CoA reductase and ACE enzyme inhibitors, anti-arrhythmic, anti-hypertensive, anti-atherosclerotic, anti-inflammatory, cytoprotective, and cardioprotective molecules. Lipids Health Dis. 2008;7:37.
[504] Effects of dietary alpha- or gamma-linolenic acid on levels and fatty acid compositions of serum and hepatic lipids, and activity and mRNA abundance of 3-hydroxy-3-methylglutaryl CoA reductase in rats. Comp Biochem Physiol A Mol Integr Physiol. 1999 Feb;122(2):213-20.
[505] Effect of Various Oils and Fats on Serum Cholesterol in Experimental Hypercholesterolemic Rats. J. Nutr. March 1, 1961 vol.73 no.3 299-307.
[506] Studies on the distribution of lipides in hypercholesteremic rats. I. The effect of feeding palmitate, oleate, linoleate, linolenate, menhaden and tuna oils. Arch. Biochem.Biophys., 86, 302-308(1960).
[507] The Role of Omega-3 Fatty Acids in Reverse Cholesterol Transport: A Review. Nutrients. 2017 Oct; 9(10):1099.
[508] Polyunsaturated fatty acyl-coenzyme As are inhibitors of cholesterol biosynthesis in zebrafish and mice. Dis Model Mech. 2013 Nov;6(6):1365-1377.
[509] Hepatic farnesyl diphosphate synthase expression is suppressed by polyunsaturated fatty acids. Biochem J. 2005 Feb 1;385(Pt 3):787-794.
[510] Effect of long-term administration of estrogens on the subcellular distribution of cholesterol and the activity of rate-limiting enzymes of cholesterol biosynthesis and degradation in pigeon liver. Endokrinologie. 1977;70(3):257-62.
[511] Estrogenic regulation of cholesterol biosynthesis and cell growth in DLD-1 human colon cancer cells. Scand J Gastroenterol. 2005 Dec;40(12):1454-61.
[512] Effect of genistein on cholesterol metabolism-related genes in a colon cancer cell line. Genes Nutr. 2008 Apr;3(1):35-40.
[513] Estrogen Decreases Atherosclerosis In Part By Reducing Hepatic Acyl-CoA:Cholesterol Acyltransferase 2 (ACAT2) In Monkeys. Arterioscler Thromb Vasc Biol. 2009 Oct;29(10):1471-1477.
[514] Irradiation-induced free cholesterol accumulation in very-low-density lipoproteins. Role of lipoprotein lipase deficiency. Biochim Biophys Acta. 1984 Jul 26;794(3):444-53.
[515] Feeding induces cholesterol biosynthesis via the mTORC1-USP20-HMGCR axis. Nature. 2020 Dec;588(7838):479-484.

Chapter 5 老化・病気の原因はオメガ3にある！

[516] Fatty acid oxidation protects cancer cells from apoptosis by increasing mitochondrial membrane lipids. Cell Rep. 2022 May 31;39(9):110870.
[517] CPT1A-mediated fatty acid oxidation promotes cell proliferation via nucleoside metabolism in nasopharyngeal carcinoma. Cell Death Dis. 2022 Apr 11;13(4):331.
[518] Fatty acid oxidation: An emerging facet of metabolic transformation in cancer. Cancer Lett. 2018 Oct 28;435:92-100.
[519] The Role of Mitochondrial Fat Oxidation in Cancer Cell Proliferation and Survival. Cells. 2020 Dec 4;9(12):2600.
[520] Fatty acid oxidation is associated with proliferation and prognosis in breast and other cancers. BMC Cancer. 2018 Aug 9;18(1):805.
[521] Inhibition of carnitine palmitoyl transferase 1A-induced fatty acid oxidation suppresses cell progression in gastric cancer. Arch Biochem Biophys. 2020 Dec 15;696:108664.
[522] The role and therapeutic implication of CPTs in fatty acid oxidation and cancers progression. Am J Cancer Res. 2021 Jun 15;11(6):2477-2494.
[523] Fatty acid oxidation and carnitine palmitoyltransferase I: emerging therapeutic targets in cancer. Cell Death Dis. 2016 May 19;7(5):e2226.
[524] CPT1A-mediated Fat Oxidation, Mechanisms, and Therapeutic Potential. Endocrinology. 2020 Feb 1;161(2):bqz046.
[525] Opposing effects of prepubertal low- and high-fat n-3 polyunsaturated fatty acid diets on rat mammary tumorigenesis. Carcinogenesis. 2005 Sep;26(9):1563-72.
[526] Effects of fish oil and corn oil diets on prostaglandin-dependent and myelopoiesis-associated immune suppressor mechanisms of mice bearing metastatic Lewis lung carcinoma tumors Cancer Res. 1989 Apr 15;49(8):1931-6.
[527] Influence of lipid diets on the number of metastases and ganglioside content of H59 variant tumors. Clin Exp Metastasis. 1997 Jul;15(4):410-7.
[528] Effects of dietary n-3-to-n-6 polyunsaturated fatty acid ratio on mammary carcinogenesis in rats. Nutr Cancer 1998;30(2):137-43.
[529] Mechanisms mediating the effects of prepubertal (n-3) polyunsaturated fatty acid diet on breast cancer risk in rats. J Nutr. 2005 Dec;135(12 Suppl):2946S-2952S.
[530] Gene signaling pathways mediating the opposite effects of prepubertal low-fat and high-fat n-3 polyunsaturated fatty acid diets on mammary cancer risk. Cancer Prev Res (Phila). 2008 Dec;1(7):532-45.
[531] Diminution of the development of experimental metastases produced by murine metastatic lines in essential fatty acid-deficient host mice. Clin Exp Metastasis. 1998 Jul;16(5):407-14.
[532] The inhibition of lung colonization of B16-F10 melanoma cells in EFA-deficient animals is related to enhanced apoptosis and reduced angiogenesis. Clin Exp Metastasis. 2006;23(3-4):159-6.
[533] Reduction of the metastatic potential of a RSV-transformed fibroblastic line (B77-AA6 cells) upon transplantation in essential fatty acid-deficient mice.Invasion Metastasis. 1992;12(3-4):233-40.
[534] Term infant studies of DHA and ARA supplementation on neurodevelopment: results of randomized controlled trials. J Pediatr 2003;143(4):S17-25.
[535] DHA and Cognitive Development. J Nutr. 2021 Nov 2;151(11):3265-3266.
[536] The Kansas University DHA Outcomes Study (KUDOS) clinical trial: long-term behavioral follow-up of the effects of prenatal DHA supplementation. Am J Clin Nutr 2019;109(5):
[537] DHA and Cognitive Development. J Nutr. 2021 Nov 2;151(11):3265-3266.
[538] Retina and Omega-3. J Nutr Metab. 2011;2011:748361.
[539] n-3 fatty acid deficiency alters recovery of the rod photoresponse in rhesus monkeys. Invest Ophthalmol Vis Sci. 2002 Aug;43(8):2806-14.
[540] Dietary deficiency of N-3 fatty acids alters rhodopsin content and function in the rat retina. Invest Ophthalmol Vis Sci. 1994 Jan;35(1):91-100.
[541] Red blood cell and plasma phospholipid arachidonic and docosahexaenoic acid levels at birth and cognitive development at 4 years of age. Early Hum Dev. 2002 Oct;69(1-2):83-90.
[542] Long-chain polyunsaturated fatty acid supplementation in preterm infants. Cochrane Database Syst Rev. 2011 Feb 16;(2):CD000375.
[543] The effect of maternal omega-3 (n-3) LCPUFA supplementation during pregnancy on early childhood cognitive and visual development: a systematic review and meta-analysis of randomized controlled trials. Am J Clin Nutr. 2013 Mar;97(3):531-44.

[544] Supplementation with long chain polyunsaturated fatty acids (LCPUFA) to breastfeeding mothers for improving child growth and development. Cochrane Database Syst Rev. 2015 Jul 14;(7):CD007901.
[545] Longchain polyunsaturated fatty acid supplementation in preterm infants. Cochrane Database Syst Rev. 2016 Dec;2016(12):CD000375.
[546] Long chain polyunsaturated fatty acid supplementation in infants born at term. Cochrane Database Syst Rev. 2017 Mar;2017(3):CD000376.
[547] Omega-3 fatty acid addition during pregnancy. Cochrane Database Syst Rev. 2018 Nov;2018(11): CD003402.
[548] Effects of prenatal and/or postnatal supplementation with iron, PUFA or folic acid on neurodevelopment: update. Br J Nutr. 2019 Sep;122(s1):S10-S15.
[549] Effect of DHA supplementation during pregnancy on maternal depression and neurodevelopment of young children: a randomized controlled trial. JAMA. 2010 Oct 20;304(15):1675-83.
[550] Neurodevelopmental outcomes at 7 years' corrected age in preterm infants who were fed high-dose docosahexaenoic acid to term equivalent: a follow-up of a randomised controlled trial. BMJ Open. 2015 Mar 18;5(3):e007314.
[551] Four-year follow-up of children born to women in a randomized trial of prenatal DHA supplementation. JAMA. 2014 May 7;311(17):1802-4.
[552] Seven-Year Follow-up of Children Born to Women in a Randomized Trial of Prenatal DHA Supplementation. JAMA. 2017 Mar 21;317(11):1173-1175.
[553] Feeding preterm infants milk with a higher dose of docosahexaenoic acid than that used in current practice does not influence language or behavior in early childhood: a follow-up study of a randomized controlled trial. Am J Clin Nutr. 2010 Mar;91(3):628-34.
[554] Red blood cell and plasma phospholipid arachidonic and docosahexaenoic acid levels at birth and cognitive development at 4 years of age. Early Hum Dev. 2002 Oct;69(1-2):83-90.
[555] Long-chain polyunsaturated fatty acids at birth and cognitive function at 7 y of age. Eur J Clin Nutr. 2003 Jan;57(1):89-95.
[556] Erythrocyte DHA and AA in infancy is not associated with developmental status and cognitive functioning five years later in Nepalese children. Nutr J. 2018 Jul 19;17(1):70.
[557] Arachidonic acid and DHA status in pregnant women is not associated with cognitive performance of their children at 4 or 6-7 years. Br J Nutr. 2018 Jun;119(12):1400-1407.
[558] DHA does not protect ELOVL4 transgenic mice from retinal degeneration. Mol Vis. 2009;15:1185-1193.
[559] High levels of retinal docosahexaenoic acid do not protect photoreceptor degeneration in VPP transgenic mice.Mol Vis. 2010 Aug 18;16:1669-79.
[560] Effect of dietary linoleic/alpha-linolenic acid ratio on growth and visual function of term infants. J Pediatr. 1997 Aug;131(2):200-9.
[561] A randomized trial of different ratios of linoleic to alpha-linolenic acid in the diet of term infants: effects on visual function and growth. Am J Clin Nutr. 2000 Jan;71(1):120-9.
[562] Linoleate, alpha-linolenate, and docosahexaenoate recycling into saturated and monounsaturated fatty acids is a major pathway in pregnant or lactating adults and fetal or infant rhesus monkeys. J Lipid Res. 1996 Dec;37(12):2675-86.
[563] Comparative bioavailability of dietary alpha-linolenic and docosahexaenoic acids in the growing rat. Lipids. 2001 Aug;36(8):793-800.
[564] Linoleate, alpha-linolenate, and docosahexaenoate recycling into saturated and monounsaturated fatty acids is a major pathway in pregnant or lactating adults and fetal or infant rhesus monkeys. J Lipid Res. 1996 Dec;37(12):2675-86.
[565] Partial rescue of retinal function and sterol steady-state in a rat model of Smith-Lemli-Opitz syndrome. Pediatr Res. 2007 Mar;61(3):273-8.
[566] Essential fatty acid deficiency and CNS myelin. Biochemical and morphological observations. J Neurol Sci. 1978 Jul;37(3):249-66.
[567] Structural and biochemical effects of essential fatty acid deficiency on peripheral nerve. J Neuropathol Exp Neurol. 1980 Nov;39(6):683-91.
[568] Myelin Fat Facts: An Overview of Lipids and Fatty Acid Metabolism. Cells. 2020 Apr; 9(4): 812.
[569] High levels of retinal membrane docosahexaenoic acid increase susceptibility to stress-induced degeneration. J Lipid Res. 2009 May;50(5):807-819.
[570] The Age Lipid A2E and Mitochondrial Dysfunction Synergistically Impair Phagocytosis by Retinal Pigment Epithelial Cells. J Biol Chem. 2008 Sep 5;283(36):24770-24780.
[571] Age-Related Macular Degeneration: What Do We Know So Far? Acta Med Litu. 2021;28(1):36-47.

[572] Removal of RPE lipofuscin results in rescue from retinal degeneration in a mouse model of advanced Stargardt disease: Role of reactive oxygen species. Free Radic Biol Med. 2022 Mar;182:132-149.
[573] Lipids and lipid peroxidation products in the pathogenesis of age-related macular degeneration. Biochimie 2004 Nov;86(11):825-31.
[574] The Age Lipid A2E and Mitochondrial Dysfunction Synergistically Impair Phagocytosis by Retinal Pigment Epithelial Cells. J Biol Chem. 2008 Sep 5;283(36):24770-24780.
[575] Lipofuscin causes atypical necroptosis through lysosomal membrane permeabilization. roc Natl Acad Sci USA. 2021 Nov 23;118(47):e2100122118.
[576] Malondialdehyde-Modified Photoreceptor Outer Segments Promote Choroidal Neovascularization in Mice. Transl Vis Sci Technol. 2022 Jan 3;11(1):12.
[577] NLRP3 inflammasome signaling is activated by low-level lysosome disruption but inhibited by extensive lysosome disruption: Roles for K+ efflux and Ca2+ influx. Am J Physiol Cell Physiol. 2016 Jul 1;311(1):C83-C100.
[578] A2E induces IL-1 production in retinal pigment epithelial cells via the NLRP3 inflammasome. PLoS One. 2013 Jun 28;8(6):e67263.
[579] Light-induced generation and toxicity of docosahexaenoate-derived oxidation products in retinal pigmented epithelial cells. Exp Eye Res. 2019 Apr;181:325-34.
[580] Photodegradation of Lipofuscin in Suspension and in ARPE-19 Cells and the Similarity of Fluorescence of the Photodegradation Product with Oxidized Docosahexaenoate. nt J Mol Sci. 2022 Jan;23(2):922.
[581] The autofluorescent products of lipid peroxidation may not be lipofuscin-like. Free Radic. Biol. Med. 1989;7:157-163.
[582] The lipid peroxidation theory of lipofuscinogenesis cannot yet be confirmed. Free Radic. Biol. Med. 1991;10:445-447.
[583] Photodegradation of Lipofuscin in Suspension and in ARPE-19 Cells and the Similarity of Fluorescence of the Photodegradation Product with Oxidized Docosahexaenoate. Int J Mol Sci. 2022 Jan;23(2):922.
[584] Rod outer segment disk shedding in rat retina: relationship to cyclic lighting. Science. 1976 Dec 3;194(4269):1071-4.
[585] Long-term intake of fish oil increases oxidative stress and decreases lifespan in senescence-accelerated mice. Nutrition. 2011 Mar;27(3):334-7.
[586] Omega-3 fatty acid supplementation in pregnancy-baseline omega-3 status and early preterm birth: exploratory analysis of a randomised controlled trial. BJOG. 2020 Jul;127(8):975-981.
[587] Effect of Maternal Docosahexaenoic Acid Supplementation on Bronchopulmonary Dysplasia-Free Survival in Breastfed Preterm Infants. JAMA. 2020 Jul 14;324(2):1-11.
[588] Docosahexaenoic Acid and Bronchopulmonary Dysplasia in Preterm Infants. N Engl J Med. 2017 Mar 30;376(13):1245-1255.
[589] Infant cerebral cortex phospholipid fatty-acid composition and diet. Lancet. 1992 Oct 3;340(8823):810-3.
[590] Fatty acid composition of brain, retina, and erythrocytes in breast- and formula-fed infants. Am J Clin Nutr. 1994 Aug;60(2):189-94.
[591] Specific linoleate deficiency in the rat does not prevent substantial carbon recycling from [(14)C] linoleate into sterols. J Lipid Res 2000 Nov;41(11):1808-11.
[592] Reversal of Docosahexaenoic Acid Deficiency in the Rat Brain, Retina, Liver and Serum. J Lipid Res. 2001 Mar;42(3):419-2.
[593] The occurrence of polyenoic very long chain fatty acids with greater than 32 carbon atoms in molecular species of phosphatidylcholine in normal and peroxisome-deficient (Zellweger's syndrome) brain. Biochem J. 1988 Aug 1;253(3):645-50.
[594] Zellweger spectrum disorders: clinical overview and management approach. Orphanet J Rare Dis. 2015;10:151.
[595] The limited in vitro lifetime of human diploid cell strains. Exp. Cell Res. 1965;37:614-636.
[596] The serial cultivation of human diploid cell strains. Exp. Cell Res. 1961;25:585-621.
[597] Specific association of human telomerase activity with immortal cells and cancer. Science. 1994 Dec 23;266(5193):2011-5.
[598] Telomeres, cancer, and immortality. N Engl J Med. 1995 Apr 6;332(14):955-6.
[599] Telomere elongation in immortal human cells without detectable telomerase activity. EMBO J. 1995 Sep 1;14(17):4240-8.

[600] Comparison of the relative telomere length measured in leukocytes and eleven different human tissues. Physiol Res. 2014;63 Suppl 3:S343-50.
[601] Relationship between donor age and the replicative lifespan of human cells in culture: a reevaluation. Proc Natl Acad Sci USA. 1998 Sep 1;95(18):10614-10619.
[602] Uncoupling of longevity and telomere length in C. elegans. PLoS Genet. 2005 Sep;1(3):e30.
[603] Proteasomal regulation of the hypoxic response modulates aging in C. elegans. Science. 2009 May 29;324(5931):1196-8.
[604] Cellular lifespan and senescence: a complex balance between multiple cellular pathways.Bioessays. 2016 Jul;38 Suppl 1:S33-44.
[605] Telomeres, aging, and cancer: the big picture. Blood. 2022 Feb 10; 139(6):813-821.
[606] Telomere length in leucocytes and solid tissues of young and aged rats. Aging (Albany NY). 2022 Feb 27;14(4):1713-1728.
[607] The Impact of Health Promotion Interventions on Telomere Length: A Systematic Review. Am J Health Promot. 2020 Jul;34(6):633-647.
[608] Effect of Physical Activity, Smoking, and Sleep on Telomere Length: A Systematic Review of Observational and Intervention Studies. J Clin Med. 2022 Jan;11(1):76.
[609] TGF-beta receptor mediated telomerase inhibition. telomere shortening and breast cancer cell senescence. Protein Cell. 2017;8:39-54.
[610] Transforming Growth Factor beta Suppresses Human Telomerase Reverse Transcriptase (hTERT) by Smad3 Interactions with c-Myc and the hTERT Gene. J. Biol. Chem. 2006;281:25588-25600.
[611] Telomerase deficiency causes alveolar stem cell senescence-associated low-grade inflammation in lungs. J. Biol. Chem. 2015;290:30813-30829.
[612] Extra-nuclear telomerase reverse transcriptase (TERT) regulates glucose transport in skeletal muscle cells. Biochim. Biophys. Acta. 2014:1762-1769.
[613] Glucose substitution prolongs maintenance of energy homeostasis and lifespan of telomere dysfunctional mice. Nat. Commun. 2014;5:492.
[614] Telomerase extends the lifespan of virus-transformed human cells without net telomere lengthening. Proc Natl Acad Sci U S A. 1999 Mar 30;96(7):3723-8.
[615] Telomeres and telomerase in normal and malignant haematopoietic cells.Eur J Cancer. 1997 Apr;33(5):774-80.
[616] Telomerase activity in normal and malignant hematopoietic cells. Proc Natl Acad Sci USA. 1995 Sep 26;92(20):9082-6.
[617] Activation of telomerase in human lymphocytes and hematopoietic progenitor cells. J Immunol. 1995 Oct 15;155(8):3711-5.
[618] Telomerase expression and activity are coupled with myocyte proliferation and preservation of telomeric length in the failing heart. Proc Natl Acad Sci USA. 2001 Jul 17;98(15):8626-31.
[619] Telomerase activity in human intestine. Int J Oncol. 1996 Sep;9(3):453-8.
[620] Telomerase and cellular lifespan: ending the debate? Nat Biotechnol. 1998 May;16(5):396-7.
[621] Cell aging in vivo and in vitro. Mech Ageing Dev. 1997 Oct;98(1):1-35.
[622] The disparity between human cell senescence in vitro and lifelong replication in vivo. Nat Biotechnol. 2002 Jul;20(7):675-81.
[623] Max Rubner (1854-1932). Obes Rev. 2013 May;14(5):432-3.
[624] Raymond Pearl and the shaping of human biology. Hum Biol. 2010 Feb;82(1):77-102.
[625] The rate of living theory revisited. Gerontology. 1989;35(1):36-57.
[626] Explaining longevity of different animals: is membrane fatty acid composition the missing link? Age (Dordr). 2008 Sep;30(2-3):89-97.
[627] Living fast, dying when? The link between aging and energetics. J Nutr. 2002 Jun;132(6 Suppl 2):1583S-97S.
[628] No evidence for the 'rate-of-living' theory across the tetrapodtree of life. Global Ecol Biogeogr. 2020;00:1-28.
[629] Antioxidant Vitamins and Ageing. Subcell Biochem. 2018;90:1-23.
[630] Deleterious consequences of antioxidant supplementation on lifespan in a wild-derived mammal. Biol Lett. 2013 Jul 3;9(4):20130432.
[631] Efficacy of antioxidant supplementation in reducing primary cancer incidence and mortality: systematic review and meta-analysis. Mayo Clin Proc. 2008 Jan;83(1):23-34.
[632] Antioxidant supplementation increases the risk of skin cancers in women but not in men. J Nutr. 2007 Sep;137(9):2098-105.

[633] Dietary antioxidant supplements and risk of keratinocyte cancers in women: a prospective cohort study. Eur J Nutr. 2022 Mar 16. doi:10.1007/s00394-022-02861-8.
[634] Role of Beta-Carotene in Lung Cancer Primary Chemoprevention: A Systematic Review with Meta-Analysis and Meta-Regression. Nutrients. 2022 Mar 24;14(7):1361.
[635] The associations of multivitamin- and antioxidant-use with mortality among women and men diagnosed with colorectal cancer. JNCI Cancer Spectr. 2022 Jun 8;6(4):pkac041.
[636] Myocardial Membrane Lipids in Relation to Cardiovascular Disease. Acta Med Scand Suppl. 1976;587:17-27.
[637] Docosahexaenoic acid in cardiac metabolism and function. Acta Biol Med Ger. 1978;37(5-6):777-84.
[638] Membrane fatty acid composition of tissues is related to body mass of mammals. J Membr Biol. 1995 Nov;148(1):27-39.
[639] Metabolism and longevity: is there a role for membrane fatty acids? Integr Comp Biol. 2010 Nov;50(5):808-17.
[640] On the importance of fatty acid composition of membranes for aging. J Theor Biol. 2005 May 21;234(2):277-88.
[641] Life and death: metabolic rate, membrane composition, and life span of animals. Physiol Rev. 2007 Oct;87(4):1175-213.
[642] No Evidence for Trade-Offs Between Lifespan, Fecundity, and Basal Metabolic Rate Mediated by Liver Fatty Acid Composition in Birds. Front Cell Dev Biol. 2021;9:638501.
[643] Mitochondrial membrane peroxidizability index is inversely related to maximum life span in mammals. J Lipid Res. 1998 Oct;39(10):1989-94.
[644] Role of Cardiolipin in Mitochondrial Function and Dynamics in Health and Disease: Molecular and Pharmacological Aspects. Cells. 2019 Jul;8(7):728.
[645] Cardiolipin-Dependent Formation of Mitochondrial Respiratory Supercomplexes. Chem Phys Lipids. 2014 Apr;179:42-48.
[646] Gluing the respiratory chain together. Cardiolipin is required for supercomplex formation in the inner mitochondrial membrane. J Biol Chem. 2002 Nov 15;277(46):43553-6.
[647] Cardiolipin is essential for organization of complexes III and IV into a supercomplex in intact yeast mitochondria.J Biol Chem. 2005 Aug 19;280(33):29403-8.
[648] Cardiolipin-dependent reconstitution of respiratory supercomplexes from purified Saccharomyces cerevisiae complexes III and IV. J Biol Chem. 2013 Jan 4;288(1):401-11.
[649] Fatty acids as modulators of the cellular production of reactive oxygen species. Free Radic Biol Med. 2008 Aug 1;45(3):231-41.
[650] Mechanisms by Which Dietary Fatty Acids Regulate Mitochondrial Structure-Function in Health and Disease. Adv Nutr. 2018 May;9(3):247-262.
[651] Docosahexaenoic acid lowers cardiac mitochondrial enzyme activity by replacing linoleic acid in the phospholipidome. J Biol Chem. 2018 Jan 12;293(2):466-483.
[652] Fish oil increases mitochondrial phospholipid unsaturation, upregulating reactive oxygen species and apoptosis in rat colonocytes. Carcinogenesis. 2002 Nov;23(11):1919-25.
[653] Docosahexaenoic acid accumulates in cardiolipin and enhances HT-29 cell oxidant production. J Lipid Res. 1998 Aug;39(8):1583-8.
[654] Role of lipid structure in the activation of phospholipase A2 by peroxidized phospholipids. Lipids. 1993 Jun;28(6):505-9.
[655] The role of docosahexaenoic acid in mediating mitochondrial membrane lipid oxidation and apoptosis in colonocytes. Carcinogenesis. 2005;26:1914-1921.
[656] Docosahexaenoic acid lowers cardiac mitochondrial enzyme activity by replacing linoleic acid in the phospholipidome. J Biol Chem. 2018 Jan 12; 293(2): 466-483.
[657] Concurrent EPA and DHA Supplementation Impairs Brown Adipogenesis of C2C12 Cells. Front Genet. 2020;11:531.
[658] The Advanced Lipoxidation End-Product Malondialdehyde-Lysine in Aging and Longevity. Antioxidants (Basel). 2020 Nov;9(11):1132.
[659] Lipofuscin. Int. J. Biochem. Cell Biol. 2004;36:1400-1404.
[660] Membrane phospholipids, lipoxidative damage and molecular integrity: A causal role in aging and longevity. Biochim. Biophys. Acta. 2008;1777:1249-1262.
[661] Membrane fatty acid unsaturation, protection against oxidative stress, and maximum life span: A homeoviscous-longevity adaptation? Ann. N. Y. Acad. Sci. 2002;959:475-490.
[662] An evolutionary comparative scan for longevity-related oxidative stress resistance mechanisms in homeotherms. Biogerontology. 2011;12:409-435.

[663] Perspectives on the membrane fatty acid unsaturation/pacemaker hypotheses of metabolism and aging. Chem Phys Lipids. 2015 Oct;191:48-60.
[664] Dietary fatty acids modulate liver mitochondrial cardiolipin content and its fatty acid composition in rats with non alcoholic fatty liver disease. J Bioenerg Biomembr. 2012 Aug;44(4):439-52.
[665] Role of cardiolipin alterations in mitochondrial dysfunction and disease. Am J Physiol Cell Physiol. 2007 Jan;292(1):C33-44.
[666] Cardiolipins and biomembrane function. Biochim Biophys Acta. 1992 Mar 26;1113(1):71-133.
[667] Metabolism and longevity: is there a role for membrane fatty acids?. Integr Comp Biol. 2010 Nov;50(5):808-17.
[668] Oxidative stress, mitochondrial bioenergetics, and cardiolipin in aging. Free Radic Biol Med. 2010 May 15;48(10):1286-95.
[669] Melatonin, cardiolipin and mitochondrial bioenergetics in health and disease. J Pineal Res. 2010 May;48(4):297-310.
[670] Plasmalogens and Alzheimer's disease: a review. Lipids Health Dis. 2019;18:100.
[671] Possible augmentation of warfarin effect by glucosamine-chondroitin. Am J Health Syst Pharm. 2004 Feb 1;61(3):306-7.
[672] Plasmalogens, platelet-activating factor and beyond-Ether lipids in signaling and neurodegeneration. Neurobiol Dis. 2020 Nov 1;145:105061.
[673] Functions of plasmalogen lipids in health and disease. Biochim Biophys Acta. 2012;1822(9):1442-1452.
[674] Studies on plasmalogen-selective phospholipase A2 in brain. Mol Neurobiol. 2010 Jun;41(2-3):267-73.
[675] Plasmalogen-selective phospholipase A2 and its involvement in Alzheimer's disease. Biochem Soc Trans. 1998 May;26(2):243-6.
[676] Hydrolysis of plasmalogen by phospholipase A1 from Streptomyces albidoflavus for early detection of dementia and arteriosclerosis. Biotechnol Lett. 2016 Jan;38(1):109-16.

Chapter 6 人類にとっての最大の 惨事［プーファ］

[677] 「IARC Monographs on the Evaluation of Carcinogenic Risks to Humans」 Agents Classified by the IARC Monographs, Volumes 1-117.
[678] Mol Nutr Food Res. 2008 Jan;52(1):7-25.
[679] Toxicol Ind Health. 2008 Aug;24(7):447-90.
[680] Proc Natl Acad Sci U S A. 2015;112(29):9088-9093.
[681] Carcinogenesis. 2007;28(4):865-874.
[682] Gastroenterology. 2009;15(19):2395-2400.
[683] Carcinogenesis. 2005;26(5):1008-1012.
[684] Health and the Rise of Civilization,(1989) Yale University Press.
[685] European Journal of Clinical Nutrition 1997;51:207-216.
[686] Food and Evolution. Toward a Theory of Human Food Habits. 1987; pp 261-283. University Press.
[687] World Rev Nutr Diet 1999;84:20-73.
[688] Nature Reviews Cancer 15, 499-509 (2015).
[689] Nature Reviews Cancer 14, 430-439 (2014).
[690] BMC Cancer, 2010,10.
[691] PNAS,2006, 103(10), pp.3752-3757.
[692] Proceedings of the National Academy of Sciences, 2015;201504365.
[693] Am J Clin Nutr May 2011 vol.93 no.5 950-962.
[694] J. Agric. Food Chem. 1987;35:909-912.
[695] J. Agric. Food Chem. 2004;52:5207-5214.
[696] J Lipid Res. 2012 Oct;53(10):2069-80.
[697] J Food Sci. 2014 Jan;79(1):T115-21.
[698] Adv Exp Med Biol. 2005;561:171-89.
[699] Int. J. Cancer. 1987;40:604-609.
[700] Journal of the American Oil Chemists' Society 90(7) July 2013.
[701] Mol Nutr Food Res. 2008 Jan;52(1):7-25.
[702] Novel insights into the mechanism of cyclophosphamide-induced bladder toxicity: chloroacetaldehyde's contribution to urothelial dysfunction in vitro. Arch Toxicol. 2019. Nov;93(11):3291-3303. doi:10.1007/s00204-019-02589-1. Epub 2019 Oct 9.
[703] Cyclophosphamide and acrolein induced oxidative stress leading to deterioration of metaphase II mouse oocyte quality. Biol Med. 2017 Sep;110:11-18.

[704] Ellis and Isbell, cited in McHenry and Cornell, p.23.
[705] Prog Lipid Res. 2003 Nov;42(6):544-68.
[706] Am J Clin Nutr. 1975 Jun;28(6):577-83.
[707] Am J Clin Nutr. 1986 Aug;44(2):220-31.
[708] Am J Clin Nutr. 1991 Aug;54(2):340-5.
[709] Am J Clin Nutr. 1998 Jan;67(1):25-30.
[710] Ann Epidemiol. 2003 Feb;13(2):119-27.
[711] J Lipid Res. 2008 Sep; 49(9):2055-2062.
[712] Biochem J. 1955 Mar; 59(3):454-455.
[713] Am J Clin Nutr May 2011 vol.93 no.5 950-962.
[714] Writing Group Members et al. Circulation. 2012;125:e2-e220.
[715] Ann Nutr Metab. 2007;51(5):433-8. Epub 2007 Nov 20.
[716] Ann Nutr Metab. 1989;33(6):315-22.
[717] Adv Nutr November 2015 Adv Nutr vol.6:660-664, 2015.
[718] Estimating Health Expectancy in Japanese Communities Using Mortality Rate and Disability Prevalence. JMA J. 2024 Jan 15;7(1):21-29.
[719] 「Life Expectancy of the World Population」Worldometer, https://www.worldometers.info/demographics/life-expectancy/, August 14th, 2024.
[720] 「Japan, Checking on Its Oldest, Finds Many Gone」 The New York Times, http://www.nytimes.com/2010/08/15/world/asia/15japan.html, August 15th, 2010.
[721] Am J Clin Nutr May 2011;93(5):950-962.
[722] Br J Pharmacol. 2008 Jan;153(1):6-20.
[723] Am J Respir Crit Care Med. 1999 Jul;160(1):216-20.
[724] Oxid Med Cell Longev. 2014;2014:572491.
[725] Plant Physiol Biochem. 2008 Aug-Sep;46(8-9):786-93.
[726] Environ. Sci. Pollut. Res., 20(2)(2013), pp.823-833.
[727] Biochemistry. 1998 Jan 13;37(2):552-7.
[728] J Neurochem. 1999 Apr;72(4):1617-24.
[729] Endocrinology and Metabolism. 2010;299(6):E879.
[730] Mol Nutr Food Res. 2008 Jan;52(1):7-25.
[731] J Biol Chem. 1998;273:16058-16066.
[732] Carcinogenesis. 2005;26(5):1008-1012.
[733] Crit Rev Toxicol. 2005;35:609-662.
[734] Toxicol. 2006;19(1):102-110.
[735] Free Radic Biol Med. 2000 Oct 15;29(8):714-20.
[736] Br J Pharmacol. 2008;153:6-20.
[737] A Comprehensive Review on Source, Types, Effects, Nanotechnology, Detection, and Therapeutic Management of Reactive Carbonyl Species Associated with Various Chronic Diseases. Antioxidants (Basel). 2020 Nov;9(11):1075.
[738] Protein carbonylation in human diseases. Trends Mol Med. 2003 Apr;9(4):169-76. doi:10.1016/s1471-4914(03)00031-5.
[739] Current Probes for Imaging Carbonylation in Cellular Systems and Their Relevance to Progression of Diseases.Technol Cancer Res Treat. 2022 Jan-Dec;21:15330338221137303. doi:10.1177/15330338221137303.
[740] Protein Oxidation in Aging and Alzheimer's Disease Brain.Antioxidants (Basel). 2024 May 7;13(5):574. doi:10.3390/antiox13050574.

Chapter 7　私たちの食べている脂肪とは？

[741] Lipids 1982;17(12):884-92.
[742] Diabetes. 2000 May;49(5):775-81.
[743] Bull. Soc. Chim. Biol. 9(5),605-20,1927.
[744] J. Am. Oil Chem. Soc. 59(5)230-2,1982.
[745] Chitin and Its Effects on Inflammatory and Immune Responses. Clin Rev Allergy Immunol. 2018 Apr; 54(2):213-223.
[746] Chitin induces accumulation in tissue of innate immune cells associated with allergy. Nature. 2007 May 3;447(7140):92-6.
[747] Bread enriched with cricket powder (Acheta domesticus): A technological, microbiological and nutritional evaluation. June 2018 Innovative Food Science & Emerging Technologies 48. doi:10.1016/j.ifset.2018.06.007.
[748] A parasitological evaluation of edible insects and their role in the transmission of parasitic diseases to humans and animals. PLoS One. 2019; 14(7):e0219303.
[749] Edible Insects and Toxoplasma gondii: Is It Something We Need To Be Concerned About? J Food Prot. 2021 Mar 1;84(3):437-441.
[750] Univ of Oregon Chem. October 16, 1986;121.
[751] Scientific Reports 3, Article number: 2903(2013).
[752] J Gerontol A Biol Sci Med Sci. 2006 Oct;61(10):1009-18.
[753] Cell Stem Cell. 2015 Oct 1;17(4):397-411.
[754] Oxid Med Cell Longev. 2014;2014:572491.
[755] J Biol Chem. 1998 May 29;273(22):13605-12.
[756] J Biol Chem. 2008 Jul 18; 283(29): 19927-19935.
[757] Breast Cancer Res. 2011 Aug 31;13(4):R83.
[758] J Gerontol A Biol Sci Med Sci. 2006 Oct;61(10):1009-18.

Chapter 8　プーファが美容と健康におよぼす害

[759] Mol Aspects Med. 2003;24:195-204.
[760] Photochem Photobiol. 2004;79:21-25.
[761] Fed. Proc. 8,349,1949.
[762] Pigments in pathology. New York: Academic Press; 1969:191-235.
[763] I Adv Exp Med Biol. 1989;266:3-15.
[764] Gerontology 1995;41:173-186.
[765] Int J Biochem Cell Biol. 2004 Aug;36(8):1400-4.
[766] J Biol Chem. 2010 May 14;285(20):15302-13.
[767] Br J Dermatol 2008 159:780-791.
[768] J Invest Dermatol. 2001 Apr;116(4):520-4.
[769] Biomed Chromatogr. 2007 Jun;21(6):553-66.
[770] Am J Physiol Endocrinol Metab. 2011 Jun;300(6):E1166-75.
[771] Diabetes Res Clin Pract. 2012 Aug;97(2):195-205.
[772] Integr Cancer Ther. 2006 Mar; 5(1):30-9.
[773] J Thorac Dis. 2013 Oct; 5(Suppl 5):S540-S550.
[774] ISRN Oncol. 2012;2012:137289.
[775] Redox Biol. 2015;4:193-9.
[776] Radical Biology and Medicine. 2011;50(1):166-178.
[777] Free Radical Biology and Medicine. 2014;72:55-65.
[778] Medicinal Research Reviews. 2008;28(4):569-631.
[779] Oxidative Medicine and Cellular Longevity. 2013;2013:543760.
[780] Chemical Research in Toxicology. 2011;24(11):1984-1993.
[781] J Clin Invest. 2013 Mar;123(3):1068-81.
[782] Free Radic Biol Med. 2000;28:1685-1696.
[783] J Biol Chem. 1998;273:16058-16066.
[784] Proteomics. 2007 Jun; 7(13):2132-41.
[785] Biochemistry. 1994 Oct 18;33(41):12487-94.
[786] Biochem J. 1997 Feb 15;32(Pt1)():317-25.
[787] Chem Res Toxicol. 1990;3:77-92.
[788] J Biol Chem. 1997;272:20963-20966.

[789] J Biol Chem. 1999;274:11611-11618.
[790] Proc Natl Acad Sci USA. 1989;86:1372-1376.
[791] J Lipid Res. 2006;47:2049-2054.
[792] Curr Atheroscler Rep. 2006;8:55-61.
[793] J Biomed Opt. 2011 Jan;16(1):011011.
[794] Int J Biochem Cell Biol. 2004 Aug;36(8):1400-4.
[795] Atherosclerosis. 1986 May;60(2):173-81.
[796] Toxicology. 2010 Dec 30;278(3):268-76.
[797] J Lipid Res. 2012 Oct;53(10):2069-2080.
[798] Biochemistry (Mosc). 2001 Apr;66(4):444-8.
[799] Free Radic Biol Med. 2004;37:937-945.
[800] Chem Res Toxicol. 2005 Aug;18(8):1232-41.
[801] Free Radic Biol Med. 1997;23(3):357-60.
[802] Free Radic Biol Med. 2011 May 15;50(10):1222-33.
[803] Proc Natl Acad Sci U S A. 2006 Apr 18;103(16):6160-5.
[804] Arthritis Rheum. 2010 Jul; 62(7):2064-72.
[805] Acta Diabetol. 1995 Jun;32(2):125-30.
[806] Br J Med Med Res. 2013;3(2):307-317.
[807] Science. 1984 Aug 31; 225(4665):947-9.
[808] Biochim Biophys Acta. 2010 Aug;1801(8):924-9.
[809] Prog Lipid Res. 2010 Oct;49(4):420-8.
[810] Acta Neuropathol. 2011 Apr;121(4):487-98.
[811] Free Radic Biol Med. 2011 Jun 15;50(12):1801-11.
[812] Folia Neuropathol. 2005;43:229-243.
[813] Biochemistry. 2007 Feb 13;46(6):1503-10.
[814] Free Radic Biol Med. 2013 Sep;62():157-69.
[815] Neuron. 2003 Feb 20;37(4):583-95.
[816] Ann Neurol 200353Suppl 3S26-S36.S36discussion S36-28.
[817] Redox Rep. 2011;16(5):216-222.
[818] Am J Physiol Regul Integr Comp Physiol. 2003 Jun;284(6):R1631-5.
[819] Prostaglandins Leukot Essent Fatty Acids. 2008 Sep-Nov;79(3-5):165-7.

Chapter 9　プーファが蔓延した理由

[820] J. Biol. Chem. 1930;86(587).
[821] JAMA. Feb 4 1961;175:389-391.
[822] Circulation. Feb 17 2009;119(6):902-907.
[823] Progress in the Chemistry of Fats and other Lipids Volume 9, 1971,Pages 607-682.
[824] J. Biol. Chem. 1920,45:145-152.
[825] Zeitschr. Krebsforsh. 28(1),1-14,1927.
[826] Circulation. 1963;28:381-395.
[827] Keys, Ancel (1980). Seven Countries: A Multivariate Analysis of Death and Coronary Heart Disease. Harvard University Press.
[828] Death by Food Pyramid: How Shoddy Science, Sketchy Politics and Shady Special Interests Have Ruined Our Health Primal Nutrition, Inc.; 1 edition (January 1, 2014).
[829] BMJ 2016;353:i1246.
[830] Am J Clin Nutr. 2010 Mar;91(3):535-46. Epub 2010 Jan 13.
[831] J Nutr. 1988 Apr;118(4):425-6.
[832] J Nutr. 1992 Nov;122(11):2190-5.
[833] Lipids. 1997 May;32(5):535-41.
[834] Vet Pathol. 1978 Jan;15(1):114-24.
[835] J Comp Pathol. 1969 Jul;79(3):329-34.
[836] New Zealand Veterinary Journal Volume 8,1960-Issue3.
[837] New Zealand Veterinary Journal, Volume 33, Issue9, pp.141-145,Sep 1985.
[838] Metabolism. 2008 May;57(5):698-707.
[839] Int J Circumpolar Health. 2001 Apr;60(2):143-9.
[840] Am J Psychiatry. 2004 Mar;161(3):567-9.
[841] Nutrients. 2016 Feb;8(2):87.
[842] Asian J Androl. 2012 Jul;14(4):514-515.

[843] Andrology. 2015 Mar;3(2):280-6.
[844] J Nutr. 2013 Mar;143(3):295-301.
[845] JAOCS. 2005;82:97-103.
[846] Proc Nutr Soc. 1962;21:211-6.
[847] J Nutr. 1992 Nov;122(11):2190-5.
[848] J Physiol. 1994 Feb 15;475(1):83-93.
[849] Neurochem Res. 1991 Sep;16(9):983-9.
[850] Circ Shock. 1990 Jun;31(2):159-70.
[851] Metabolism. 2012 Mar;61(3):395-406. Epub 2011 Sep 23.
[852] J Immunol. 1989 Nov 15;143(10):3192-9.
[853] Science. 1988 May 20;240(4855):1032-3.
[854] Lipids. 1994 Mar;29(3):151-5.
[855] J Appl Physiol. 1996 Feb;80(2):464-71.
[856] Adv Shock Res. 1981;6:93-105.
[857] J Exp Med. 1993 Dec 1;178(6):2261-5.
[858] J Lipid Mediat Cell Signal. 1994 Mar;9(2):145-53.
[859] Journal of Applied Physiology August 1989 vol. 67 no.2 811-816.
[860] Am J Physiol. 1989 Oct;257(4 Pt 2):H1192-9.
[861] Am J Physiol. 1989 Nov;257(5 Pt 2):F798-807.
[862] J Clin Invest. 1990 Oct;86(4):1115-23.
[863] The FASEB Journal (impact factor: 6.4). 04/1991;5(3):344-53.
[864] Kidney Int. 1992 May;41(5):1245-53.
[865] J Pharmacol Exp Ther. 1995 Jan;272(1):469-75.
[866] Pancreas. 1995 Jul;11(1):26-37.
[867] J Nutr. 1996 Jun;126(6):1534-40.
[868] J Immunol. 1990 Sep 1;145(5):1523-9.
[869] Acta Diabetol. 1995 Jun;32(2):125-30.
[870] Lipids. 1997 Sep;32(9):979-88.
[871] Toxicol Appl Pharmacol. 1993 May;120(1):72-9.
[872] J Psychiatr Res. 2009 Mar;43(6):656-63. Epub 2008 Nov 4.
[873] J Lipid Res. 2011 Sep; 52(9):1683-1692.
[874] Prog Lipid Res. 2003 Nov;42(6):544-68.
[875] J. Natl. Can. Inst. 1985,74(5),1135-50.
[876] Cancer Res. 1985,45(5),1997-2001.
[877] Cancer Res. 1984,44(11),5023-38.
[878] Izv Akad Nauk SSSR Biol 1968 Mar-Apr;2:263-8.
[879] Zeitschr. Krebsforsh. 1927,28(1),1-14.
[880] Dev. Psychobiol. 1985,8(1),59-66.
[881] Lipids 1987,22(3),133-6.
[882] J. American Geriatrics Soc. 1976,24(1) 292-8.
[883] J. Gerontol. 1975,30(6),647-54.
[884] Bull. Exp. Biol. Med. 1983,96(9).
[885] Bull. Exp. Biol. And Med. 1987,103(4),444-6.
[886] Adv Exp Med Biol 1989,266:3-15.
[887] Int. J. Bioch.1982,14(3),239-41.
[888] Life Sciences 1989,44,223-301.
[889] Proc Natl Acad Sci USA. 1990 Nov;87(22):8845-9.
[890] J Lipid Res. 2009 May;50(5):807-19.
[891] Nutrients. 2011 May;3(5):529-554.
[892] J Lipid Res. 2009 Jul; 50(7):1259-1268.
[893] Progress in the Chemistry of Fats and other Lipids Volume 9, 1971, Pages 607-682.
[894] Am. J. Clin. Nutr. 2010;92:1040-1051.
[895] Nutrients. 2011 May;3(5):529-554.
[896] Ann Nutr Metab. 2007;51(5):433-8. Epub 2007 Nov 20.
[897] Long-chain polyunsaturated fatty acid supplementation in preterm infants. Cochrane Database Syst Rev. 2011 Feb 16;(2):CD000375.
[898] The effect of maternal omega-3 (n-3) LCPUFA supplementation during pregnancy on early childhood cognitive and visual development: a systematic review and meta-analysis of randomized controlled trials. Am J Clin Nutr. 2013 Mar;97(3):531-44.

[899] Supplementation with long chain polyunsaturated fatty acids (LCPUFA) to breastfeeding mothers for improving child growth and development. Cochrane Database Syst Rev. 2015 Jul 14;(7):CD007901.
[900] Longchain polyunsaturated fatty acid supplementation in preterm infants. Cochrane Database Syst Rev. 2016 Dec;2016(12):CD000375.
[901] Long chain polyunsaturated fatty acid supplementation in infants born at term. Cochrane Database Syst Rev. 2017 Mar;2017(3):CD000376.
[902] Omega-3 fatty acid addition during pregnancy. Cochrane Database Syst Rev. 2018 Nov;2018(11): CD003402.
[903] Effects of prenatal and/or postnatal supplementation with iron, PUFA or folic acid on neurodevelopment: update. Br J Nutr. 2019 Sep;122(s1):S10-S15.
[904] Effect of DHA supplementation during pregnancy on maternal depression and neurodevelopment of young children: a randomized controlled trial. JAMA. 2010 Oct 20;304(15):1675-83.
[905] Neurodevelopmental outcomes at 7 years' corrected age in preterm infants who were fed high-dose docosahexaenoic acid to term equivalent: a follow-up of a randomised controlled trial. BMJ Open. 2015 Mar 18;5(3):e007314.
[906] Four-year follow-up of children born to women in a randomized trial of prenatal DHA supplementation. JAMA. 2014 May 7;311(17):1802-4.
[907] Seven-Year Follow-up of Children Born to Women in a Randomized Trial of Prenatal DHA Supplementation. JAMA. 2017 Mar 21;317(11):1173-1175.
[908] Feeding preterm infants milk with a higher dose of docosahexaenoic acid than that used in current practice does not influence language or behavior in early childhood: a follow-up study of a randomized controlled trial. Am J Clin Nutr. 2010 Mar;91(3):628-34.
[909] Red blood cell and plasma phospholipid arachidonic and docosahexaenoic acid levels at birth and cognitive development at 4 years of age. Early Hum Dev. 2002 Oct;69(1-2):83-90.
[910] Long-chain polyunsaturated fatty acids at birth and cognitive function at 7 y of age. Eur J Clin Nutr. 2003 Jan;57(1):89-95.
[911] Erythrocyte DHA and AA in infancy is not associated with developmental status and cognitive functioning five years later in Nepalese children. Nutr J. 2018 Jul 19;17(1):70.
[912] Arachidonic acid and DHA status in pregnant women is not associated with cognitive performance of their children at 4 or 6-7 years. Br J Nutr. 2018 Jun;119(12):1400-1407.
[913] DHA does not protect ELOVL4 transgenic mice from retinal degeneration. Mol Vis. 2009;15:1185-1193.
[914] High levels of retinal docosahexaenoic acid do not protect photoreceptor degeneration in VPP transgenic mice.Mol Vis. 2010 Aug 18;16:1669-79.
[915] Effect of dietary linoleic/alpha-linolenic acid ratio on growth and visual function of term infants. J Pediatr. 1997 Aug;131(2):200-9.
[916] A randomized trial of different ratios of linoleic to alpha-linolenic acid in the diet of term infants: effects on visual function and growth. Am J Clin Nutr. 2000 Jan;71(1):120-9.
[917] Scientific Reports 3, Article number: 2903 (2013).
[918] Food Addit Contam. 2007 Nov; 24(11):1209-18.
[919] J Nutr. 1991;121:1548-1553.
[920] Lipids. 1996;31:611-616.
[921] Lipids. 1992;27:605-612.
[922] Lipids Health Dis. 2006 Jan 23;5:2.
[923] Progress in the Chemistry of Fats and other Lipids Volume 9,1971,Pages 607-682.
[924] Lipids 1990;25:505-16.
[925] J Comp Physiol B. 2012 Jan;182(1):127-37.
[926] Vet Pathol. 1978 Jan;15(1):114-24.
[927] Exp Clin Cardiol. 2004 Fall;9(3):200-205.
[928] Science 11 Mar 2016 Vol. 351, Issue 6278, pp.1166-1171.
[929] Cochrane Database Syst Rev. 2012 Mar 14;(3):CD001903.
[930] Redox Biol. 2015;4:193-9.
[931] Vopr Pitan. 1991 Mar-Apr;(2):36-40.
[932] Lipid Res. 1986, 25:667-72.
[933] The PUFA Report Part I: A Critical Review of the Requirement for Polyunsaturated Fatty Acids. Cholesterol-And-Health.Com Special Reports. 2008;1(2):1-25.
[934] Lipids 1986,21(4),305-7.

［イラスト］　ホリスティックライブラリー編集室
［装　丁］　ホリスティックライブラリーデザイン室

［図解］その油が寿命を縮める　あなたが知らない健康の真実

2025年4月18日　初版第1刷発行

著　者　崎谷博征

発行人　須賀敦子
編集人　福田清峰

発　行　ホリスティックライブラリー出版
https://hl-book.co.jp/
〒810-0041
福岡県福岡市中央区大名1-2-11 プロテクトスリービル3F
TEL：092-762-5335（代表）　FAX：092-791-5008

発　売　サンクチュアリ出版
https://www.sanctuarybooks.jp/
〒113-0023
東京都文京区向丘2-14-9
TEL：03-5834-2507　FAX：03-5834-2508

印刷・製本　シナノ印刷株式会社

定価はカバーに表示してあります。
落丁・乱丁は発行元編集部までお送りください。
送料発行元負担にてお取り替えいたします。

ISBN978-4-8014-8206-7　